もういちど自分らしさに出会うための 10 日間

―自尊感情をとりもどすためのプログラム―

著
デビッド D. バーンズ

監訳・監修
野村総一郎
中島美鈴

訳
林　建郎

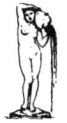

星和書店

Seiwa Shoten Publishers

2-5 Kamitakaido 1-Chome
Suginamiku Tokyo 168-0074, Japan

TEN DAYS TO SELF-ESTEEM

by
David D. Burns, M.D.

Translated from English
by
Souichiro Nomura, M.D.
and
Misuzu Nakashima
and
Takeo Hayashi

English Edition Copyright © 1993 by David D. Burns.
Japanese Edition Copyright © 2009 by Seiwa Shoten Publishers, Tokyo
published by arrangement with HarperCollins publishers

監訳者のことば

　本書は，デビッド D. バーンズの著書「TEN DAYS TO SELF-ESTEEM」の翻訳です。これまで彼の書いた多くの認知行動療法に関する著作の中でも，本書は特に実用書としての色彩が色濃いものと言えましょう。この本に従って10日間の日常練習を行ううちに，考え方の歪みに気づき，それが修正され，心の様々な問題が解決するようにデザインされています。ここには哲学的な理屈っぽい論考は全く述べられておらず，実際的で，日常的で，誰でも感じる悩みをどう扱うかが，認知行動療法の基本原則に則って展開されています。いかにもアメリカ的なマニュアル本と言われればそうですし，変な喩えかもしれませんが，監訳者は何かディズニーランドやマクドナルド，スターバックスなどの米国外食チェーンのもつ明るく楽観的で，それでいてどこかマニュアル指向の強いアメリカ文化の香りを感じないでもありませんでした。そうです。全てがここでは具体的なのです。この本に乗って10日を過ごすうちに，悩みも解消し，自信も得られるかもしれないな。そんな期待も確かに抱かせてくれます。
　よく知られているように，認知行動療法は米国の精神科医アーロン T. ベック博士によりうつ病の治療法として始まったのですが，それを世界的に広める大きなきっかけになったのが，デビッド D. バーンズの最初の著書「いやな気分よさようなら（原書名 *Feeling Good: The New Mood Therapy*）」です。これは世界中で300万部を売った超ベストセラーで，一般向けの本でありながら，学問としての認知行動療法も大きく発展させる功績があったと言ってもよいと思われます。
　この本はこの古典的な名著を基盤として，さらに実際的なテキストとしたものなのですが，著者はまえがきにおいて4つの利用法があると書いています。1) 単に自分で読み，自己療法に役立てる，2) すでに何らかの療法を受けている人が，治療の補助読本として用いる，3) 治療機関

（病院，クリニックなど）でのプログラムに教本として用いる，4）学校で予防教育のテキストとして用いる，の4つです。

　日本でもこのとおりの利用法があると思います。ただ，単に読書するのにはややメカニカルにできすぎていると思われる方もあるかもしれませんし，著者も「何の気なしに読むのでなく，これを使って練習！　練習！」と書いているように，基本は練習帳なのでしょう。しかし，私は部分部分を拾い読みしても，非常に得るところが大きいと思いますし，むしろ大著である分だけ，そのように読むことでかえって認知療法の真髄が伝わってくるようにも感じられました。特に軽い心の問題を抱えて悩む人には，それで十分とも言えるかもしれません。しかし，日本の現場でやはり一番役立つのは3）でしょう。

　認知行動療法は日本でも広く知られるようになり，この治療を受けたいと希望される方が増えてきました。ただ正式な認知療法のスタイルで治療が行われる治療機関はまだ少なく，希釈された，あるいは変形された「認知療法もどき」の治療が行われる場面が多いのが現状なのではないでしょうか。これは良いテキスト，教材がないことにも起因しています。認知療法は思考を書くことによって明確化し，トレーニングしていく治療法ですから，良いテキストは絶対に必要なものなのです。本書がそのような点で役に立つことを期待いたします。さらに言えば，このようなマニュアルを通じて，治療者の養成，教育，訓練が行われ，優れた認知療法家が日本でも多く育っていくことを望みたいと思います。

2009年1月
野村総一郎

目次

監訳者のことば　iii

まえがき　xiii

ステップ1　幸せの値段 ────────────── 1

気分の測定法　1
　●バーンズうつ状態チェックリスト　2
　●バーンズ不安調査表　10
　●関係満足度評価　14
自尊感情トレーニング・グループのための個人目標　18
幸せの値段　19
ステップ1の評価　27
ステップ2のためのセルフヘルプ課題　29
　〈ステップ1のための補足読書〉　30

ステップ2　あなたの気分は考え方次第 ────────── 31

気分の測定　31
アイデア　その1：あなたの気分は考え方次第　38
アイデア　その2：ほとんどのいやな気分は不合理な思考
　　　　　　　　　（「歪んだ思考」）が原因　48
アイデア　その3：あなたは感じ方を変えることができます　53
思考の歪みを見つける練習　その1　56
思考の歪みを見つける練習　その2　58
ステップ2のまとめ　61
ステップ2の評価　64

ステップ3のためのセルフヘルプ課題　66
　　　〈ステップ2のための補足読書〉　67

ステップ3　あなたは感じ方を変えることができます ——— 69

　　気分の測定　69
　　健全な感情 VS 不健全な感情　76
　　感情のメリット・デメリット分析の練習　その1　85
　　感情のメリット・デメリット分析の練習　その2　88
　　日常気分記録表　91
　　日常気分記録表の練習　その1　92
　　日常気分記録表の練習　その2　99
　　トラブルシューティングを行うには　99
　　ステップ3の評価　106
　　ステップ4のためのセルフヘルプ課題　108
　　　〈ステップ3のための補足読書〉　109

ステップ4　いやな気分からの抜け出し方 ——— 111

　　気分の測定　111
　　あなたの思考の歪みを取り除くには　118
　　態度のメリット・デメリット分析の練習　その1　122
　　態度のメリット・デメリット分析の練習　その2　124
　　態度のメリット・デメリット分析の練習　その3　126
　　態度のメリット・デメリット分析の練習　その4　127
　　実験技法の練習　その1　128
　　実験技法の練習　その2　130
　　証拠を探す技法の練習　131
　　調査技法の練習　132
　　日常気分記録表の練習　その1　問題―批判に対処する　133
　　日常気分記録表の練習　その2　問題―社会不安　136
　　日常気分記録表の練習　その3　問題―家族の死　139
　　日常気分記録表の練習　その4　141

        ステップ4の評価　　149
        ステップ5のためのセルフヘルプ課題　　151
            〈ステップ4のための補足読書〉　　152

ステップ5　受け入れの逆説 ── 153

    気分の測定　　153
    声の外在化　　160
    鏡の技法　　163
    受け入れの逆説　　166
    健全な自己受容VS不健全な自己受容　　177
    ステップ5の評価　　179
    ステップ6のためのセルフヘルプ課題　　181
        〈ステップ5のための補足読書〉　　182

ステップ6　根本原因と取り組みましょう ── 183

    気分の測定　　183
    自虐的思い込みとは？　　190
    垂直矢印技法　　192
    自虐的思い込み尺度　　195
        ●点数の解釈　　201
    自虐的思い込みの修正方法　　202
    自虐的思い込みの練習　　206
    ステップ6の評価　　210
    ステップ7のためのセルフヘルプ課題　　212
        〈ステップ6のための補足読書〉　　213

ステップ7　自尊感情とはどんなもの？　どうすれば得られるのだろう？ ── 215

    気分の測定　　215
    自尊感情の練習　その1　　222
        〈自尊感情と傲慢〉　　224

〈自尊感情と自信〉 225
自尊感情の練習 その2 225
自尊感情の練習 その3 229
恐れている幻想の技法の練習 231
価値のない人とは？ 価値のある人とは？ 234
劣等感の練習 237
満足度予想表の用い方 240
条件つきの自尊感情 VS 無条件の自尊感情 243
ステップ7の評価 254
ステップ8のためのセルフヘルプ課題 256
〈ステップ7のための補足読書〉 257

ステップ8　自虐のための完全主義者の脚本 ——— 259

気分の測定 259
完全主義 VS 優れたものを健全に追求すること 266
完全主義の種類 267
完全主義の練習 その1 270
完全主義の練習 その2 271
完全主義の練習 その3 274
ステップ8の評価 283
ステップ9のためのセルフヘルプ課題 285
〈ステップ8のための補足読書〉 286

ステップ9　先延ばしをする人のための処方箋 ——— 287

気分の測定 287
人はなぜ先延ばしをするのか 294
先延ばしの練習 298
悪魔の代弁者の技法 304
TIC-TOC 技法 307
偉大な仕事のための小さなステップ 310
プランを作る 313

ステップ9の評価　317
　　　ステップ10のためのセルフヘルプ課題　319
　　　　〈ステップ9のための補足読書〉　320

ステップ10　練習あるのみ！ ─────────── 321

　　　気分の測定　321
　　　あなたの進歩を評価しましょう　328
　　　予防のための小さな努力　330
　　　回復への鍵　341
　　　自尊感情と精神性　345
　　　練習あるのみ！　353
　　　自尊感情への10のステップ　復習　358
　　　ステップ10のまとめ　367
　　　「もういちど自分らしさに出会うための10日間」の評価　367

付録：セルフヘルプ用紙および表　373
　　　　気分測定テスト　374
　　　　日常気分記録表の使い方　395
　　　　思考の歪みを取り除く15の方法　408
　　　　メリット・デメリット分析の使い方　414
　　　　満足度予想表　425

参考資料　428

グループリーダーの教育訓練　432

　索　引　433

■■ 表・図のリスト ■■

●自己評価テスト

バーンズうつ状態チェックリスト……6, 8, 32, 70, 112, 154, 184, 216, 260, 288, 322

バーンズ不安調査表……11, 34, 72, 114, 156, 186, 218, 262, 290, 324

関係満足度評価……17, 37, 75, 117, 159, 189, 221, 265, 293, 327

あなたの思考とあなたの感情……47

感情のメリット・デメリット分析……90

日常気分記録表……138, 140, 142, 275, 333, 355

自虐的思い込み尺度……196

態度のメリット・デメリット分析……204, 247, 273

自尊感情のメリット・デメリット分析……227, 228, 230

劣等感のメリット・デメリット分析……239

満足度予想表……242

あなたは完全主義者？……268

先延ばしテスト……295

先延ばしのメリット・デメリット分析……302

行動のメリット・デメリット分析……303

ＴＩＣ－ＴＯＣ技法……309

反先延ばし表……312

参加者評価用紙……368

共感の評価表……371

●自己トレーニングのためのチャート

セルフヘルプ課題に取り組まないための15のもっともな理由……21

気分のことば表……40

歪んだ思考リスト……50, 277, 335, 357

トラブルシューティング・ガイド……102
思考の歪みを取り除く15の方法……135，337
一般的な自虐的思い込み……191
完全主義 VS 優れたものを健全に追求すること……267
悪魔の代弁者の技法……307
先延ばし解決法……316

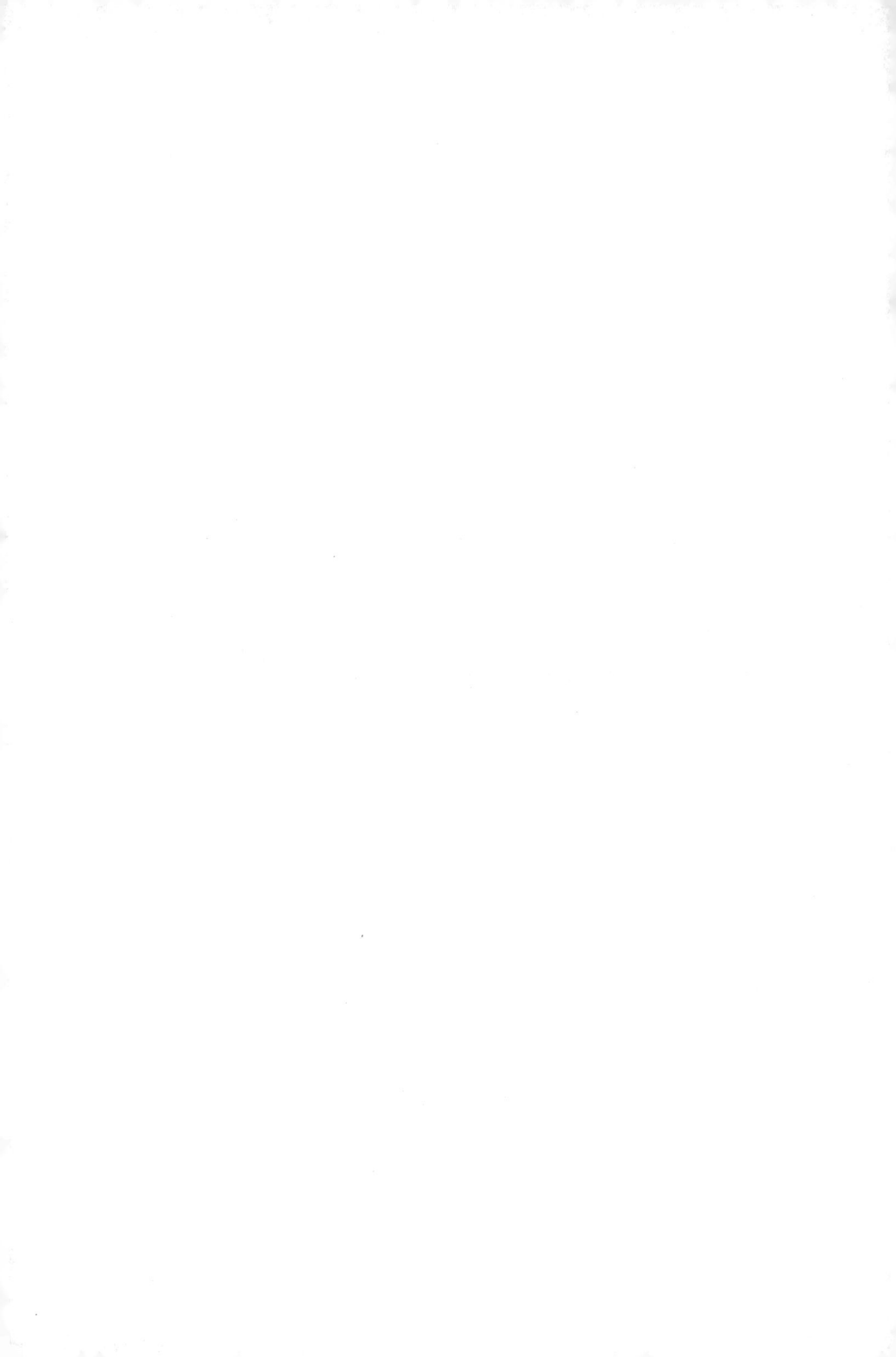

まえがき

　『もういちど自分らしさに出会うための10日間』が1993年に初めて出版されてから，私の身の上には，かなりの変化がありました。フィラデルフィアでのすばらしい20年間の生活を終えて，妻と私は故郷のカリフォルニアへ戻りました。私たちのルーツはこの地域にあり，故郷へ戻ることは夢の実現でもありました。また，私の母校であるスタンフォード大学医学部と共同で，精神行動医学診療部において研究，授業，プログラム開発などの豊富な機会が与えられたことを，とても嬉しく思っています。

　今まで私は，「もういちど自分らしさに出会うための10日間」プログラムを，さまざまな場面で試すことができました。カリフォルニアへ戻ってすぐに，サンタクララのカイザー精神保健クリニックのジム・ボイヤー先生からの招待で，クリニックにおいて授業とコンサルティングを行いました。ボイヤー先生とは，1960年代にスタンフォード大学で一緒に学んで以来，初めての再会でした。旧交を温め，共に研究できたことはすばらしい経験でした。サンタクララのカイザークリニックは，米国でも最大規模の外来診療を行い，スタッフは，うつ病，不安障害，夫婦間の問題，統合失調症，物質乱用などを含む広い範囲の精神障害を治療しています。私は，ボイヤー先生の協力を得て，クリニックにおいて「もういちど自分らしさに出会うための10日間」プログラムのパイロットスタディを実施しました。同時に，スタンフォード大学病院の入院患者用のプログラム開発も行いました。大学病院では，重症のうつ病，不安障害，摂食障害，慢性疼痛症などの患者さんを治療しています。こうしたさまざまな背景をもつ患者さんたちとの経験から得た新しいデータは，このプログラムに対する私の熱意をますます高めてくれました。

　私が「もういちど自分らしさに出会うための10日間」プログラムを最

初に開発したのは，フィラデルフィアのプレスビテリアン／ペンシルベニア大学医療センターに在職していた，1980年代の後半でした。私は当時，精神科の医長代行を務めていました。当時の病院長のドン・スヌーク氏は私に，『いやな気分よ，さようなら』に記述した治療原理に基づく，革新的なメンタルヘルスケア・プログラムの開発を手伝う気はないかと打診しました。スヌーク氏は，私たちの病院は都市中心部にあり，資源が限られていることもあって，開発するプログラムは，きわめて安価で，非常に効果的であり，作用が迅速でなければならない，と強調しました。

「もういちど自分らしさに出会うための10日間」は，そのときに私が開発したプログラムです。私たちは，入院治療の代替としての居住型集中治療ユニットにおいて，プログラムを試験的に実施することにしました。「もういちど自分らしさに出会うための10日間」と名付けた理由は，もともと10日間の治療プログラムであったからです。

「もういちど自分らしさに出会うための10日間」は，認知行動療法（cognitive behavioral therapy: CBT）の原理に基づいています。「認知」とは，単に「思考」を意味するしゃれた言葉にすぎません。うつ状態にある人は，ものごとを非常に否定的にとらえ，自虐的な行動をとる傾向があります。こうした状態にある人たちは，例えば，仕事や学業，楽しい活動，他人などをさけがちです。CBTは，うつ状態や不安を感じる人が，こうした否定的な思考や行動のパターンを変えるのに役立つ治療法です。

1988年から1996年にかけて，私たちはこのプログラムを用いて，重症のうつ病，不安障害，人格障害を含む複数の精神障害に悩む3,000人以上の患者さんを治療しました。そのうち約半数はアルコールや麻薬の乱用者で，ほとんどの患者さんに入院時の自殺企図または幻覚症状が見られました。また，多くの患者さんは，失業，低学歴，低収入，無収入といった，重い社会的，財政的問題を抱えていました。そして人種的には，黒人，白人，その他人種の混成グループでした。

同僚の中には，CBTのような「頭脳的」治療をこうした集団で用いる効果に懐疑的な意見もありました。患者さんたちには，日常生活の問題が山積していて，よりポジティブな態度の育成を学ぶよりも，その前に

どうやって次の食事を用意するかを考えるほうが先，と彼らは言うのでした。しかし，患者さんは皆，CBTにきわめて自然に専念してくれました。実のところ，長年私が個人的に治療した，大半が高学歴で高収入の患者さんたちよりも，早く反応したように見えました。その肯定的効果は，顕著でした。

　1993年，『もういちど自分らしさに出会うための10日間』が出版され，私たちはすべての患者さんたちに，入院中のワークブックとして配布しました。そして，このプログラムの効果を知るために，すべての患者さんを対象にうつ病の重症度を測定した点数を，開始時と終了時で調査しました。入院時のバーンズうつ状態チェックリスト（Burns Depression Checklist: BDC）の平均得点は，20点台半ばから後半でした。BDCは，うつ状態の自己評価テストで，読者は本書のステップ1で行い，進歩を表に記録するために読み進みながら各ステップごとに行います。前述した開始時の得点平均は，プログラムに参加した標準的な患者さんが，中等度から重度のうつ状態にあることを示しています。対照的に，10日後のプログラム終了時にすべての患者さんを対象に行ったテストの平均点は，11から12点でした。BDC得点の10未満は，通常とみなされます。ですからほとんどの患者さんは，かなりの改善を示し，終了時には多くがうつ状態から解放されていたことが示されました。

　患者さんたちが「治癒」したと言い切ることはできないものの，このような短期間に，こうした精神的，社会的に大きな困難をかかえている患者さんたちに力強い改善が示されたことで，私たちは大いに勇気づけられました。「もういちど自分らしさに出会うための10日間」プログラムは，他の多様な場面（治療場面）でも実施され，多くの迅速な改善例を私は眼にしてきました。こうした結果は肯定的ではありますが，このプログラムの有効性を実証するものではありません。なぜなら，プラセボ（偽薬）効果がとても強い可能性があるからです。言い換えれば，抑うつ状態の患者さんのグループに，砂糖でできた丸薬（偽薬のプラセボ）を投与したとしても，それが新しい強力な抗うつ薬だと患者さんが信じこめば，改善への期待から，かなりの数の患者さんに改善が示されることがあるのです。「希望」は，それだけで強力な抗うつ薬なのです。すべて

の新しい治療法は，その妥当性と有効性が認められるためには，短期的および長期的な比較経過分析が必要なのです。

「もういちど自分らしさに出会うための10日間」プログラムに述べた認知行動的手法を，抗うつ薬治療や他の心理療法など，確立されたうつ病治療法と比較した研究は行われているのでしょうか？　実際には，たくさんあります。本書が最初に出版された1993年には，抗うつ薬や他の形式の心理療法とCBTを比較した研究の報告が数多く発表されていました。これらの研究結果では，重度の生物学的抑うつ患者を含む，抑うつ状態にあり低い自尊感情に悩まされている多くの人に，CBTが迅速に作用し安全かつ有効な治療法であることが繰り返し示されています[1]。さらに印象的なのは，CBTの治療を受けたグループは，抗うつ薬のみの治療を受けたグループに比べて回復後の再発が少なく，うつを発症しない期間の長いことが長期の追跡研究で示されたことです。

1993年以降，CBTを他のうつ病の治療法と比較した多くの研究報告が発表されました。1995年には，ネバダ大学のデービッド・アントヌシオ博士とウィリアム・ダントン博士，クリーブランド診療財団のガーランド・ドネルスキ博士が，これらの研究報告を概説して，「うつ病治療における抗うつ薬と心理療法の比較：従来の知識へのデータによる挑戦」[2] と題する画期的な論文を発表しました。その論文では，重度から中等度のうつ病成人患者さんの場合，CBTは，抗うつ薬治療と少なくとも同等，あるいはそれをしのぐ有効性があると結論づけられました。他に，少なくとも対人関係療法と呼ばれる短期心理療法も，同様に抑うつに有効と考えられています。アントヌシオ博士らは，CBTの治療を受けたグループは，薬物療法または他の心理療法の治療を受けたグループに比べ，長期的な予後が良いとしています。つまり，回復後に抑うつを発症しない期間がより長く，再発頻度もより少なかったのです。

メディアや一般大衆は，これらの研究報告をたいてい無視してきたとアントヌシオ博士らは，主張しています。そしてそれらは，「うつ病は生物学的そして遺伝学的疾患である」，「抗うつ薬は最も効果的な治療方法である」などの，事実に深く根ざしていない印象にもとづく強い文化的偏見が原因であったとしています。

上記すべての研究では，教育を受けた専門家がCBTを行っています。では，CBTのセルフヘルプ本が，それだけで抗うつ作用を持ち得るというエビデンス（根拠）はあるのでしょうか？　セルフヘルプ本は，過去に大きな論議を呼んできました。そして多くの人が，そうした本をなんの目的で著者が書いたのかと，懐疑的な感情をもっています。有名な書店のセルフヘルプ本のコーナーを眺めても，専門用語の表面的な使い方とすばやい効果を約束する記述などに，私もうんざりしてしまいます（もちろん，私の書いた本は注目に値する例外です！）。

しかし，学術研究者らは，新たな形の治療法としてのセルフヘルプ本の価値を，真剣に検討し始めています。この種の治療は，読書療法またはビブリオセラピーと呼ばれます。読書療法は，2種類のいずれかの方法で用いられます。1つは，治療面接の合間にセルフヘルプ本を読み，回復の速度をはやめる方法，そしてもう1つは，うつ病やその他の障害の治療として，他の治療法を受けず，セルフヘルプ本を1人で読む方法です。

薬物療法や心理療法を併用しない私の最初の著書『いやな気分よ，さようなら』の，読書療法としてのうつ病治療への有効性が優れた研究デザインで検討されました[3〜7]。これら5つの研究を過去10年間に行ったのは，アラバマ大学のフォレスト・スコギン博士率いる医師らでした。長い話を短くすれば，研究担当医たちは，『いやな気分よ，さようなら』による読書療法は，心理療法あるいはもっとも優れた抗うつ薬治療と同程度に有効と思われると結論づけたのです。

例えば，名高い専門誌である『ジャーナル・オブ・コンサルティング・アンド・クリニカル・サイコロジー』の1995年の号に，クリスティン・ジェイミソンとフォレスト・スコギンの両博士は，大うつ病性エピソードを発症した80人のうつ病患者さんを対象に，『いやな気分よ，さようなら』による読書療法を行い，その結果を発表しました[6]。通常この種の抑うつには，精神科医による外来または入院の場面での治療が行われます。研究担当医は，患者さんを無作為に2つのグループのいずれかに割りふりました。担当医は，最初のグループに『いやな気分よ，さようなら』を1冊ずつ手渡し，患者さんに4週以内に読むように伝えました。こ

の患者さんたちは，先行読書療法グループと名づけられました。このグループには，本に提案されている練習課題を行う場合に備えて，空白のセルフヘルプ用紙をまとめた冊子も渡されました。

　もう一方のグループに研究担当医は，治療を始めるまで4週間待ってほしいと伝えました。このグループは待機読書療法グループと呼ばれました。患者さんたちは，試験が開始されてから4週間待って『いやな気分よ，さようなら』を渡されることになるからです。待機読書療法グループは，読書療法グループの改善があった場合，それが時間の経過によるものではないことを確認するための，対照群の役割を担ったのです。

　担当医は，事前評価としてすべての患者さんに2種類のうつ病重症度テストを行いました。2グループの患者さんたちのうつに，重症度の差はなく，ともに中等度から重度のうつという結果が示されました。研究が開始されて最初の4週間が終了するときに，医師たちはすべての患者さんに，再び同じ2種類のうつ病重症度テストを行いました。先行読書療法グループは，かなりの改善を示しました。実際に，2種類のうつ病重症度テストの平均得点は，健常とみなされる範囲に収まっていました。一方で，待機読書療法グループは，改善を示しませんでした。このことから，『いやな気分よ，さようなら』による改善が，時間の経過だけによるものではないことが示されたのです。

　次に，ジェイミソンとスコギンの両博士は，待機読書療法グループの患者さんたちに『いやな気分よ，さようなら』を1冊ずつ手渡し，4週の試験期間中に読み終えるよう，伝えました。そして，このグループの患者さんたちも，即時読書療法グループが最初の4週間に示したのと同様の改善を示したのです。

　最後に，医師たちは，『いやな気分よ，さようなら』読書療法の効果が持続するかどうかを調べるため，3カ月の追跡評価を行いました。患者さんたちに再発は見られず，この間改善が維持されたことが示されました。治療期間終了後も，改善の持続傾向が見られたのです。

　この研究結果は，『いやな気分よ，さようなら』が，確かな抗うつ作用をもつことを示しました。実際に，4週間の読書療法による治療終了時には，患者さんの70％が，大うつ病性エピソードの診断基準に合致して

いなかったのです。米国精神医学会（APA）の「精神疾患の分類と診断の手引（DSM）」の基準によれば，これは彼らが回復したことを意味します。3カ月目の追跡評価時には，先行読書療法グループの75％と待機読書療法グループの73％の患者さんが，DSMの診断基準に従ってもはやうつ状態にはないと診断されました。

　その他にもいくつかの研究結果が得られました。まず，治療の効果は，専門家による治療法よりも迅速に生じたと考えられることです。抗うつ薬または心理療法を用いた研究では，一般的に12週あるいはそれ以上の期間を設定します。2点目は，改善の規模が，薬物療法，心理療法あるいはその両方を用いて行われた，多くの公表された研究結果が示す改善と同等に大きかったことです。3点目は，研究から脱落した患者さんが，全体の約10％に過ぎなかったことでした。これは，薬物療法や心理療法を用いたほとんどの臨床研究結果に示されたドロップアウト率─15％から50％以上─を下回るものでした。4点目としては，研究で改善を示した患者さんは，『いやな気分よ，さようなら』を読んだ後の2種類の心理検査で，よりポジティブな態度と思考パターンをもつようになった結果が示されたことです。この結果は，CBTの前提である，原因となる否定的思考パターンを変えることによってうつを撃退する，という考えに一致するものです。そして最後に，この新しい「治療法」のコストが非常に小さいということです。『いやな気分よ，さようなら』のペーパーバック1冊の値段は，抗うつ薬治療1日分の治療費よりも安く，しかも，問題となる副作用はまったく生じないと思われるからです。医療費削減のプレッシャーが強い現状の下では，これはかなり重要な結果といえます。

　これらの研究結果は，励みになるものではありましたが，有益な作用が持続するかどうかを確認するには，3カ月という追跡評価期間は不十分な長さでした。やる気を起こさせる話し方に長けた人であれば，聴衆を活性化し，ほんのわずかな時間，聴衆を楽観的な気分にすることができます。しかし，気分を高揚させるこうした短時間の効果は，持続することはまれです。読書療法の効果は3カ月以上持続するのでしょうか？

　1997年の夏，アラバマ大学のナンシー・スミス，マーク・フロイド，フォレスト・スコギンの各博士，それにタスキーギ退役軍人局医療セン

ターのクリスティン・ジェイミソン博士らは，読書療法研究に参加した患者さんの，3年にわたる追跡研究を発表しました[7]。彼らの追跡研究の結果では，患者さんに再発は見られず，改善は3年間維持されたことが示されました。3年目の評価時に行った2種類のうつ病検査では，読書療法終了時の評価よりも優れた結果が記録されました。3年目の診断結果も同様の結果を確認しました。すなわち患者さんの72%が，大うつ病性エピソードの診断基準に達しなかったのです。

追跡を行った研究者たちは，3年の間，患者さんの70%は，薬物療法または心理療法による治療を受けたり，治療を求めるたりすることはなかったことも発見しました。約半数の患者さんが，動揺を感じたときには『いやな気分よ，さようなら』を手にして，もっとも役立つ部分を再読する，と答えたのです。研究者たちは，このように自分でセルフヘルプ本を読みかえすことは，自分できるブースターセッションの役割を果たしていたと推測しています。40%の患者さんが，『いやな気分よ，さようなら』でもっとも役に立ったのは，完全主義的考え方を減らす，あるいは全か無か思考を諦めるなどの，自分の否定的思考パターンを変える方法を学んだことと答えました。研究者たちは，読書療法が公教育に重要な役割を果たすであろうこと，また，個人レベルでも，否定的思考に陥りがちな人が重度の抑うつエピソードを予防するのに役立つことなどを指摘しています。

こうした研究結果が，『もういちど自分らしさに出会うための10日間』を生むきっかけとなりました。私は，『いやな気分よ，さようなら』を読むだけで抗うつ作用が期待できるのであれば，体系的な自己治療プログラムはさらに有益となるであろうと考えました。本書はお気づきのように，10のステップに分かれています。あなたは，各ステップごとに，孤独感，憂うつ，罪悪感，劣等感などの否定的感情を克服するのに役立つ，具体的な考え方や技法を学んでゆきます。この本をあなたが読み進むにつれて，私は繰り返し鉛筆かペンをとって読みながらテストをしなさい，そして練習問題をやりなさい，と強く促します。こうした努力と関与が，とても大きな差となって表れるのです。筆記練習は，あなた自身の成長にとってとても重要です。

本書の使い方には，4通りあります。まず，スコギン博士の読書療法試験で用いられたような，抑うつの自己療法としての使い方です。現在，1日に約2,500万のアメリカ人が，うつの何らかの症状を示しつつ落ち込んだ気分になっています。彼らのすべてが，精神科医や臨床心理士の助けが必要ではないことは明らかです。こうした技法による，ほんの少しの精神的調整で，多くの人にとっては十分ではないかと思われます。

　しかし，専門家の手による治療が必要なときがあることも覚えておいてください。以下のような場合には，メンタルヘルスの専門家による診察を考えなければなりません。

- 希望をもてないと感じ，自殺を考えている場合
- 少なくとも4週間，非常に憂うつな状態にあり，自分で何とかしようと努力したにもかかわらず改善しない場合
- 途方に暮れ，落胆を感じて，自分が職場あるいは学校でうまく活動できないと感じる場合
- 前向きな，満足できる方法で他人とつき合うことができない場合，
- 声が聞こえたり，幻覚が見えたり，他人が容易に理解できないような異常な経験をする場合
- 自分ではコントロールできない攻撃的，性的，暴力的な衝動を感じる場合
- 薬物またはアルコールを乱用している場合

　この本の2番目の使い方は，個別治療面接の補助に用いる方法です。ジム・ボイヤー博士は，しばしば本書をこうした目的で使い，いままでにかなりの成功をおさめたと私に話してくれました。実際に，『いやな気分よ，さようなら』を書いた当時私が思い描いていたのは，こうした用途でした。私は，患者さんが治療面接の合間に，治療を迅速化するために使うツールを意図していたのです。うつ病治療に単独で用いられる日が来るとは夢にも考えていませんでした。

　治療面接の合間にセルフヘルプ本を読むことを推奨するセラピストは徐々に増えているように思われます。1994年には，メンタルヘルス専門

家による読書療法の実施状況を全米で調査した結果が,『オーソリタティブガイド・トゥ・セルフヘルプブックス』と題されて出版されました[8]。ダラスにあるテキサス大学のジョン W. サントロック博士とアン M. ミネット博士,それに共同研究者のバーバラ D. キャンベル博士らがこの調査を行いました。彼らは,全米50州のメンタルヘルス専門家500名を対象に,回復を早めるために,治療面接の合間に読書を「処方」したかどうか質問したのです。セラピストの70%が,調査の前1年間に少なくとも3冊の本を患者さんに推奨したと回答しました。そして86%が,これらの本が患者さんにとって明確な利益をもたらしたと報告しました。また,1,000冊を数えるリストから,どのセルフヘルプ本をセラピストはもっともひんぱんに推奨したかという質問もしました。抑うつ状態にある患者さんへは,私の著作である『いやな気分よ,さようなら』が1位,同じく『フィーリング Good ハンドブック』が2位という結果が示されました。抑うつに悩む人にとって,『もういちど自分らしさに出会うための10日間』が前2作同様に役立つことを私は願っています。

　本書の3番目の使い方は,外来クリニック,病院,デイトリートメントプログラムなど,さまざまな場面で行われる CBT グループプログラムとの併用です。私は,本書の姉妹本『もういちど自分らしさに出会うための10日間:リーダーズ・マニュアル』も出版しました。こちらは,本書の主旨に沿ったグループプログラムの実施を望むセラピストや担当者向けに書かれています。

　最後に,本書の4番目の用い方として,学校における予防教育への使用があります。『もういちど自分らしさに出会うための10日間』は中学校2年以上への生徒に適切な教材となるでしょう。こうした考えが,否定的思考の傾向をもつ青少年の重度の抑うつ発症予防に役立つ可能性があります。

　もちろん,万能な治療はありません。軽度から中等度の抑うつ患者さんのかなり多くが,セルフヘルプ治療法のみに反応を示したことは,とても勇気づけられる結果ではあります。しかし,さらに重度あるいは慢性の抑うつ患者さんには,セラピストの助け,そして抗うつ薬による薬物療法が必要となることも明らかです。多くの患者さんが,CBT と同

時に，抗うつ薬などの薬物療法を並行して受けています。治療法の併用は，重度または長期にわたる気分障害の患者さんには，とくに有効な場合があります。

　本書があなたにとって有用であれば，それはすばらしいことです。しかし，本書を読んで気分が改善しなくても，それは異常なことではありません。私が治療した患者さんの中には，他の方法を併用することによって否定的思考を変えることができた患者さんも数多くいます。これはよくあることで，まったく恥ずかしく思うことではありません。思い出してください。『いやな気分よ，さようなら』を読んだ患者さんの70％は改善しましたが，30％は改善しなかったのです。人によって必要なアプローチは異なります。幸い私たちには，今や抑うつに有効な治療法が数多くあります。しかし，この本に書いてある技法が効かないと結論づけるのは，必ずこの本にある練習問題を済ませてからにしてください！

　否定的思考パターンは，非常に説得力があり，人を欺く力が強く，変化させることが容易ではありません。しかし，忍耐とねばり強さがあれば，抑うつに悩むほとんどの人が改善し，自尊感情を再びもつ喜びを経験できるものと私は信じています。この信念をもちつづけることで，私はいままで大きな満足を得てきました。本書の考えを理解し応用することで，あなたも同様の満足を経験するよう願っています。

デビッド D. バーンズ
スタンフォード大学医学部
精神行動医学准教授

〈文　献〉

1. Antonuccio: D. O.; Danton, W. G.; and DeNelsky, G. Y. (1995). Psychotherapy versus medication for depression: Challenging the conventional wisdom with data. *Professional Psychology: Research and Practice*, 26: 574-585.
2. Ibid.

3. Scogin, F.; Hamblin, D.; and Beutler, L. (1987). Bibliotherapy for depressed older adults: A self-help alternative. *The Gerontologist*, 27: 383-387.
4. Scogin, F.; Jamison, C.; and Gochneaut, K.(1989). The comparative efficacy of cognitive and behavioral bibliotherapy for mildly and moderately depressed older adults. *Journal of Consulting and Clinical Psychology*, 57: 403-407.
5. Scogin, F.; Jamison, C.; and Davis, N. (1990). A two-year follow-up of the effects of bibliotherapy for depressed older adults. *Journal of Consulting and Clinical Psychology*, 58: 665-667.
6. Jamison, C.; and Scogin, F.(1995). Outcome of cognitive bibliotherapy with depressed adults. *Journal of Consulting and Clinical Psychology*, 63: 644-650.
7. Smith, N. M.; Floyd, M. R.; Jamison, C.; and Scogin, F.(1997). Three-year follow-up of bibliotherapy for depression. *Journal of Consulting and Clinical Psychology*, 65(2): 324-327.
8. Santrock, J. W.; Minnett, A. M.; and Campbell, B. D.(1994). *The Authoritative Guide to Self-help Books*. New York: Guilford Press.

〈本書で使われる略語〉

略　語	意　味	定　義
BAI	バーンズ不安調査表	あなたがどの程度不安を感じているかを測定するテスト
BDC	バーンズうつ状態チェックリスト	あなたがどの程度抑うつ状態にあるかを測定するテスト
DML	日常気分記録表	あなたを動揺させるできごと，感情，思考を記録する用紙
RSAT	関係満足度評価	あなたの人間関係の満足度を測定するテスト

ステップ1

幸せの値段

> ### ステップ1の目標
>
> 1. あなたは，3種類の自己評価テスト（気分測定テスト）を用いて，気分と人間関係満足度を測定する方法を学びます。ステップが進むごとに得られる改善を記録するため，あなたはこの3つのテストを少なくとも週に1度行うことになります。
> 2. この経験の個人目標を特定します。本書を読むことで，あなたは何を学び，何を達成したいと思いますか？　もし自分に魔法の杖があり，かかえているすべての問題を杖のひとふりで解決できるとすれば，あなたは人生をどう変えたいと望みますか？　もっと幸せに，もっと楽観的になりたいと思いますか？　自信にあふれたポジティブな自己イメージをもちたいと思いますか？　願望のリストには何が書かれていますか？
> 3. あなたは幸せの値段について学びます。私はあなたに，その値段を払う意欲があるかどうかを質問します。

気分の測定法

　ここで，あなたに3つのテストを完成させてもらいます。3つのテストとは，バーンズうつ状態チェックリスト（Burns Depression Checklist: BDC）(8～9頁)，バーンズ不安調査表（Burns Anxiety Inventory: BAI）(11～13頁)，関係満足度評価（Relationship Satisfaction Scale: RSAT）(17頁)です。バーンズうつ状態チェックリストは，悲しみ，落胆，劣

等感などの感情を測定します。バーンズ不安調査表は，心配や緊張などの感情を測定します。関係満足度評価は，他者にどの程度親近感をもつかの測定です。付属する点数表にしたがって，あなたの点数を解釈してください。

　あなたはステップを終えるごとに，3つのテストを繰り返し行います。これは進み具合を記録に残すためです。これにかかる時間はわずかです。テストに慣れてしまえば，全部を終わるまでに数分もかからなくなるでしょう。これらのテストは，少なくとも週に一度行うようにしてください。ただし，進み具合のはやい読者は，それにこだわらず，より頻繁にテストを行ってください。

　このテストは非常に正確で，体温計のようにわずかな気分の変動も測定します。あなたの気分に突然の変化が生じた場合，それが良い変化であれ悪い変化であれ，テストを終えたあと，用紙の余白にそのことを記入します。例えば，「これはいつもより気分が良いとき」，あるいは「これはいつもより気分が悪いとき」などと書いてください。「上司から批判された」など，気分が動揺した原因を記入することもできます。

●バーンズうつ状態チェックリスト

　6頁には，バーンズうつ状態チェックリスト（テスト名を以下BDCと略します。こうした略語が不明な場合は，xxiv頁の略語表を参照してください）記入例があります。このBDC例を記入した女性は，いくぶん悲しく，落胆して，罪悪感をもっていました。また，軽い劣等感と，低い自尊感情，怒りっぽさも感じていました。彼女は，人生への関心を喪失し，いろいろなことを先延ばしにする傾向がありました。セックスへの関心は減少し，自分が老けて見え，美しくはないと考えていました。そして最後に，自殺への衝動はないものの，人生が生きるには値しないと時たま考えていたことが示されています。

　15問の回答を記入後，彼女は点数を合計し，末尾に書き入れました。合計17点は，軽いうつ状態にあることを示していました。これは体温が華氏100.5度（訳注：摂氏38度）あるのと同じです。特別重い状態では

ありませんが，エネルギーを奪い，人生からすべての喜びを消してしまうのに十分な重症といえます。

6頁にあるBDCの記入例を読み，白紙のBDC用紙にあなたの回答を記入して，末尾に点数を合計してください。過去5～6日に感じた気分をもとに回答を記入します。

BDCの点数は，0（15問すべて0点の場合）から45（15問すべて3点の場合）までの幅があります。高得点ほど，うつ状態が重いことを意味します。10頁の点数表で自分の状態を評価してください。低い点ほど問題は少なく，高いほどうつは重くなります。

得点0から4までは，非常に良い状態を意味します。合計がこの範囲にある回答者のほとんどは，とても幸せで，うつの症状は全くないでしょう。もちろん，いつも幸せな人はいませんから，得点がだいたいいつもここにあることが望ましい範囲ということです。現在かなりのうつ状態と悲観的気分にあっても，私たちの最終目的はこの範囲に到達することです。もちろん最初は，何点であっても得点が減ることはよろこばしいことです。数ポイントの差でも，あなたの気分が良くなったことを示します。

得点が5から10までは，通常の範囲ですが，改善の余地があります。この範囲の点数合計は，臨床的うつ状態とはみなされないものの，自分が望むほどには幸せではないはずです。人生観を明るくするための変化が少し必要でしょう。

得点が10以上の場合，次第にうつが重くなり，おそらく治療が必要な状態にあることを意味します。残念なことに，BDCで高得点を示す多くの人が，治療を求めようとはしません。それが治療可能な障害であることを認識しないまま，しばしば望みを失い，自分には無価がないという気持ちを抱き続けるのです。

自尊感情の喪失と絶望感は，うつの最悪な特徴です。何をしてもダメな人間と自分に向かって言い，抱えている問題に解決はないとかたく思い込んでいます。これは，時間が経てばなおるような，風邪などの病気とは違います。ある意味では，うつはガンよりもひどいかもしれません。なぜなら，ほとんどのガン患者には，希望も自尊感情もあるからです。

ここであなたに知っておいていただきたいのは，うつが非常な苦痛を伴い，意気消沈させる疾患であっても，完全回復の見込みは常にあることです。これは，どんなにひどい気分をどれだけ長い間感じていても変わりません。治療を粘り強く継続する人が喜びと自尊感情を取り戻すことは，私の臨床経験と数多くの研究文献が裏づけています。

私はかつて，慢性の重症うつと孤独感に悩む，ジョシュアという名の学校教師を治療したことがありました。彼は自分を,「骨の髄まで不完全」と評し，容赦なく自分を責めていました。私は何カ月もの間，そんなに情け容赦なく自分を責めないよう説得に努めましたが，自分は本当に無価値な人間で，先生はそれをわかっていないだけなのだと，必死に彼は反論しました。ジョシュアは，さえない仕事ぶり，失敗に終わった女性との関係，無趣味なこと，人生への関心の喪失，そして子供の頃からずっと続くうつ状態など，ネガティブな自己イメージを裏づける証拠をあれこれと挙げました。自分は手の施しようのない患者だ，と頑固に主張し，その状態から抜け出せないでいるように見えました。

ある日の夜，ジョギングしていた私は，以前私が開発したメリット・デメリット分析と呼ばれる技法を思い出しました。翌朝7時に，私はジョシュアが学校へ出勤する前に電話して，その日の午後に予定されていた治療面接までに，宿題を2頁やってくるよう伝えました。その分析では，まず紙の真ん中に上から下まで1本の線をひきます。その左側に，彼は自分を「不完全な人間」と考えることのメリットを書きこみます。そして，右側にはデメリットを書きこみます。つまり，こう考えることから利益だけでなく，支払うべきコストも注意深く考えるようにと私は求めたのです。

次に私は，もう1枚の紙に同様の分析を行うよう伝えました。もう一度，その紙の真ん中に縦線をひき，こんどは自分を,「欠点のある人間」として考えることのメリットとデメリットを左右に分けて書くのです。この考え方に，どんなコストと利益が想定されるか，ということです。ジョシュアは，私が朝早く電話をしてきたことに少々おどろいていましたが，2種類のメリット・デメリット分析を完成させ，午後の治療面接に持参することを約束してくれました。

その日の午後，治療面接で会ったジョシュアの態度は以前と違っていました。彼は，宿題のリストを完成させてから，気分がずっと良くなったと私に説明してくれました。自分をまったく異なる角度から見るようになった，自分の人生がまだ変わってはいないという事実—依然として自分はみじめな教師で女性にもてない—にもかかわらず，うつが消えてしまった，と言うのです。自分を「欠点のある人間」と考えることで，自分には価値がないとか，「骨の髄まで不完全」と感じることなく，さまざまな欠点と完全に正直に向き合うことができることが理解できたと彼は言いました。何か趣味を見つけたいし，平均的な，良い先生になるために教育方法の改善に取り組みたいと説明してくれました。同じように，女性との交際にも積極的になり，人間関係の面でも改善したいと語ってくれました。自分を「欠点のある人間」として見ることによる微妙な変化は，ジョシュアの人生と自分についての感じ方に，明らかな変容をもたらしたのです。

　このように，重いうつに10年以上苦しみ，どんな方法も，誰も助けにならないと言いながら，深い不信感と絶望感をもつ人でさえ，回復することができるのです。あなたが，希望をもってより現実的に自分と人生を考えることを学べば，ジョシュアのようにより良い自尊感情を経験し，「なんて良い日なんだろう。生きているってすばらしい！」と目覚めることができることを，私は確信しています。

バーンズうつ状態チェックリスト*

過去1週間に，各項目に記述した種類の感情がどの程度あなたを悩ませたかについて，もっとも当てはまるレベルのものを右から選び〇をつけてください。

	0 全くない	1 少々ある	2 かなりある	3 大いにある
1. 悲しみ：悲しい気持ちになりましたか？ 悲しみのあまり，人生への興味を失ったことはありましたか？		〇		
2. 落胆：将来は絶望的に見えますか？		〇		
3. 低い自尊感情：自分は価値がないと感じましたか？ 自分が失敗者だと考えることはありましたか？			〇	
4. 劣等感：自分がダメだとか，他人よりも劣っていると感じますか？			〇	
5. 罪悪感：自分に批判的になりましたか？ あらゆることは自分のせいだと自分を責めたりしましたか？		〇		
6. 優柔不断：何かについて決意するのに問題がありましたか？	〇			
7. 怒りと欲求不満：期間内の多くの時間にわたって怒りや欲求不満を感じましたか？			〇	
8. 人生への関心の喪失：仕事や趣味，家族，あるいは友人への関心を失いましたか？			〇	

* Copyright © 1984 by David D. Burns, M. D., from *Ten Days to Self-esteem*, copyright © 1993.

バーンズうつ状態チェックリスト（続き）*

	0 全くない	1 少々ある	2 かなりある	3 大いにある
9. やる気の喪失：打ちのめされた気持ちになって，物事を自分から進んで行おうという気持ちになれないと感じますか？			○	
10. 貧弱な自己イメージ：自分が年老いたと思いますか？　魅力がないと思いますか？			○	
11. 食欲の変化：食欲を失いましたか？　あるいは，強迫観念にかられて，食べすぎたり，飲みすぎたりしましたか？	○			
12. 睡眠の変化：不眠症になったり，夜よく眠れなかったりしますか？　過度に疲れたり，寝すぎたりしますか？	○			
13. 性欲の喪失：セックスへの関心を失いましたか？		○		
14. 心気症：自分の健康についてかなり心配していますか？	○			
15. 自殺への衝動※：人生は生きるに値しないと考えますか？　死んだ方がよりましと考えますか？		○		
1〜15項目の点数を合計して，ここに記録してください　→				17

※自殺への衝動がある人はメンタルヘルスの専門家にすぐに相談してください

バーンズうつ状態チェックリスト*

過去1週間に，各項目に記述した種類の感情がどの程度あなたを悩ませたかについて，もっとも当てはまるレベルのものを右から選び○をつけてください。

	0 全くない	1 少々ある	2 かなりある	3 大いにある
1. 悲しみ：悲しい気持ちになりましたか？ 悲しみのあまり，人生への興味を失ったことはありましたか？				
2. 落胆：将来は絶望的に見えますか？				
3. 低い自尊感情：自分は価値がないと感じましたか？ 自分が失敗者だと考えることはありましたか？				
4. 劣等感：自分がダメだとか，他人よりも劣っていると感じますか？				
5. 罪悪感：自分に批判的になりましたか？ あらゆることは自分のせいだと自分を責めたりしましたか？				
6. 優柔不断：何かについて決意するのに問題がありましたか？				
7. 怒りと欲求不満：期間内の多くの時間にわたって怒りや欲求不満を感じましたか？				
8. 人生への関心の喪失：仕事や趣味，家族，あるいは友人への関心を失いましたか？				

* Copyright © 1984 by David D. Burns, M. D., from *Ten Days to Self-esteem*, copyright © 1993.

バーンズうつ状態チェックリスト（続き）*

	0 全くない	1 少々ある	2 かなりある	3 大いにある
9. やる気の喪失：打ちのめされた気持ちになって，物事を自分から進んで行おうという気持ちになれないと感じますか？				
10. 貧弱な自己イメージ：自分が年老いたと思いますか？　魅力がないと思いますか？				
11. 食欲の変化：食欲を失いましたか？　あるいは，強迫観念にかられて，食べすぎたり，飲みすぎたりしましたか？				
12. 睡眠の変化：不眠症になったり，夜よく眠れなかったりしますか？　過度に疲れたり，寝すぎたりしますか？				
13. 性欲の喪失：セックスへの関心を失いましたか？				
14. 心気症：自分の健康についてかなり心配していますか？				
15. 自殺への衝動※：人生は生きるに値しないと考えますか？　死んだ方がよりましと考えますか？				
1〜15項目の点数を合計して，ここに記録してください　→				

※自殺への衝動がある人はメンタルヘルスの専門家にすぐに相談してください

〈バーンズうつ状態チェックリスト点数表〉

点数の合計	うつの程度
0 − 4	最小限またはうつではない状態
5 − 10	うつであるかないかの境目
11 − 20	軽いうつ
21 − 30	中程度のうつ
31 − 45	深刻なうつ

●バーンズ不安調査表

　11〜13頁には，バーンズ不安調査表（BAI）があります。BAIは，心配，緊張やパニック感，死の恐怖，動悸などの不安症状を，33項目で評価します。調査項目に，BDCと同じ方法で回答してください。過去1週間に，それぞれの症状をどの程度強く感じたかを，「全くない」(0点)から，「大いにある」(3点)までの点数で記入してください。項目ごとに，右側の点数欄に，下記の例のように〇を入れます。

	0 全くない	1 少々ある	2 かなりある	3 大いにある
1. 不安，緊張，心配，恐怖			〇	

　この回答例では，不安，緊張，心配，恐怖がかなり強いことを示しています。BAIの33項目をすべて回答した後，末尾の欄にその日の日付とともに合計点を記録しておいてください。
　BAIの合計点は，0（全く不安はない）から99（もっとも強い不安）までの幅があります。BDCと同じように，低い点ほど良い状態を意味し，点が高くなるほど不安のレベルは強くなります。14頁のバーンズ不安調査表点数表を参考に，自分の得点を解釈してください。

バーンズ不安調査表*

過去1週間に，各項目に記述した種類の感情がどの程度あなたを悩ませたかについて，もっとも当てはまるレベルのものを右から選び○をつけてください。

カテゴリー1：不安な気持ち	0 全くない	1 少々ある	2 かなりある	3 大いにある
1. 不安，緊張，心配，恐怖				
2. 自分の周りの物事が奇妙に感じる，非現実的に感じる，もやもやした感じがする				
3. 自分の体の全部または一部から遊離したような感じ				
4. 突然の予期しないパニックの感覚				
5. 将来に対する不安や終末が差し迫っているという感覚				
6. 緊張やストレス，いらだちを感じたり，何かいやなことが起こりそうで不安になる感じ				
カテゴリー2：不安な思考	0 全くない	1 少々ある	2 かなりある	3 大いにある
7. 集中することの困難さ				
8. 思考が空回りする，思考が次から次へと飛び移って行く				
9. 恐ろしくなるような幻想，または，白昼夢				

＊ Copyright © 1984 by David D. Burns, M. D., from *Ten Days To Self-esteem*, copyright © 1993.

バーンズ不安調査表(続き) *

10. 自分へのコントロールを失いそうになると感じること				
11. 自分が気違いみたいなことをしたり,頭がおかしくなるのではないかという恐怖				
12. 意識を失うことへの恐怖				
13. 身体上の病気になること,心臓発作を起こすこと,死ぬことへの恐怖				
14. 人前で馬鹿みたいに見えること,出来が悪そうに見えることへの心配				
15. 1人になること,孤独になること,見捨てられることへの恐怖				
16. 批判されること,承認されないことへの恐怖				
17. 何かひどいことが起きるのではないかという恐怖				
カテゴリー3:身体的症状	0 全くない	1 少々ある	2 かなりある	3 大いにある
18. 心臓がどきどき鳴る,鼓動が早くなる(しばしば「動悸」と呼ばれる)				
19. 胸が痛む,圧迫される,締めつけられる感じ				

ステップ1 幸せの値段 13

バーンズ不安調査表 (続き) *

20. かかとや指がひりひり痛む,しびれる				
21. 胃がきりきり痛む,不快な感じになる				
22. 便秘,下痢				
23. 落ちついていられない,びくびくした感じがする				
24. 筋肉のこわばり,つっぱり				
25. 熱によるものではない汗				
26. のどに圧迫感を感じる				
27. 震え				
28. 足元がふらつく				
29. めまいがする,ふらふらする,バランスがとれなくなる				
30. 息が詰まる,窒息するという感覚,呼吸困難				
31. 頭痛,首や背中の痛み				
32. ほてり,寒気				
33. 疲れる,衰弱する,簡単に疲労するという感じ				
1〜33項目の点数を合計して,→ここに記録してください				

〈バーンズ不安調査表点数表〉

点数の合計	不安の程度
0 – 4	最小または不安なし
5 – 10	不安であるかないかの境目
11 – 20	軽い不安
21 – 30	中程度の不安
31 – 45	深刻な不安
51 – 99	極端な不安またはパニック

●関係満足度評価

17頁にある関係満足度評価（RSAT）は，もっとも親しい人との関係に，あなたがどの程度満足しているかを評価するためのものです。RSATは，異性関係にも同性関係にも適用できます。もともとは，夫婦関係の満足度を測定するために作られたものですが，友人，恋人，家族あるいは同僚との関係を評価することにも使うことができます。もし，現時点であなたに親しい関係がない場合，一般的な他者との関係を考えてRSATを記入してください。

本書では，親密な関係に直接焦点をあてることはしません。しかし，うつと低い自尊感情は，問題の多い結婚関係，緊張した家族関係や仕事上の対人関係から生じることが，ままあります。私たちの多くは，他者から気遣われ，価値を認められることに自尊感情の基礎を求めています。寂しく，愛されていないと感じれば，悲しくなるのは当然のことです。自尊感情の改善とともに，人間関係における親近感と満足感も増すかどうかを検証することは，興味深いことではないかと思います。

RSATの7項目は，コミュニケーションと率直さ，衝突や論争の解決，愛着と気づかいについての質問です。各項目の尺度には，最近「とても不満足」を示す0点から，「とても満足」を示す6点までがあります。

RSATの完成後，点数を合計して末尾に記入します。得点範囲は，0（7つすべての項目を「とても不満足」とした場合）から42（7つすべての項目を「とても満足」とした場合）までの範囲になります。あなたの合計点は，18頁の関係満足度評価点数表を参考に解釈してください。

点数表の使い方：まず，左端の合計点と書かれたコラムに，あなたの得点を探します。あなたの合計点が 10 点以下だとしましょう。その右隣りのコラムには「満足度レベル」が示されています。そこには，おそらくあなたが人間関係に極度に不満足であることが示されています。左から 3 番目のコラムは，「人間関係に問題のある人」の少なくとも 75％ がこれよりも合計点が上であることを示しています。つまりこれは，ほとんどの人が，自分のパートナーとの関係に，あなたよりも満足していることを示しています。右端のコラムは，「人間関係がうまく行っている人」の 100％ が，あなたの合計点を上回っていることを示しています。要するに，あなたはパートナーに対して非常に不満なのです。あなたは，「とても幸せな人」ではないのです！

　注意：このことは，必ずしもあなたと他者との関係が悪いことを意味するものではありません。また，RSAT は，問題の責任が誰にあるのかを探るものでもありません。この評価は，あなたが過度に不満足であり，改善する余地が大いにあることを意味しているに過ぎません。

　対照的に，あなたの RSAT 得点合計が 31 から 35 までの範囲にあるとしましょう。左から 2 番目のコラムは，あなたが人間関係にある程度満足していることを示しています。3 番目のコラムには，「人間関係に問題のある人」で，これ以上の得点を示した割合は，わずかに 5％ ということが示されています。つまり，人間関係に問題のある人々の 95％ に当たる人たちよりも，あなたは人間関係に満足しているのです。これは良いことです。右端のコラムからは，「人間関係がうまく行っている人」の 50％ がこの範囲よりも高い得点を示したことが読み取れます。つまりあなたは，関係にまずまず満足しているものの，改善する余地はかなりある，ということを意味しています。

　RSAT は，夫婦関係や人間関係がどれだけ「良い」か，または「適切」なものかを測定するものではありません。これは，大切なことなので記憶しておいてください。RSAT は単純にあなたの満足度，不満足度を測る尺度にすぎません。では，どれだけ良ければ良い関係であり，どれだけ悪ければ悪い関係なのでしょうか？

このことを知るために，私は最近1,100人の方々に，夫婦関係または自分にとってもっとも親密な関係について，RSATの設問に回答してもらいました。その人たちの多くは，全米で私が行った講演やワークショップへの参加者です。約1／3（32.5％）は，自分たちの夫婦関係に「問題がある」と回答し，2／3（67.5％）は「全般にうまく行っている」と答えました。点数表は，これら2グループからのデータの統計分析に基づいています。

関係満足度評価*

あなたのもっとも親しい関係において感じている満足度について，もっとも当てはまるレベルのものを右から選び〇をつけてください。

	0 とても 不満足	1 ある程度 不満足	2 やや 不満足	3 普通	4 やや 満足	5 ある程度 満足	6 とても 満足
1. コミュニケーションと率直さ							
2. 衝突や論争の解決							
3. 愛着と気づかいのレベル							
4. 親密さと親近感							
5. その人との関係における自分の役割に対する満足度							
6. 相手の役割に対する満足度							
7. その人との関係についての全体的満足度							
1～7項目の点数を合計して，ここに記録してください →							

注記：関係満足度評価は，あなたの夫婦関係やもっとも親しい関係の満足度を測定するためのテストですが，友人，家族あるいは同僚との関係の評価にも使うことができます。もし，現時点で親しい関係がない場合，一般的な他者との関係を考えながら，評価点を記入してください。

* Copyright © 1983 by David D. Burns, M. D., from *Ten Days to Self-esteem*, copyright © 1993.

〈関係満足度評価点数表〉

点数の合計	満足度レベル	人間関係に問題のある人でこれ以上の合計点を示した割合	人間関係がうまく行っている人でこれ以上の合計点を示した割合
0 – 10	極度に不満足	75%	100%
11 – 20	とても不満足	35%	95%
21 – 25	かなり不満足	25%	90%
26 – 30	ある程度不満足	15%	75%
31 – 35	ある程度満足	5%	50%
36 – 40	かなり満足	1%	10%
41 – 42	とても満足	1% 以下	1% 以下

自尊感情トレーニング・グループのための個人目標

　あなたの気分そして関係満足度の評価を済ませたところで，あなたの目標をいくつか決めておきましょう。もしあなたに魔法の杖があり，その一振りで問題がすべて解決できるとしたら，その願望のリストにはどのような問題が並ぶでしょうか？　人生をどのように変えたいと思いますか？　うつを克服したいと思いますか？　より良い自尊感情をもちたいと思いますか？　他者にもっと親近感をもちたいと思いますか？　もっと生産的になり，成功したいと思いますか？　『もういちど自分らしさに出会うための10日間』を読みながら達成したい目標を，以下に少なくとも3つ書きだしてください。

1. _____

_____

2. _____

_____

3._____

_____

幸せの値段

　あなたは，目標達成のため，そして人生に意味のある変化を与えるためには何が必要と思いますか？　自尊感情と幸せを得るために，鍵となるものは何でしょうか？

　私には，過去20年間の臨床経験から，いろいろな人生を歩んできた数多くの男性や女性の，さまざまな悩みと取り組む機会がありました。その中には，治療にすばやく反応する患者さんもいれば，回復まで辛抱強く長い努力を続けなければならない患者さんもいました。そして，回復を得るために私が発見したもっとも重要な鍵の1つは，年齢，性，人種の別を問わず自分の力で回復しようという意欲の有無です。

　中には，この簡単な考えを理解しようともしなければ，受け入れようともしない患者さんがいます。その方々は，問題解決のために自分が何かをする必要がない限り，自分はいかにひどい状態にあるかをとめどなく訴えることに，とても満足しているのです。そして，自分を不公平な状況の犠牲者であるとみなし，誰か，または何かが問題を解決してくれることを受身の態度で待っているのです。悲しいことに，通常その期待が報われることはありません。何年かたっても，まだみじめな思いを抱き，人生をより良くするための魔法や裁きを待ち続けるのです。

　もちろん，個人的な成長に対するこの消極的姿勢は，しばしばメンタルヘルスの専門家やメディアによって助長されてきました。評判の本や映画の中に描写される典型的な精神療法は，長椅子に横たわる患者さんが考えつくことをしゃべり，親切な精神分析医が時々うなづきながらそれを聴く，というものです。そして，何年もたつと，何かすばらしいことが起こることになっています。

　信頼のおける人との気づかいに満ちたあたたかい関係は，時にあなたの気分を良くしてくれるものの，私が希望するのは，あなたが健康にな

ることです。そのためには，今もそして将来も，人生に本当の変化をもたらす努力が必要です。

　私は多年にわたり，この点を理解する数多くの患者さんの治療機会にめぐまれました。治療面接においても，また治療面接の合間も，彼らはより良い自尊感情を育てるために大きな努力を払い，周囲を責めることなく，人生を変えるための個人的な責任を引き受けました。その努力は，大きな収穫となって報われました。その結果，彼らは最も速く回復することができました。「まえがき」に書いたように，セルフヘルプが効果的であることは，研究によって裏づけられています。

　以上のような理由から，ここであなたに質問します。幸せを得るための代金を支払うつもりはありますか？　人生に変化をもたらすため，この本を単に読むだけでなく，この本に出てくるエクササイズ（or 課題）に積極的に取り組むつもりはありますか？　本書を読み進みながら，筆記練習およびその他のセルフヘルプ課題に取り組む意欲があるかないか，下のいずれかのボックスに，チェックを入れてください。

---

1. はい，セルフヘルプ課題と取り組みたいと思います。………… □
2. いいえ，セルフヘルプ課題とは取り組みません。……………… □
3. まだ決めていません。…………………………………………… □

　いずれかのボックスにチェックを入れましたか？　それともただ読み流しただけでしょうか？　あててみましょうか。おそらくあなたは何もしなかった，違いますか？　そういう態度こそ，一緒に治していかなければならないのです。あなたにとって役に立つ私からの提案です。

今すぐペンか鉛筆をとり，ボックスのいずれかにチェックを入れましょう！

　チェックを入れてくれましたか？　本書を読むだけで筆記練習をしないための言い訳にはきっと困らないことでしょう。21頁にある，「セルフヘルプ課題に取り組まないための15のもっともな理由」と題されたリ

ストを参照し，自分にあてはまる理由にすべてチェックを入れてください。

セルフヘルプ課題に取り組まないための15のもっともな理由

	該当するすべての項目に○を入れます
1. 私は，バーンズ先生を信用していない。この人はいったい何者で，何を根拠に自分がそんなにエキスパートだというのだろう？	
2. 私は，課題をこなしても人生に変化が起きるとは思わない。	
3. いま私は，どんな課題もやる気分にない。たぶんあとでやるかもしれない。	
4. これでは，まるで学校の宿題じゃないか！	
5. 本に何かを書き入れるのは趣味ではない。通常，本は読むだけにしている。	
6. 私は，絶望感と無価値感におそわれている。誰もそして何も助けにはならないと思う。	
7. 練習課題をこなせるほど自分はかしこくないと思う。	
8. 私は，ああしろこうしろと言われるのは好きではない。	
9. 私の問題の原因は他人にある。なぜそのために自分が変わらなければならないのか？	
10. 私の気分がすぐれない原因は，化学的なバランスが悪いか，栄養に問題があるためだろう。あるいは，アレルギーかもしれない。したがって筆記練習は助けにはならない。	

セルフヘルプ課題に取り組まないための 15 のもっともな理由 (続き)

11. まず本書を読み，納得した上で始めたい。	
12. 自分が変わるとどうなってしまうのか不安だ。今の人生はみじめだが，少なくとも慣れ親しんだ人生だ。	
13. もし何かを書き込んだ本を他人に読まれたりしたら，その人は気分を害したり，私を軽蔑するかもしれない。	
14. 私の気分は自分のコントロールがきかない力によって左右されていると思う。何をもってしても気分を変えることはできないだろう。	
15. 私のうつはひどくて，この種の課題が役立つレベルを超えている。	

　セルフヘルプ課題に取り組まないための理由は，たくさんあることがわかっていただけたでしょうか。ここに挙げた理由は，すべてセルフヘルプに対するあなたの意欲を阻害する，強い力をもっています。筆記練習をしないためのこれら理由の中に，あなたの考え方に似たものがありませんでしたか？

　私が治療を通じて知り合った患者さんの多くが，こうした考え方をもっています。彼らも，治療面接の合間にセルフヘルプ課題をできない理由や，すべきではない理由を，最初のうちはたくさんもっていました。新たに患者さんとなった人たちには，セルフヘルプ課題は，やってもやらなくてもよいものではなく，やらなければならないものということを私は説得しています。もし，これを快く思わないのであれば，治療面接の合間には課題をださない従来からの手法を用いる同僚に，いつでもよろこんで紹介する方針です。幸いなことに，この選択肢を提案して，治療面接からドロップアウトする患者さんはほとんどいません。

　あなたも私の患者さんたちと同様，本書から学びとる内容を，積極的

な努力と実践で人生を変えることに応用すると信じています。その意欲はありますね？

　賛成する方は，いますぐペンか鉛筆をとり，まだ済ませていないのであれば，8〜9頁のBDCテストを完成させてください。おそらく30秒くらいの時間で済むと思います。それだけで，あなたの気分が正確に測定できるのです。BDCを済ませたら，11〜13頁のBAI，17頁のRSATも完成させてください。

　テストはすべて終わりましたか？　そうであれば，私はとても嬉しく思います。自尊感情への道の，最初の（そしてもっともむずかしい）ステップを，あなたは完了しました。

　自尊感情へいたるステップは，以下のとおりです。各ステップには下記のようなセルフヘルプ課題が含まれます。

- 自己評価：あなたの進歩を追跡するために，各ステップの冒頭であなたに3つの気分測定テストを行ってもらいます。
- 読書療法：各ステップの理解を深めるために，『フィーリングGoodハンドブック』を含むセルフヘルプ本の補足読書をあなたに提案します。
- 筆記課題：あなたに各ステップごとにさまざまな筆記練習を行ってもらいます。また，あなたの否定的思考を記録するために，日常気分記録表と呼ばれる日記帳をつけてもらいます。
- 行動課題：あなたが先延ばしにしてきたことを実行してもらったり，時間をより生産的に使うことを求めることがあります。
- 対人関係課題：「もういちど自分らしさに出会うための10日間」の中心は，自尊感情にありますが，あなたの友人や家族，仕事の同僚との人間関係をより満足するものに発展させるため，いくつかの新しいコミュニケーション・スキルを実践してもらうこともあります。

　これらのセルフヘルプ課題は，あなたが成功するためにとても重要なものです。決して無視しないでください！

　あなたがセルフヘルプ課題への取り組みを怠らない強い意志をもって

いても，意欲をそごうとする誘惑を感じると思います。事実，本書を読む過程で，すでにあなたは筆記課題を無視する強い誘惑にかられたはずです。これらのセルフヘルプ課題は最優先にしてください！

25頁にあるセルフヘルプ契約書に回答してください。

これは，筆記によるセルフヘルプ課題の1つです。私は，25頁の契約書を完成させてくださいとあなたに依頼しました。もう完成しましたか？ 完成したのであれば，祝福いたします。しかし，多分まだでしょう。私の言いたいことは理解していただけたでしょうか？ セルフヘルプ課題に手をつけさせない誘惑は，とても大きな力をもち，この衝動へ抵抗することは大きな困難をともないます。

私の勘では，「読むだけで十分だろう。言われたとおりに回答を記入しなくても大丈夫。そんなに大切なことではない。バーンズ先生は，なぜ同じことをくどくど繰り返すのだろう。気にさわることを言う人だ。他の読者には記入が必要かもしれないが，私は違う。自分には必要ない」と考えているのではないでしょうか？

こうした考えには抵抗してください！ いますぐにです。これ以上読み進まず，ペンか鉛筆を手にして，25頁にあるセルフヘルプ契約書を完成させてください。そこには，1日の何時間をあなたはセルフヘルプ課題にかける意欲があるか，また，週何日をその時間にあてることができ，何週継続できるかなどの質問があります。

私の患者さんの多くが，この点についてのガイドラインを知りたがっています。私は，少なくとも1日15分，週6日を提案します。ある特定の課題に集中すると，それ以上時間がかかることはよくあります。しかし，たった15分のセルフヘルプ課題であれば，義務感に圧倒されることはないと思います。

もう1つの提案は，1人で本書を読む場合は，1日に1ステップ以上進まないほうが良いということです。筆記練習の実践と理解には十分な時間をとりましょう。週末にゆっくり時間をとって，本書を端から端まで一気に読み通すようなことはやめてください。各ステップに紹介されている考え方や技法について，考えることが必要なのです。もし，じっとしているのが不安で，1日1ステップが十分ではないと感じるのであれば，

各ステップの終わりに私が提案する補足読書を行ってください。これによって，課題や考え方の理解が深まるでしょう。

　本書には，私の15年以上の臨床経験から得た考えが詰まっています。十分な時間をとり，すべてを一時に学ぼうと考えないでください。ジョギングと同じで，シェープアップするためには時間がかかります。セルフヘルプにそそぐ努力は，あなたに多くの収穫をもたらすことでしょう！

セルフヘルプ契約書

1. 私は，本書に書かれたセルフヘルプ課題が，このプログラムの必修科目であり，選択科目ではないことを理解しています。
　　　　はい□　　いいえ□

2. 私はセルフヘルプ課題に意欲をもって取り組みます。
　　　　はい□　　いいえ□　　まだ決めていません□

3. 私は，ときに懐疑的になり，腹を立て，退屈し，不安に感じ，欲求不満になり，落胆を感じても，意欲をもってセルフヘルプ課題に継続して取り組みます。
　　　　はい□　　いいえ□　　まだ決めていません□

4. 私は，意欲をもって，少なくとも1日に□分（数字を記入してください）セルフヘルプ課題に取り組み，週に□日（数字を記入してください）を□週継続してセルフヘルプ課題に取り組みます。

　私は，回復におけるセルフヘルプと忍耐の重要性について，個人的のみならず臨床的な理解をもっています。現在私は，妻とのテニス中に転んだことから生じた，手の怪我を治療しています。当初私は，怪我の程度を軽く考え，電話帳から無作為に地域の整形外科医を選び，訪ねました。残念なことに，その医師は私の手が骨折していると誤診しました。

そして実際には折れていない手にギプスを巻き，私は4カ月を過ごしたのです。この間に腫れと痛みが増し，私は彼にそれを訴えましたが，彼はあまり心配した様子を示しませんでした。

実際に骨折はしていなかったものの，私は反射性交感神経性ジストロフィーという重い疾患を発症していたのです。これは，もっともらしい名前がついているものの，実態がよくわからない疾患です。要するにひどい痛みを伴い，手の筋肉，骨，神経が機能を失うというものです。やっと医師がギプスを外してみると，私の手はグロテスクに赤く腫れあがっていました。そして，手首と指は，ほとんど完全に麻痺していたのです。

医師はうろたえ，私は震えあがりました。私は右利きで，それは毎日の診察で患者さんのメモをとったり，本の原稿を書いたり，大好きなピンポンに使うほうの手なのです。言うまでもなく，私はすぐに別の医師を訪ねました。

幸いなことに，ペンシルベニア大学の同僚である，A. リー・オスターマン先生の診察をうけることができました。オスターマン先生は米国でも屈指の手の外科医です。彼は正しい診断を下し，彼のユニットで作業療法の監督を務めるテリ・スカーベン先生に紹介してくれました。オスターマン先生とスカーベン先生は，この疾患からの回復がもっとも見込まれるのは，集中的で積極的なハンド・セラピーと助言してくれました。

このセラピーでは，起きている間ほとんど絶え間なく手の運動を続け，寝ているあいだは添え木をあてなければなりません。治療には，文字どおり1日6〜8時間のきつい運動が必要です。私は，患者さんを診察している間もボールを握ったり，ウェイトをもちあげたり，固まった関節を伸ばすためにさまざまな添え木を着用しなければならないのです。こうした訓練は，メンタルヘルスの専門家を相手に講演しているときも，ワークショップで指導しているときも継続します。

当初，痛みを伴う退屈な訓練を15分から30分も行うことに，わずらわしさを感じました。しかし，ひとたび慣れてしまえば習慣となり，いまでは無意識にそれを行うようになりました。回復まで何カ月をかけてもこの訓練を継続するつもりです。右手を取り戻すことができるのであれば，努力を惜しむつもりはありません！　自分の手がいかに奇跡的な

ものか，失いかけてはじめて理解できます。

　もちろん，自尊感情と幸せは，それよりもさらに大きな奇跡です。それは努力に値する奇跡ではないでしょうか？

ステップ1の評価

　各ステップの終わりには，評価用紙があります。この用紙は，各ステップで検討したもっとも重要な考えと技法をまとめ，学んだ内容に対するあなたの否定的反応および肯定的反応を書き込むためのものです。各ステップごとに，忘れずに完成させてください。あなたが自尊感情トレーニンググループに参加しているのであれば，次回セッションの開始時に，あなたの感じたことを議論する準備をしておいてください。あなたが，グループに参加せず1人で訓練している場合でも，評価用紙の記入は，本書で学んだ内容を熟考する助けになるでしょう。

　あなたはいま最初のステップを終了しました。何を学んだでしょうか？　ステップ1で議論したもっとも重要な考えのいくつかを，簡単に要約してください。

1. _____

_____

2. _____

_____

3. _____

_____

　ステップ1でもっとも気に入らない内容は何でしたか？　あなたを混乱させ，理解に苦しませる内容がありましたか？　あなたが賛成できないような内容はありましたか？　あなたの興味を失わせるような内容はありましたか？　あなたが本書をもとにした自尊感情トレーニンググ

ループに参加しているのであれば，とくにあなたが感じた否定的反応を書き出してください。あなたのグループリーダーや他の参加者から，何かいらだつこと，気に障ることを言われましたか？ 否定的感情を表に出すことは，ばつの悪いこともありますが，グループリーダーにとって必要な修正を加え，セッションを改善するために役立つことがあります。

　ステップ1について，気に入らなかったことを以下に書き出してください．もし何もなければ，何か考え出しましょう！

1. _____
   _____
2. _____
   _____
3. _____
   _____

　それではここで，ステップ1で気に入った内容について書いてください．この経験のもっともポジティブな点は何でしたか？ とくに役に立った内容，興味深く便利と思った内容はありましたか？ あなたが感じたポジティブな反応をすべて書き出してください．

1. _____
   _____
2. _____
   _____
3. _____
   _____

ステップ2のためのセルフヘルプ課題

あなたが「もういちど自分らしさに出会うための10日間」グループに参加している場合，グループリーダーは次のセッションの前に，セルフヘルプ課題を完成させるようあなたに求めることがあります。

課 題	割り当てられた課題に○を入れます	実施済みの課題に○を入れます
1. ステップ1の評価用紙を完成させてください。次のセッションであなたの肯定的反応と否定的反応を議論する準備をしてください。		
2. 3つの気分測定テストをもう一度完成させてください。3つのテストは，次のステップの冒頭にあります。		
3. 次のステップを読んで，できるだけ多くの筆記練習を行ってください。		
4. 次のセッションには，あなた用に本書をもってきてください。		
5. 次のセッションには，すべての筆記宿題をもってきてください。		
6. 読書療法（読書課題はありましたか？）		
7. ＊		
8.		
9.		
10.		

＊追加の課題があれば以下のスペースに記入してください。

〈ステップ１のための補足読書〉

1. 『フィーリング Good ハンドブック』の第1章すべてを読んでください（428頁の参考資料参照）。
2. 『フィーリング Good ハンドブック』の第1章にある「自分に気づく練習」を注意深く読んでください。

ステップ2

あなたの気分は考え方次第

> **ステップ2の目標**
>
> このステップでは，あなたの人生を変えるかもしれない簡単で革命的な考えのいくつかを学びます。
> 1. あなたの気分は考え方次第です。憂うつ，不安，そして怒りなどの否定的感情は，実際に起こったいやなできごとが原因で生じるものではなく，こうしたできごとに対する考え方から生じることをあなたは発見します。
> 2. いやな気分のほとんどは，不合理な思考（歪んだ考え方）から生じます。
> 3. あなたは気分を変えることができるのです！

気分の測定

あなたはすでにステップ1の冒頭で，3つの気分測定テストを行いました。あなたの進歩を記録するために，このステップの冒頭でも3つのテストを完成させてください。わからないことがあれば，ステップ1の2～14頁にある，これらテストの記入方法を参照してください。

バーンズうつ状態チェックリスト*

過去1週間に，各項目に記述した種類の感情がどの程度あなたを悩ませたかについて，もっとも当てはまるレベルのものを右から選び○をつけてください。

	0 全くない	1 少々ある	2 かなりある	3 大いにある
1. 悲しみ：悲しい気持ちになりましたか？ 悲しみのあまり，人生への興味を失ったことはありましたか？				
2. 落胆：将来は絶望的に見えますか？				
3. 低い自尊感情：自分は価値がないと感じましたか？ 自分が失敗者だと考えることはありましたか？				
4. 劣等感：自分がダメだとか，他人よりも劣っていると感じますか？				
5. 罪悪感：自分に批判的になりましたか？ あらゆることは自分のせいだと自分を責めたりしましたか？				
6. 優柔不断：何かについて決意するのに問題がありましたか？				
7. 怒りと欲求不満：期間内の多くの時間にわたって怒りや欲求不満を感じましたか？				
8. 人生への関心の喪失：仕事や趣味，家族，あるいは友人への関心を失いましたか？				

＊ Copyright © 1984 by David D. Burns, M. D., from *Ten Days to Self-esteem*, copyright © 1993.

バーンズうつ状態チェックリスト（続き）*

	0 全くない	1 少々ある	2 かなりある	3 大いにある
9. やる気の喪失：打ちのめされた気持ちになって，物事を自分から進んで行おうという気持ちになれないと感じますか？				
10. 貧弱な自己イメージ：自分が年老いたと思いますか？　魅力がないと思いますか？				
11. 食欲の変化：食欲を失いましたか？　あるいは，強迫観念にかられて，食べすぎたり，飲みすぎたりしましたか？				
12. 睡眠の変化：不眠症になったり，夜よく眠れなかったりしますか？　過度に疲れたり，寝すぎたりしますか？				
13. 性欲の喪失：セックスへの関心を失いましたか？				
14. 心気症：自分の健康についてかなり心配していますか？				
15. 自殺への衝動*：人生は生きるに値しないと考えますか？　死んだ方がよりましと考えますか？				
1～15項目の点数を合計して，ここに記録してください　→				

※自殺への衝動がある人はメンタルヘルスの専門家にすぐに相談してください

バーンズ不安調査表*

　過去1週間に，各項目に記述した種類の感情がどの程度あなたを悩ませたかについて，もっとも当てはまるレベルのものを右から選び○をつけてください。

カテゴリー1：不安な気持ち	0 全くない	1 少々ある	2 かなりある	3 大いにある
1. 不安，緊張，心配，恐怖				
2. 自分の周りの物事が奇妙に感じる，非現実的に感じる，もやもやした感じがする				
3. 自分の体の全部または一部から遊離したような感じ				
4. 突然の予期しないパニックの感覚				
5. 将来に対する不安や終末が差し迫っているという感覚				
6. 緊張やストレス，いらだちを感じたり，何かいやなことが起こりそうで不安になる感じ				
カテゴリー2：不安な思考	0 全くない	1 少々ある	2 かなりある	3 大いにある
7. 集中することの困難さ				
8. 思考が空回りする，思考が次から次へと飛び移って行く				
9. 恐ろしくなるような幻想，または，白昼夢				

＊ Copyright © 1984 by David D. Burns, M. D., from *Ten Days to Self-esteem*, copyright © 1993.

バーンズ不安調査表 (続き) *

10. 自分へのコントロールを失いそうになると感じること				
11. 自分が気違いみたいなことをしたり，頭がおかしくなるのではないかという恐怖				
12. 意識を失うことへの恐怖				
13. 身体上の病気になること，心臓発作を起こすこと，死ぬことへの恐怖				
14. 人前で馬鹿みたいに見えること，出来が悪そうに見えることへの心配				
15. 1人になること，孤独になること，見捨てられることへの恐怖				
16. 批判されること，承認されないことへの恐怖				
17. 何かひどいことが起きるのではないかという恐怖				
カテゴリー3：身体的症状	0 全くない	1 少々ある	2 かなりある	3 大いにある
18. 心臓がどきどき鳴る，鼓動が早くなる（しばしば「動悸」と呼ばれる）				
19. 胸が痛む，圧迫される，締めつけられる感じ				

バーンズ不安調査表（続き）*

20. かかとや指がひりひり痛む，しびれる				
21. 胃がきりきり痛む，不快な感じになる				
22. 便秘，下痢				
23. 落ちついていられない，びくびくした感じがする				
24. 筋肉のこわばり，つっぱり				
25. 熱によるものではない汗				
26. のどに圧迫感を感じる				
27. 震え				
28. 足元がふらつく				
29. めまいがする，ふらふらする，バランスがとれなくなる				
30. 息が詰まる，窒息するという感覚，呼吸困難				
31. 頭痛，首や背中の痛み				
32. ほてり，寒気				
33. 疲れる，衰弱する，簡単に疲労するという感じ				
1〜33項目の点数を合計して，ここに記録してください →				

関係満足度評価[*]

あなたのもっとも親しい関係において感じている満足度について，もっとも当てはまるレベルのものを右から選び○をつけてください。

	0 とても 不満足	1 ある程度 不満足	2 やや 不満足	3 普通	4 やや 満足	5 ある程度 満足	6 とても 満足
1. コミュニケーションと率直さ							
2. 衝突や論争の解決							
3. 愛着と気づかいのレベル							
4. 親密さと親近感							
5. その人との関係における自分の役割に対する満足度							
6. 相手の役割に対する満足度							
7. その人との関係についての全体的満足度							
1〜7項目の点数を合計して，ここに記録してください →							

注記：関係満足度評価は，あなたの夫婦関係やもっとも親しい関係の満足度を測定するためのテストですが，友人，家族あるいは同僚との関係の評価にも使うことができます。もし，現時点で親しい関係がない場合，一般的な他者との関係を考えながら，評価点を記入してください。

[*] Copyright © 1983 by David D. Burns, M. D., from *Ten Days to Self-esteem*, copyright © 1993.

アイデア その1：あなたの気分は考え方次第

　気分が動揺するとき，あなたはおそらくそれまでに起きた何か良くないことを考えるのではないでしょうか。仕事を失った，愛する人から批判され，拒絶された，あるいは感情障害で入院しなければならなくなった，などの理由から，怒ったり落胆したかもしれません。悪いことが起きたときには，人は自然と不幸せな気分になるものです。

　あなたをいやな気分にさせるものは何ですか？　悲しさ，落胆，心配，あるいは怒りなどを感じたときのことを，心に思い浮かべてください。最近のことでも，いままでの人生のいかなる時点のことでもかまいません。何が起こったかを，ここに書いてください。具体的にお願いします。そのとき，あなたは誰と一緒でしたか？　何が起きたのですか？いつのことですか？　場所はどこでしたか？

_____

_____

_____

_____

　次に，あなたがどう感じたかを表現してください。書くことが得意ではない読者がいるかもしれませんが，実際にはとても簡単です。40頁の気分のことば表を使えば，少しはっきりするかもしれません。この表は，否定的感情の大分類を左側に列記してあります。該当する感情の右側の欄から，いやな気分をもっとも良く表す単語を選んでください。以下に，あなたのいやな気分をいくつか書き出してください。

1. _____

_____

2. _____
   _____

3. _____
   _____

4. _____
   _____

　何が原因でいやな気分になったのか，あなたにはわかりますか？　科学者や哲学者は，何世紀もこの問題を考えてきました。ある人たちは，いやな気分はホルモンまたは生体の化学反応の結果と考えています。身体疾患，ホルモンの障害，化学的不均衡，アレルギー，またはビタミン欠乏などによって気分が憂うつになったり，いら立ったりする，と彼らは考えているようです。

　確かにこの考え方には，ある程度の真実が含まれています。リチウムや抗うつ薬などの治療薬は，特定の種類の感情障害にはとても有用です。このことは，脳内の化学状態が，思考，感情そして行動の重要な役割を担うことを示しています。

　また，他の人たちは，愛する人からひどい仕打ちを受けたり，友人や同僚から裏切られたなど，彼らの身に起きた悪いことが，動揺の原因と考えています。児童虐待や家庭内暴力などの報道は，こうした悲劇的問題が，かつて考えられていた以上に頻繁に起きている可能性を示すものです。信頼をよせていた人があなたをだましたとき，精神的苦痛や怒りを感じるのは当然のことです。楽観的感情や自尊心を回復するのは，非常にむずかしいこともあるでしょう。これに似たことを，あなたは経験したことがありますか？　あなたはいままでに友人に裏切られたり，他人からひどい扱いを受けたことがありますか？

〈気分のことば表〉

気　分	この気分を表すことば		
怒　り	激怒する 憤慨する 逆上する	あたまにくる いらだつ 怒り狂う	むかつく 激高する 憤激する
不　安	心配 自制心を失う びくびくする	気がかり ぞっとする 危惧する	恐ろしい 怯える 落ち着かない
当惑する	おろかしい	自意識過剰	あわてる
やましい	恥ずかしく思う	責任がある	悪い
望みのない	落胆した	悲観的な	見込みのない
寂しい	見捨てられた	ひとりぼっちの	拒絶された
悲しい	がっかりする 憂うつ	落ち込む 落胆	不幸せ 傷つく
ストレスを感じる	圧倒される せっぱ詰まる	燃え尽きる 働きすぎ	張りつめた 神経質な

　また，もう１つ違う理由から憂うつになると考える人たちもいます。その人たちは，自分が不完全で他人よりも劣っていると感じ，深いところで自分に欠点があると思い込んでいます。自信がなく，魅力がなく，美しくなく，頭がよくないために，幸せで価値ある人間になれない，と自分に言いきかせているのです。その人たちが比較する相手は，自分よりも自信があり，出世していると思われる人々です。そして，「私はあんなふうにはなれない。どうしたら幸せになれるのだろう？　私は二流人間だ。いつも負けてばかりいる人間だ」と決め込んでしまいます。あなたはいままでにこんなふうに考えたことはありますか？　あなたに少し

似ていませんか？

　そして，職業や人間関係の問題から憂うつになる人々がいます。私たちの多くは，仕事や学校での成功，良好な対人関係を自尊感情の基礎においています。それだからこそ，仕事を失ったり，愛する人から拒絶されたりしたときに，私たちは途方に暮れてしまうのです。あなたに，こんな経験はありませんか？

　以上に挙げた考えのすべてには，ある程度の真実が含まれています。あなたの気分は，生体の化学反応をはじめ，良いできごとや悪いできごとに影響を受けることは確かです。しかしこれらの仮説には，ある大きな欠点があります。それは，コントロールできない状況の犠牲者にあなたを追いやる傾向がある，ということです。生体の化学反応を変えるには薬の服用が必要ですし，世界を変えることはできないし，悪いできごとを防ぐことはできないこともあるからです。有名で成功した人も含め，私たちのほとんどは，生きている限り，悲劇や失望から逃れることはできません。

　このステップでは，あなたの気分をより幅広くコントロールできるようにする，簡単で革新的な考えを学びます。この考えは，新しいものではありません。その起源は，ギリシャの哲学者エピクテトスにさかのぼります。彼は，「私たちをかき乱すのは，事物そのものではなく，事物に対する私たちの見方である」と言いました。これは，実際のできごとではなく，私たちの思考が，気分を作りだすことを意味します。つまり，実際には悪いできごとが私たちを動揺させる原因ではなく，こうしたできごとに対してもつ考えが，私たちを動揺させるのです。

憂うつ，不安，そして怒りの気分を変えることができる人は，この世の中でただ1人──それはあなたです！　この発想があなたの人生を変えるのです。

　拒絶され，あるいは仕事を失ったとき，あなたは，悲しい気分になり，自分に批判的になります。なぜなら，「私はだめな人間だ。自分にどこ

か悪い部分があるに違いない」と自分に言うためです。そしてまた,「人生は不公平だ。どうして私にばかりこんなことが起きるのか」と自分に言うために,怒りと欲求不満を感じます。こうした否定的思考はとても自然なことであり,私たちは皆こんなふうに考えることがあります。こうした思考を変える方法を学べば,感じ方を変えることが可能になるのです。

　タイロンを例にとって,検討してみましょう。彼は勤めていた会社の業績が不振なため,何人かの仲間とともに解雇されました。彼は,落ち込み,心配し,怒りを感じ,罪悪感をもちました。あなたは,彼の否定的思考が何だと思いますか？ あなたがタイロンだったら,どう考えますか？ 43頁には,棒線画の吹きだしに彼の否定的思考があります。

　この棒線画は,あなたを動揺させるいやな考えの特定に役立ちます。あなたが本当にいやな気分を感じたときのことを考えてください。38頁にあなたが書き出した,いやな気分の原因となったできごとを,ここで使ってみましょう。「私が動揺を感じたとき,何を考えていただろう？ 私が悲しい気分（または怒りや心配）を感じたときに,自分にどんな言葉を言い聞かせていただろう？」と,自分に問いかけてみてください。あなたの否定的思考を44頁の棒線画の吹きだしに記入してください。

　ここで平凡な例をとってみましょう。あなたがインフルエンザにかかったとします。あなたは怒りを感じて,「なんて不公平なんだ！ こんなばかげたことにわずらわされるには,私は忙しすぎる。大切な締め切りがあるときに限って,どうしていつもこんなことが起きるのだろう？」と自分に言うかもしれません。対照的に,「いままで働きすぎていたんだ。おかげでベッドの中でゆっくりくだらない小説を読んだり,2,3日勝手気ままに過ごす良い言い訳ができた。世の中が終わりになるわけでもない」と考えれば,救われた気分になるかもしれません。いずれの考え方でも,実際に起こっているできごとは同じです。しかし,それに対する考え方の違いで,感じ方も違ってくるのです。

　この基本的考えの重要性は,いくら強調しても強調しすぎることはありません。しかし,私がこう言っても,あなたはまだ完全には納得していないことも私にはわかっています。自分がどう考えようが,他人やひ

ステップ2　あなたの気分は考え方次第　43

> 私はいつも負けてばかりいる人間だ。もう次の仕事は見つからないだろう。私は家族をがっかりさせるだろう。

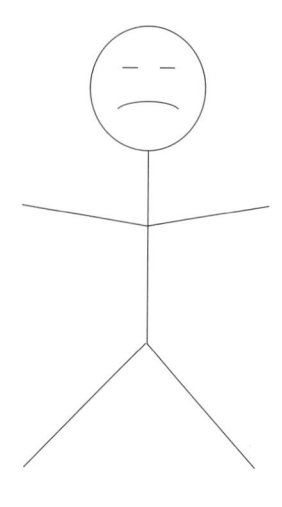

棒線画技法：動揺を感じたときには，不幸せな人の絵（棒線画）を描き，吹きだしにあなたの否定的思考を書き入れて下さい。この吹きだしが，この人が不幸な原因を示しています。

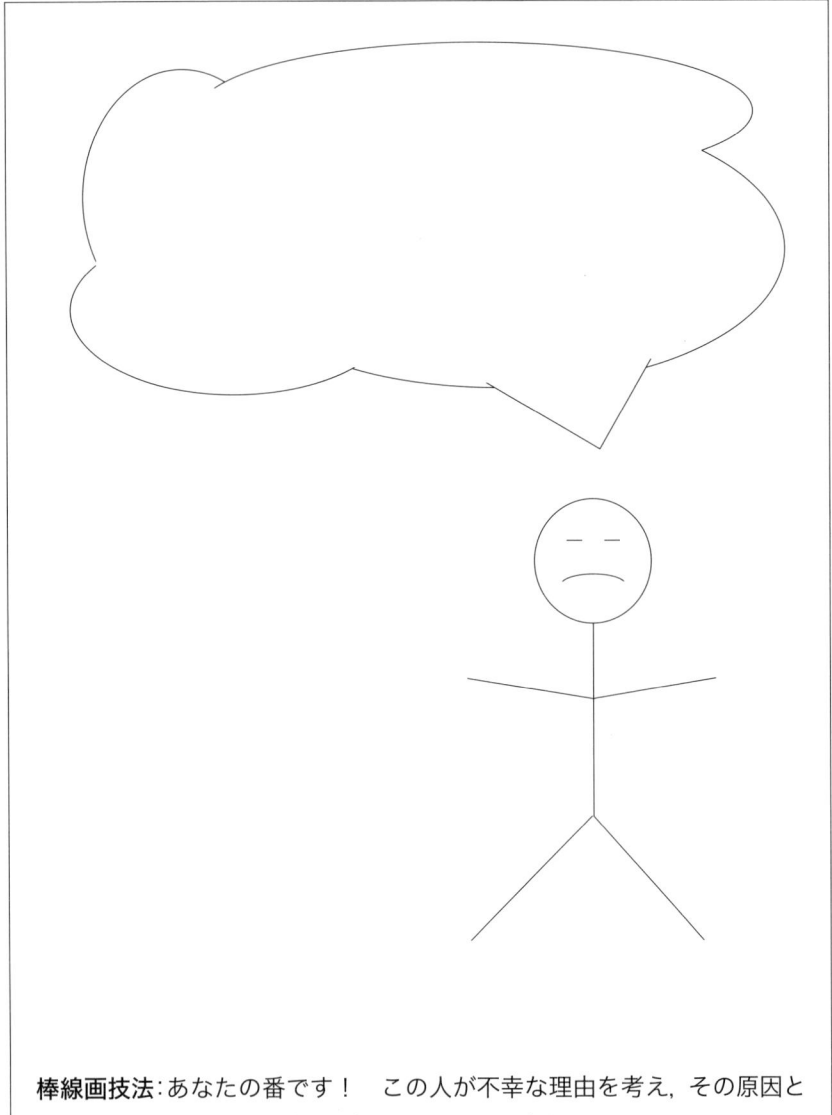

棒線画技法：あなたの番です！　この人が不幸な理由を考え，その原因となる否定的思考を吹きだしの中に記入してください。

どい状況が自分を動揺させるのだといまだに思うかもしれません。あなたの意見は，とてもよく理解できます。

　そこで，私からあなたに1つ質問があります。あなたは，いま，この文章を読みながら，どのように感じていますか？　疑う気持ちでしょうか？　もしそうならば，私の議論には納得できない，とあなたは自分に言っているのではないでしょうか。

　あなたは，怒りを感じていますか？　もしそうなら，バーンズという医師は，過度に単純な本を書いて私腹を肥やしていると自分に言っているかもしれません。あなたは，悲しさを感じて落胆していますか？　もしそうなら，こうした技法では助けにならないと考えている可能性があります。あなたはいま，興奮と希望を感じていますか？　もしそうなら，この本は非常におもしろくて，おそらく助けになると自分に言いきかせているのでしょう。

　すべての読者が，この頁のまったく同じ文章を読んでいます。それなのに，それぞれの読者は，私の伝えたいことに違った感じをもつのです。それはなぜでしょうか？　同一の書き言葉が，10人それぞれに10のことなる感情を引き起こすことは不可能です！　頁に書かれた言葉が，あなたの感情をつくり出さないのであれば，あなたが自分の感情をつくり出しているに違いありません。私の言いたいことがおわかりでしょうか？　外的なできごとではなく，あなたの思考が気分をつくり出しているのです。

　47頁にある，あなたの思考とあなたの感情という表を見てください。左のコラムに感情の種類がいくつかならんでいます。中央のコラムに，それぞれの種類の感情を引き起こすと思われるできごとを書いてください。それから，右側のコラムに，それぞれの感情に関連する思考を書いてください。

　表の最上段の感情は，悲しさと憂うつです。あなたが悲しく憂うつな気分になったときのことを思い出すことができますか？　そのとき何が起こったのでしょうか？　あなたは何を考えていましたか？　47頁の表では，練習の最初の部分をあなたに代わって私が完成させました。悲しさと憂うつを感じるときは，おそらく失った何かについて考えていた

のではないでしょうか。通常は，死や離婚などによって大切な関係が断たれるなど，あなたの自尊感情や幸せにとって重要なものを失ったことが考えられます。

　表のブランクになっている部分は，あなたが埋めてください。この練習を行うときは，それぞれの感情を過去に経験したときのことを思い出すと，楽に完成させることができるでしょう。あなたが怒ったときのことを思い出してください。できますか？　そのとき，何を考えていましたか？　心配と恐怖を感じたときのことを思い出してください。そのときあなたは何を考えていましたか？　罪の意識と恥ずかしさを感じたときのことを思い出してください。そのときあなたは何を考えていましたか？

　全部記入し終わったら，私が完成させた62頁にある回答例と比較してください。回答例を見るのは，あなたができるだけ多く答え終わってからにしてください！

あなたの思考とあなたの感情

感　情	この感情を引き起こすできごとは？	この感情につながる思考は？
悲しさ，憂うつ	喪失を伴うできごと：失恋，愛する人の死，仕事上または金銭上の問題，歳をとること，健康問題，個人的目標を達成できないこと。	あるものを失ったり，愛していた人がいなくなったら自分は決して幸せになれないとあなたは自分に言っているのかもしれません。自分が劣る存在，愛されない存在と自分に言っているために，自尊感情の喪失を感じているのかもしれません。
罪悪感，恥辱感		
欲求不満（フラストレーション）		
怒り		
不安，心配，恐怖，パニック		
寂しさ		
絶望感，落胆		

アイデア その2：ほとんどのいやな気分は不合理な思考（「歪んだ思考」）が原因

　ここまでに，あなたの思考だけがあなたを動揺させること，そして特定の種類の思考が特定の種類の気分をつくり出すことを学びました。
　ここで，非常に興味深く，大きな議論を呼んでいる，もう1つの考えを紹介します。あなたが動揺を感じるとき，あなたをいやな気分にさせる思考は，それがまるで自分の手の皮膚のように真実に思えることがあっても，不合理で歪んでいることが多い，という考えです。つまり，自分が気づかなくても，いやな気分のときは，ほとんど常に何かの思い違いをしているということです。それは，まるで世界が歪んで見えるメガネをかけるような，あるいは遊園地で，実際よりも自分がずんぐり太って見えたり，痩せて見えたりする鏡を見るようなものなのです。

もう一度繰り返します。憂うつ，不安，罪悪感，落胆，欲求不満，怒りなどのいやな気分は，歪んだ思考が原因となることが多いのです。これらの歪んだ思考が偽物であることを証明すれば，あなたの感じ方を変えることができます。

　50頁にある表には，ほとんどのいやな気分につながる，10の歪んだ思考パターンをリストアップしました。いますぐこの表を読んでください。あなたがこうした歪みにとらわれたときのことを思い出せますか？　あなたが動揺したときのことを思い出すか，44頁の棒線画の吹きだしに書きいれた思考をもう一度思い出してください。あなたは，全か無か思考にとらわれていませんでしたか？　レッテル貼りは？「すべき思考」はどうですか？
　ここであなたに，歪んだ思考が私たちを憂うつで不安な気分にするという考えを確かめるための練習を行ってもらいます。タイロンの例を思

い出してください。棒線画で，彼は職を失って憂うつになっていましたね？　彼の否定的思考は，「私はいつも負けてばかりいる人間だ。もう次の仕事は見つからないだろう。私は家族をがっかりさせるだろう」というものでした。私は彼の思考を，52頁にある日常気分記録表（Daily Mood Log: DML）の左コラムに記入しました。あなたはこの他にもタイロンの思考に歪みを見つけることができますか？　50頁にある，歪んだ思考リストを調べ，タイロンの否定的思考にある歪みを探してください。おそらく，彼の思考にいくつかの歪みが見つかると思います。

　日常気分記録表の記入方法を示すために，私は最初の部分を回答しました。次はあなたの番です。タイロンの2番目と3番目の思考の中にある歪みを特定してください。そして，頭の中だけでこの練習を行うのではなく，52頁にある表に，実際に書き込んでください。この練習は非常に強力ですが，その効果は紙に書いて初めて得られます。このあと，あなた自身の否定的思考と取り組むときになって，あなたはこの練習の重要性を理解するはずです。ペンと紙を使ってこの練習を行うことに，いま慣れてもらいたいのです。

　私は，タイロンの最初の思考 –「私はいつも負けてばかりいる人間だ」– を以下のように分析しました。

- 全か無か思考：彼は，自分を黒か白のいずれかと見ています。なぜなら，自分を完全な失敗者とみなしているからです。
- 一般化のしすぎ：彼は仕事を失いました。しかしそれを自己全体に一般化しています。
- 心のフィルター：彼はこのいやなできごとにこだわっています。まるでビーカーの中の水に一滴のインクがひろがって変色するように，それが人生観全体に影響を与えるのを許しているのです。
- マイナス化思考：彼は，自分がもつ多くのすぐれた資質を見のがしています。
- 拡大解釈または過小評価：彼は，否定的できごとを不釣合いに拡大視しています。
- 感情的決めつけ：タイロンは，感情でものごとを決めつけています。

歪んだ思考リスト＊

1. 全か無か思考：黒か白かという絶対的な二分法で物事を見ている。
2. 一般化のしすぎ：1つの否定的なできごとを，決して終わることのない失敗の連続を示すものとして捉えてしまう。
3. 心のフィルター：マイナスのことばかりくよくよと考えて，プラスのことを無視してしまう。
4. マイナス化思考：自分の達成したことやプラスの資質が，大したことはないとかたくなに主張する。
5. 結論の飛躍：明確な証拠が全くないのに物事を否定的にとらえる。
   ①心の読みすぎ：人々が自分に対して否定的に接していると思い込む。
   ②先読みの誤り：物事が悪い方向に向かうと恣意的に予測する。
6. 拡大解釈または過小評価：度を越えて物事を誇張する。あるいはその重要性を不適切に縮小する。
7. 感情的決めつけ：自分の感じ方から推論する。例えば「私は自分がダメ人間だと感じる。だから本当にダメ人間なのだ」と考えてしまう。
8. 「すべき」思考：「すべき」「すべきではない」という言葉で自分や他の人々を批判する。「しなければならない」という言葉を使うときも同様。
9. レッテル貼り：「私は間違ったことをした」と言う代わりに，「私は失敗者だ（バカだ，負け犬だ）」と言う。
10. 責任の押しつけ：自分が完全な責任を負っていないことに対して，自分を責める。あるいは，自分の態度や行動が問題の一因であることを見落として，他の人々を責める。

＊ Copyright © 1980 by David D. Burns, M. D. Adapted from *Feeling Good; The New Mood Therapy* (New York: William Morrow & Company, 1980; Avon, 1992)

　　彼は，自分が「いつも負けてばかりいる人間だ」と感じただけで，実際に自分がそうだと思い込んでいるのです。
● 「すべき」思考：彼には，常に自分は成功すべきであって，決して失敗してはならないという思い込みがあるのかもしれません。また，

良い人間が努力をすれば，必ず人生はうまく行くと思い込んでいる可能性もあります。
- レッテル貼り：彼は自分に「いつも負けてばかりいる人間」というレッテルを貼り，状況から学ぼうとせず，新たな仕事を見つける最良の方法を考えようともしません。
- 責任の押しつけ：彼は解雇された責任を，無意識に自分に押しつけています。実際は，不景気によって，勤めていた工場の多くの社員が解雇されたのです。タイロンの勤務成績は，優れたものでした。

タイロンの2番目と3番目の思考にある歪みを特定したら，あなた自身の否定的思考に取り組んでください。44頁の棒線画の吹きだしにあなたが書き出した，思考について考えましょう。50頁の歪んだ思考リストを参考に，そこになんらかの歪みを特定できるか試してください。できるだけ多くの歪みを下の欄に記入してください。

1. _____
2. _____
3. _____
4. _____
5. _____
6. _____
7. _____
8. _____
9. _____
10. _____

日常気分記録表

否定的思考 あなたを動揺させる思考を書いてください	歪　み 50頁の歪んだ思考リストを参考に書いてください	合理的思考 よりポジティブで現実的な思考に置き換えたものを書いてください
1. 私はいつも負けてばかりいる人間だ。	1. 全か無か思考，一般化のしすぎ，心のフィルター，マイナス化思考，拡大解釈または過小評価，感情的決めつけ，「すべき」思考，レッテル貼り，責任の押しつけ	1.
2. もう次の仕事は見つからないだろう。	2.	2.
3. 私は家族をがっかりさせるだろう。	3.	3.

アイデア その3：あなたは感じ方を変えることができます

　さて，私たちにとって重要なときがやってきました。これらのアイデアをどのように用いれば，あなたの気分を良くすることができるのでしょうか？　最後に登場するもっとも重要なアイデアは，不合理で自己批判的思考を変えることで，あなたは感じ方を変えることができる，というものです。この考え方を使って，タイロンを助けてみましょう。他の人々の考えを変える練習を重ねることで，あなたの否定的思考と感じ方に取り組み始めることができるようになります。自分自身の思考を変えることのほうが，思考が真実らしく見えるために，少しむずかしいのです。まず，多少の練習が必要です。

　では，かわいそうなタイロンを私たちがどうやって救うことができるか，考えてみましょう。彼の立場になって考えてみてください。自分が失職したと想像します。あなたは，「私はいつも負けてばかりいる人間だ」と考えています。この否定的思考の代わりに，何を自分に言い聞かせることができますか？　この代わりになる，よりポジティブで現実的な思考を何か考え出すことはできますか？

　52頁にある日常気分記録表の右側のコラムに，合理的思考を書いてください。合理的思考には，以下の特徴がなければなりません。

- ポジティブ（前向きで肯定的）でなければならない
- 絶対的に妥当であり，現実的でなければならない
- 否定的思考の偽りを証明できなければならない

　できるだけ多くのポジティブで現実的な思考を右側のコラムにいますぐ記入してください。

　終わりましたか？　まだですか？　いまあなたは，頭の中で考えただけと言いましたか？　では，今からちょっと打ち解けた話をしましょう。できるだけ穏やかに私からの提案を伝えます。

> ペンか鉛筆をとっていますぐ筆記練習をやりなさい！　これは非常に重要です。人生を変えたいと思うんでしょう？　それならセルフヘルプ課題をやらなければならないんです！

　右側のコラムに書き入れる合理的思考には，以下のようなものが考えられます。「私は失職した1人の人間だ。最近は多くの人々が私と同じ苦しい状態におかれている。私は仕事を失った。それは苦痛だが，そのことで私がいつも負けてばかりいる人間というものでもない。仲の良い友人も何人か失職したが，彼らはいつも負けてばかりいる人間ではない」。
　次に，「もう次の仕事は見つからないだろう」と「私は家族をがっかりさせるだろう」というタイロンの他の思考についても，同様に合理的思考を考えてください。中央のコラムの，歪みの特定を最初に行うことを忘れないでください。それから右側のコラムに，よりポジティブで現実的な，代わりになる思考を書き入れます。
　すべてを完成させたら，43頁の棒線画に大きくバツ印をつけます。これは，いやな思考と気分を追い払った印です！
　次に55頁の新しい棒線画を完成させます。笑顔の棒線画の上部にある吹きだしの中に，日常気分記録表から合理的思考を書き写します。これは，笑顔のタイロンが今どう考え感じているかを示しています。
　ここで，もしかしたらあるかもしれない誤解を解きたいと思います。仕事が必要なのに解雇されるなどの良くないことが起こった場合には，がっかりするのは自然なことです。タイロンが悲しい気分になっても，誰も彼を責めることはできません。しかし，彼が自分を，二度と仕事が見つからない負け続け人間と呼ぶことが，行き過ぎなのです。このように誇張された考えによって，問題は2倍に大きくなります。そうなると，問題の解決に2倍のお金を払わなければなりません。彼は仕事を失っただけでなく，自尊感情も失ってしまったのです。
　この練習の目的は，解雇されたからといって，タイロンを幸せな気分

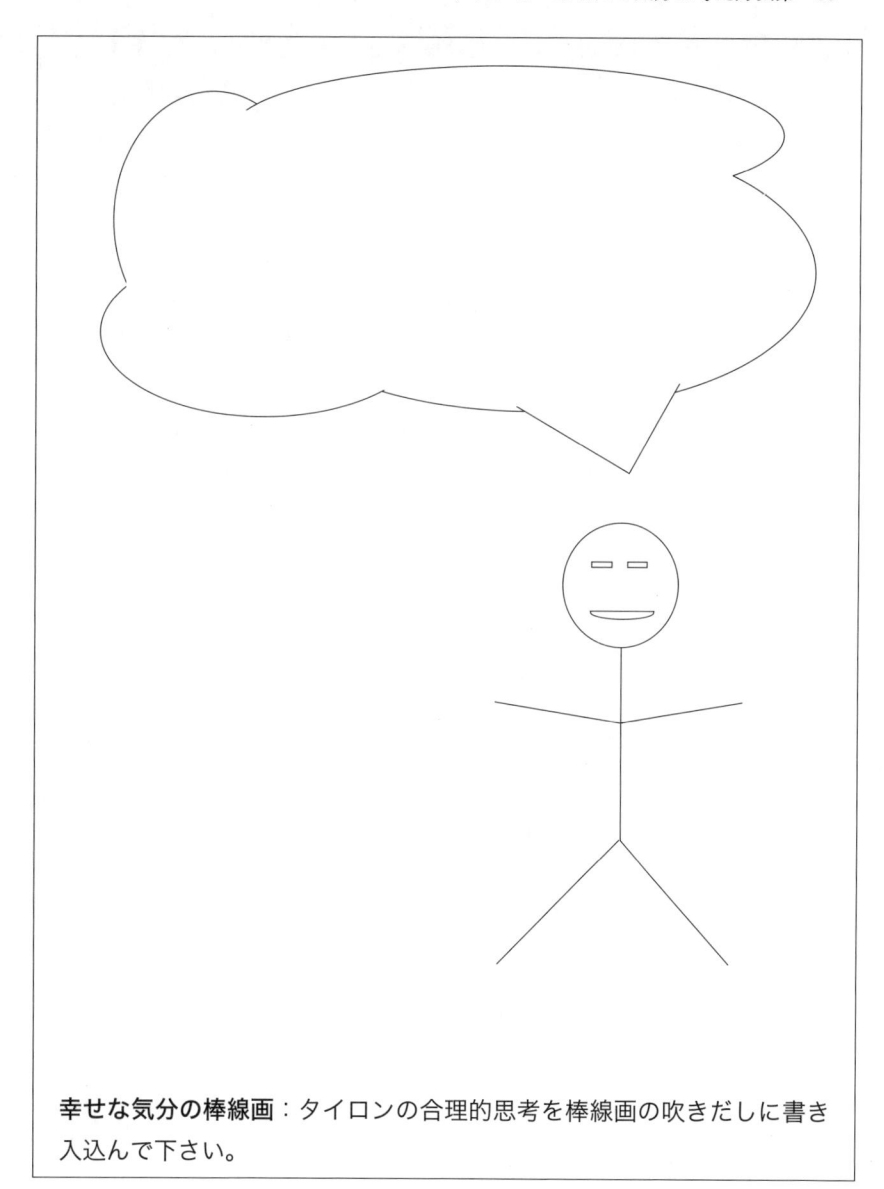

幸せな気分の棒線画：タイロンの合理的思考を棒線画の吹きだしに書き入込んで下さい。

にして喜ばせることにあるのではありません。それは，ばかげたことです。いつも幸せな気分でいる人間など，どこにもいません。私たちの目

的は，タイロンが自分の置かれた状況をより現実的に考え，自尊心を
もって次の仕事を探してほしい点にあるのです。これは，合理的な考え
ではないでしょうか？

思考の歪みを見つける練習　その1

　ライルは，アルコール依存症と重症のうつから回復しつつある，独身
のミュージシャンです。彼は，夜になると気落ちして，孤独感から，ア
ルコホーリクス・アノニマス（AA）のミーティングへ行く代わりに，
アルコールをひどく欲しくなることがあります。彼は自尊感情トレーニ
ング・グループの宿題で，日常気分記録表に否定的な感情や思考を記入
しました。彼はまず，状況の簡単な説明から記述しました。

　ステップ1：あなたを動揺させるできごとを記述してください。
　月曜日の夜，私は1人で家にいて，何もすることがない。のどから手
がでるほど飲みたい。

　ステップ2：否定的感情を記入してください。
　このステップでは，あなたの否定的感情をいくつか特定し，それぞれ
の強さを0％（最小）から100％（最大）までの点数で表します。悲しい，
不安，怒り，罪悪感，孤独感，絶望感，欲求不満（フラストレーション），
劣等感などの言葉を使い記入します。ライルは自分の否定的感情を以下
のように表しました。

感　情	点　数 (0〜100%)	感　情	点　数 (0〜100%)
1. 自分がダメだという感じ	50%	4. 怒り	60%
2. 欲求不満	50%	5. 悲しさ	75%
3. 恐れ	50%	6. がっかりした	90%

ステップ３：　**否定的思考を記入してください。**ライルは，57頁にあるような否定的思考を，0％から100％の評価点をつけて記入しました。彼がそれぞれの思考をどれだけ強く信じているか，つけた点数に注意してください。彼のあげた否定的思考から，１つあるいは２つ選び，50頁の歪んだ思考リストを参考に，歪みを特定してください。

ライルの日常気分記録表

否定的思考 あなたを動揺させる思考を記入し，それを信じる度合いを０％〜100％で評価します	歪　み 50頁の歪んだ思考リストを参考に書いてください
1. 去年よりも求職の選択肢は少ないだろう。　70％	
2. 新車を買えるだけの金をかせぐことはもう二度とないだろう。70％	
3. 時間がむなしく過ぎてゆき，私は年老いてゆく。　50％	
4. 私はダメな人間だ。　60％	
5. 私は自分にふさわしい人生をおくっていない。　70％	
6. 自分が欲しいものを手に入れない限り人生は楽しくならない。70％	

思考の歪みを見つける練習　その２

　この練習は，規則正しくステップ・バイ・ステップで行うことが大切です。もし，自分の個人的問題を練習課題にとりあげることに抵抗がある場合は，頻繁に動揺する自分以外の友人や家族を想定して，彼らの問題として練習することもできます。

　ステップ１：あなたを動揺させるできごとを記述してください。
　あなたのいままでの人生で，動揺を感じたどんなできごとでもかまいません。そのできごとを思い出してください。最近起こったことでも，ずっと昔のことでも良いのです。それは，デートを断られたときのことであったり，息子や娘が夜遅くまで友だちと外出しているのを心配したときのようなどちらかといえば些細なことであったり，また，年老いた両親が施設介護を必要なことがわかったときのように，大きなできごとかもしれません。何が，いつ起きたのか，あなたはどこにいて誰と一緒だったのかなど，できるだけ具体的に書いてください。

_____

_____

_____

_____

_____

_____

_____

ステップ２：否定的感情を記入してください。

　そして，それぞれの強さを0％（最小）から100％（最大）までの点数で表します。悲しい，怒り，不安，罪悪感，欲求不満，落胆，自分は失格，などの言葉を使います。

感　情	点　数 (0〜100%)	感　情	点　数 (0〜100%)
1.		4.	
2.		5.	
3.		6.	

ステップ３：　否定的思考を記入してください。

　60頁にある日常気分記録表の左側に，否定的思考を記入します。「動揺を感じたときに私は何を考えていただろう？　何を自分に言い聞かせていただろう？」と，自問してください。あなたは，「人間関係ではいつも失敗ばかりしている」あるいは「息子は交通事故にあったに違いない」と考えていたかもしれません。それぞれの否定的思考が，最初に頭に浮かんだときの思い込みの強さを，0％（全くない）から100％（完全に）で評価し，57頁の例のように各項目の末尾に書き込んでください。次に，50頁の歪んだ思考リストを参考に，歪みを特定してください。

　これから以降の数セッションで，あなたは感じ方を変えるのに役立つ数多くの技法について学びます。

否定的思考	歪み
あなたを動揺させる思考を記入し，それを信じる度合いを0%〜100%で評価します	50頁の歪んだ思考リストを参考に書いてください

ステップ2のまとめ

気分が良くなるまでのステップ

1. あなたが動揺を感じたとき，何が起こったのかを簡単に記述します。
2. そのできごとに関するいやな気分を特定します。40頁の気分のことば表を参考にしてください。
3. 3コラム技法を使います。
   - あなた自身についていやな気分にさせる否定的思考を書き出します。
   - 50頁の歪んだ思考リストを参考に，否定的思考の中から歪みを見つけ出します。
   - あなたの気分を良くする，よりポジティブで現実的な思考を記入します。

すべて終了したら，大仕事を完成させたあなた自身をほめてあげましょう！

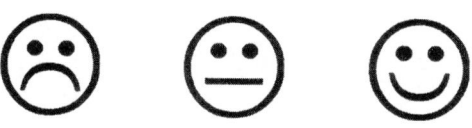

〈47頁「練習」の回答〉

あなたの思考とあなたの感情

感 情	この感情を引き起こすできごとは？	この感情につながる思考は？
悲しさ，憂うつ	喪失を伴うできごと：失恋，愛する人の死，仕事上または金銭上の問題，歳をとること，健康問題，個人的目標に到達できないこと。	あるものを失ったり，愛していた人がいなくなったら自分は決して幸せになれないとあなたは自分に言っているのかもしれません。自分が劣る存在，愛されない存在と自分に言っているために，自尊感情の喪失を感じているのかもしれません。
罪悪感，恥辱感	誰かの感情を傷つけてしまった，あるいは自分自身の基準や道徳基準を満足していないと思い込んでいるときです。	あなたが罪悪感を感じるときは，自分を悪者と判断し「私の責任だ。あんなことをすべきじゃなかった」とレッテル貼りをしています。恥辱感をもつのは，他者があなたの本当の姿を見て判断することをあなたは心配しているのです。自分に問題があることを隠さなければならないと感じているのです。

あなたの思考とあなたの感情（続き）

感　情	この感情を引き起こすできごとは？	この感情につながる思考は？
欲求不満（フラストレーション）	あなたが予期していたとおりに物事がうまく行かないときです。電車が遅れている、ダイエットの効果がない、友だちが約束を守ってくれないときなどです。	あなたは、ものごとが自分の期待どおりに進むべきと言い張っているのです。
怒　り	誰かがあなたを不公平に扱ったり、虐待したり、拒絶したり、利用したりするときです。	あなたは、相手が間抜けで、こんなことはあるべきではないと確信しています。あなたは自分を無実の被害者と見ています。あなたは、相手が身勝手で、理不尽で、責任を完全に負うべきと自分に言っています。自分はもっと正当に扱われるべきと自分に言っています。
不安、心配、恐怖、パニック	あなたは、自分の健康、職業、業績、他人からどう見られているかなどを心配しているかもしれません。あなたは合理性のない恐れ、あるいは、高所、細菌、飛行機などに病的恐怖を抱いているのかもしれません。	あなたは危険が迫っていると考え、何か悪いことが起きると自分に言っています。例えば、「この胸の痛みがガンだったらどうしよう」、「大勢の人を前に話すとき、あたまが真っ白になったらどうしよう」などです。

あなたの思考とあなたの感情（続き）

感　情	この感情を引き起こすできごとは？	この感情につながる思考は？
寂しさ	あなたは，友だちがほとんどいないか，大切に思う誰かと別れたばかりです。大勢の人に囲まれていても，自分の心を開いて周囲にとけこむことが難しいと考えて，寂しさを感じることがあります。	あなたは，他人から十分な愛情と注意がむけられなければ自分は不幸せになると思いこんでいるのです。あなたは自分に何か欠陥があるか，基本的に自分は他人と「違う」と考えています。
絶望感，落胆	あなたは，うつや不安などの感情的問題，または不幸せな結婚などの対人関係問題に悩んでいます。職業上で行き詰まりを感じたり，新たな技能をマスターできずに行き詰まりを感じているかもしれません。	あなたは，物事はうまく行かないだろうと思いこんでいます。あなたは自分の問題が解決することはない，永久にみじめな思いをし続けるだろうと思い込んでいます。

ステップ2の評価

　あなたはステップ2で何を学びましたか？　ステップ2で私たちが議論したもっとも重要な考え方のいくつかを，簡単に要約してください。

1. _____

_____

2. _____
   _____

3. _____
   _____

　今日のステップであなたが困った内容，または気に障った内容はありましたか？　あなたがグループに参加している場合，リーダーや他の参加者から，何かいらだつことを言われましたか？　否定的感情をすべて書き出してください。

_____
_____
_____
_____

　今日のステップで役に立った内容，興味深く便利と思った内容について書いてください。リーダーや他の参加者から，セッション中に何か気に入ったことを言われましたか？　あなたが感じたポジティブな反応をすべて書き出してください。

_____
_____
_____
_____

ステップ3のためのセルフヘルプ課題

あなたが「もういちど自分らしさに出会うための10日間」グループに参加している場合，グループリーダーは次のセッションの前に，セルフヘルプ課題を完成させるようあなたに求めることがあります。

課　題	割り当てられた課題に○を入れます	実施済みの課題に○を入れます
1. ステップ2の評価用紙を完成させてください。次のセッションであなたの肯定的反応と否定的反応を議論する準備をしてください。		
2. 3つの気分測定テストをもう一度完成させてください。3つのテストは，次のステップの冒頭にあります。		
3. 次のステップを読んで，できるだけ多くの筆記練習を行ってください。		
4. 次のセッションには，あなた用に本書をもってきてください。		
5. 1日10分,日常気分記録表を使って練習してください（用紙は396頁にあります）。		
6. 読書療法（読書課題はありましたか？）		
7.＊		
8.		
9.		
10.		

＊追加の課題があれば以下のスペースに記入してください。

〈ステップ2のための補足読書〉

1. まだ読んでない場合は、『フィーリング Good ハンドブック』の第1章すべてを読んでください。
2. 『フィーリング Good ハンドブック』の第5章を読んでください。

ステップ3

あなたは感じ方を変えることができます

ステップ3の目標

1. このステップでは，健全な気分と不健全な気分の違いについて学びます。怒りは良いことでしょうか，悪いことでしょうか？ 健全な悲しさと病的なうつとの間には，どのような違いがあるのでしょうか？
2. あなたは，いやな気分を抜け出す方法を学びます。
3. あなたは，いやな気分にはまったらどうすれば良いかを学びます。

気分の測定

　あなたはすでにステップ1と2の冒頭で，3つの気分測定テストを行いました。あなたの進歩を記録するために，このステップの冒頭でも3つのテストを完成させてください。わからないことがあれば，ステップ1の2～14頁にある，これらテストの記入方法を参照してください。

バーンズうつ状態チェックリスト*

過去1週間に，各項目に記述した種類の感情がどの程度あなたを悩ませたかについて，もっとも当てはまるレベルのものを右から選び○をつけてください。

	0 全くない	1 少々ある	2 かなりある	3 大いにある
1. 悲しみ：悲しい気持ちになりましたか？ 悲しみのあまり，人生への興味を失ったことはありましたか？				
2. 落胆：将来は絶望的に見えますか？				
3. 低い自尊感情：自分は価値がないと感じましたか？ 自分が失敗者だと考えることはありましたか？				
4. 劣等感：自分がダメだとか，他人よりも劣っていると感じますか？				
5. 罪悪感：自分に批判的になりましたか？ あらゆることは自分のせいだと自分を責めたりしましたか？				
6. 優柔不断：何かについて決意するのに問題がありましたか？				
7. 怒りと欲求不満：期間内の多くの時間にわたって怒りや欲求不満を感じましたか？				
8. 人生への関心の喪失：仕事や趣味，家族，あるいは友人への関心を失いましたか？				

＊ Copyright © 1984 by David D. Burns, M. D., from *Ten Days to Self-esteem*, copyright © 1993.

バーンズうつ状態チェックリスト（続き）*

	0 全くない	1 少々ある	2 かなりある	3 大いにある
9. やる気の喪失：打ちのめされた気持ちになって，物事を自分から進んで行おうという気持ちになれないと感じますか？				
10. 貧弱な自己イメージ：自分が年老いたと思いますか？　魅力がないと思いますか？				
11. 食欲の変化：食欲を失いましたか？　あるいは，強迫観念にかられて，食べすぎたり，飲みすぎたりしましたか？				
12. 睡眠の変化：不眠症になったり，夜よく眠れなかったりしますか？　過度に疲れたり，寝すぎたりしますか？				
13. 性欲の喪失：セックスへの関心を失いましたか？				
14. 心気症：自分の健康についてかなり心配していますか？				
15. 自殺への衝動※：人生は生きるに値しないと考えますか？　死んだ方がよりましと考えますか？				
1〜15項目の点数を合計して，ここに記録してください　→				

※自殺への衝動がある人はメンタルヘルスの専門家にすぐに相談してください

バーンズ不安調査表*

過去1週間に，各項目に記述した種類の感情がどの程度あなたを悩ませたかについて，もっとも当てはまるレベルのものを右から選び○をつけてください。

カテゴリー1：不安な気持ち	0 全くない	1 少々ある	2 かなりある	3 大いにある
1. 不安，緊張，心配，恐怖				
2. 自分の周りの物事が奇妙に感じる，非現実的に感じる，もやもやした感じがする				
3. 自分の体の全部または一部から遊離したような感じ				
4. 突然の予期しないパニックの感覚				
5. 将来に対する不安や終末が差し迫っているという感覚				
6. 緊張やストレス，いらだちを感じたり，何かいやなことが起こりそうで不安になる感じ				
カテゴリー2：不安な思考	0 全くない	1 少々ある	2 かなりある	3 大いにある
7. 集中することの困難さ				
8. 思考が空回りする，思考が次から次へと飛び移って行く				
9. 恐ろしくなるような幻想，または，白昼夢				

* Copyright © 1984 by David D. Burns, M. D., from *Ten Days to Self-esteem*, copyright © 1993.

バーンズ不安調査表(続き)*

10. 自分へのコントロールを失いそうになると感じること				
11. 自分が気違いみたいなことをしたり,頭がおかしくなるのではないかという恐怖				
12. 意識を失うことへの恐怖				
13. 身体上の病気になること,心臓発作を起こすこと,死ぬことへの恐怖				
14. 人前で馬鹿みたいに見えること,出来が悪そうに見えることへの心配				
15. 1人になること,孤独になること,見捨てられることへの恐怖				
16. 批判されること,承認されないことへの恐怖				
17. 何かひどいことが起きるのではないかという恐怖				
カテゴリー3:身体的症状	0 全くない	1 少々ある	2 かなりある	3 大いにある
18. 心臓がどきどき鳴る,鼓動が早くなる(しばしば「動悸」と呼ばれる)				
19. 胸が痛む,圧迫される,締めつけられる感じ				

バーンズ不安調査表（続き）*

20. かかとや指がひりひり痛む，しびれる				
21. 胃がきりきり痛む，不快な感じになる				
22. 便秘，下痢				
23. 落ちついていられない，びくびくした感じがする				
24. 筋肉のこわばり，つっぱり				
25. 熱によるものではない汗				
26. のどに圧迫感を感じる				
27. 震え				
28. 足元がふらつく				
29. めまいがする，ふらふらする，バランスがとれなくなる				
30. 息が詰まる，窒息するという感覚，呼吸困難				
31. 頭痛，首や背中の痛み				
32. ほてり，寒気				
33. 疲れる，衰弱する，簡単に疲労するという感じ				
1〜33項目の点数を合計して，→ ここに記録してください				

関係満足度評価*

あなたのもっとも親しい関係において感じている満足度について，もっとも当てはまるレベルのものを右から選び○をつけてください。

	0 とても 不満足	1 ある程度 不満足	2 やや 不満足	3 普通	4 やや 満足	5 ある程度 満足	6 とても 満足
1. コミュニケーションと率直さ							
2. 衝突や論争の解決							
3. 愛着と気づかいのレベル							
4. 親密さと親近感							
5. その人との関係における自分の役割に対する満足度							
6. 相手の役割に対する満足度							
7. その人との関係についての全体的満足度							
1〜7項目の点数を合計して，ここに記録してください →							

注記：関係満足度評価は，あなたの夫婦関係やもっとも親しい関係の満足度を測定するためのテストですが，友人，家族あるいは同僚との関係の評価にも使うことができます。もし，現時点で親しい関係がない場合，一般的な他者との関係を考えながら，評価点を記入してください。

* Copyright © 1983 by David D. Burns, M. D., from *Ten Days to Self-esteem*, copyright © 1993.

健全な感情 VS 不健全な感情

　前回のセッションでは，あなたの思考と態度が，感じ方におよぼす大きな影響力について検討しました。あなたの身の上に起こったできごとよりも，ものごとに対するあなたの見方が，結果としてあなたの感情を生じさせます。この簡単な発想が，あなたの考え方と感じ方を変えるのに，役立つかもしれません。今日のステップでは，この発想を実際に活用するための，ナットやボルトの締め方を学びます。
　しかし，先に進む前に，少しおさらいをしておきましょう。否定的感情を変えなければならないのは，どのような場合でしょうか？　すべての否定的感情は，悪いものでしょうか？　否定的感情の中には，自然で健全なものはありませんか？　私たちはいつも幸せでいるように努力すべきなのでしょうか？
　私は，否定的感情には，健全なものと不健全なものがあると考えています。それぞれの否定的感情に，健全なバージョンと不健全なバージョンがあります。健全な悲しさは，病的なうつと同じではありません。健全な恐怖は，不健全な罪悪感とは異なります。健全で建設的な怒りは，不健全で破壊的な怒りとは違います。
　例えば，愛する人を亡くした場合，あなたが深く悲しむこと，そしてその感情を友人や家族と分かち合うことは，健全です。悲しさは，亡くなった人に対するあなたの愛情と感情のあらわれです。そして，喪失の感情は，ときの経過とともに自然に消えて行きます。病的なうつは，これとは大きく異なります。
　健全な悲しさとうつとの間には，どのような違いがあるのでしょうか？　その違いを以下に挙げましたが，それを見る前に，この疑問についてあなた自身で少し考えてください。

健全な悲しさの特徴	うつの特徴
1. あなたは悲しい気分を感じるものの、自尊感情を失うことはありません。	1. あなたは自尊感情の喪失を感じます。
2. あなたの否定的感情は、動揺を生じさせるできごとに対する適切な反応です。	2. あなたの否定的感情は、いやな気分を引き起こしたできごとに対して不釣合いなものです。
3. あなたの感情はときの経過と共に消えていきます。	3. あなたの感情は終わることなく続きます。
4. あなたは悲しさを感じていても、将来に対して落胆することはありません。	4. あなたは意気消沈して、将来も状況は改善しないと信じています。
5. あなたは人生に生産的に関わり続けます。	5. あなたは人生をあきらめ、友人や自分の職業に関心を失います。
6. あなたの否定的思考は現実的です。	6. あなたの否定的思考は、妥当に思えても誇張され歪んでいます。

　健全で建設的な怒りには、どのような特徴があるのでしょうか？　その違いを78頁の表に挙げましたが、それを見る前に、この疑問についてあなた自身で少し考えてください。

健全で建設的な怒りの特徴	不健全で破壊的な怒りの特徴
1. あなたは感情を適切な方法で表現します。	1. あなたは自分の感情を否定し、ふくれっつらをしたり（消極的攻撃性）、相手にくってかかったり手を出したりします（積極的攻撃性）。
2. あなたは、たとえそれに不賛成であっても、相手の視点から物事を見ようとします。	2. あなたは自分を守ろうとする態度で議論に臨み、相手の意見に妥当性はないと言い張ります。
3. あなたは相手に強い怒りを感じていたとしても、相手への尊敬の念を伝えようとします。	3. あなたは相手が軽蔑すべき人物で、罰に値すると信じています。あなたは恩着せがましく失礼な態度をとります。
4. あなたは何か建設的なことをすることによって、問題解決に努めます。	4. あなたは諦めてしまい、自分を無力な犠牲者とみなします。
5. あなたはその状況から何かを学び、将来は同じ過ちを繰り返さないよう努めます。	5. あなたは何も新たに学びません。その状況に対する自分の見方は絶対に妥当であると感じています。
6. あなたは最終的に怒りを忘れ、再び幸せな気分を取り戻します。	6. あなたの怒りは常習的になり、忘れることができなくなります。
7. あなたは自分の行動を点検して、それが問題の原因にどのように関わったかを調べます。	7. あなたは相手を責め、自分を無実の犠牲者とみなします。
8. あなたは、自分も相手も、理解に値する妥当な考えと感情をもっていると考えます。	8. あなたは自分がすべてにおいて正しく、相手はすべてにおいて間違っていると主張します。あなたは、真実と正義は自分の側にあると考えます。
9. あなたは相手への関与を徐々に深めて行きます。あなたの目標は、相手に対する親近感を得ることです。	9. あなたは相手を避けたり、拒絶したりします。あなたは相手を見限ります。

(次頁へ続く)

健全で建設的な怒りの特徴	不健全で破壊的な怒りの特徴
10. あなたは，自分にも相手にも有利な解決を模索します。	10. あなたは相手と戦い，あるいは競争していると感じます。どちらかが勝てば，どちらかは負けることになります。

　ここまでは，悲しさと怒りを検討しました。これからは，あなたに健全な恐怖と不健全な不安を比較してもらいます。この2つの違いをいくつかあげてください。これらの感情をもたらすできごとについて，考えてください。その感情はどの程度の期間持続したか，思考は現実的か歪んでいるか，などの点について考えます。その違いを5つまであげて下の欄に記入してください。この練習の回答は103頁にあります。それを見る前に，あなた自身でできるだけ多く回答を考えてください。

〈練　習〉

健全な恐怖の特徴	不健全な不安の特徴
1.	1.
2.	2.
3.	3.
4.	4.
5.	5.

同様に，健全な後悔は，不健全な罪悪感とは違います。その違いにはどのようなものが考えられるでしょうか。以下の欄にその違いを書き入れてください。

健全な後悔の特徴	不健全な罪悪感の特徴
1.	1.
2.	2.
3.	3.
4.	4.
5.	5.

同じことが，あらゆる肯定的または否定的な感情について言えます。すべてに健全なバージョンと不健全なバージョンがあるのです。健全な自尊感情は，傲慢さとは違います。真の謙虚さと劣等感は，同じではありません。それらの違いには，どのようなものが考えられますか？　以下の欄に記入してください。

健全な自尊感情の特徴	傲慢さあるいは自己中心性の特徴
1.	1.
2.	2.
3.	3.
4.	4.
5.	5.

　私たちがこうして，健全な感情と不健全な感情の違いにこだわっている理由は何でしょうか？　健全な感情と不健全な感情を区別することは，大切なことでしょうか？　その答えが何であれ，どのような理由があるのでしょうか？
　それが大切である理由は，健全な感情と不健全な感情とでは，あなたの行動が異なるからです。感情が健全であれば，あなたにはいくつかの良い選択肢があります。

- あなたはその感情を，すなおに受け入れることができます。
- あなたはその感情を，礼儀正しく表現することができます。
- あなたはその感情に従い，建設的に行動することができます。

一方，あなたの感情が不健全であれば，あなたは否定的思考を変えることによって，感情を変えることができます。

ルビーという名のうつ状態にある女性が，ある日私に，1日中怒りがおさまらない，と訴えてきたことがありました。彼女は，朝起きてから夜寝床に入るまで，怒り続けていると言うのです。ルビーは，毎朝乗るバスの運転手にイライラして文句を言い，降りるときにもまた文句を言いました。毎日，ずっと感じる怒りによって，自分がすり減って行くと彼女は訴えるのです。

私は彼女に，いったい何がそれほど腹立たしいのかと聞きました。ルビーは，彼女が一生懸命書き上げた論文に，教師がAではなくBの点をつけたことが不公平で，怒りを感じると言いました。私は彼女に，どこに問題があるのか，その教師と話し合うことは考えなかったのですか，とたずねました。

彼女は，そんなことは問題外だ，そんなことはできっこないと答えました。

私は興味をそそられて，なぜその先生と話しができないのかを聞きました。すると，その先生は17年前に亡くなっているから，と彼女は言うのです！

私は，あきれて彼女にこう問い返しました。「あなたは，過去17年間，毎日その先生に対して怒り続けていたというのですか？」

「ちがいます！」と彼女は叫びました。「私は，35年前彼にBをつけられてから，ずっと怒り続けてきたんです。」

これは不健全な怒りの一例です。ルビーの怒りは，終わることなく明確な目的もないままに，彼女を消耗させ続けてきました。彼女が考え方と感じ方を変えない限り，残りの人生すべてを，世間の人々に対する嫌悪と怒りの感情を抱き続けることになります。

対照的なのは，長女が大学へ行くために家を離れてから気分が憂うつになり，治療を求めて私のところへやってきた，ジョーンという女性の患者さんでした。彼女は，すでに6週間，とても悲しく，捨てられた気分をもち続けて，元気なく家でふさぎこんでいました。彼女は，自分はつねづね陽気で，活力があり情熱的なタイプなので，こんな状態になる

とは全く予想していなかったと言うのです。

　私は彼女に，娘が学校へ行くために別居してから，どのように感じたかをもう少し詳しく説明してほしいと頼みました。ジョーンは，2人の娘と非常に良い関係を保ってきたことを説明してくれました。2人の娘はどちらも運動選手で，子供の頃，ジョーンはよく彼女らのスクール・チームをコーチし，どちらの娘も彼女との間に問題は一切なく，彼女は2人をとても強く愛していると言いました。

　ジョーンは，深く敬愛していたという彼女の母親について話したがっているように私には見えました。ジョーン自身も若い頃は運動選手で，母親は彼女の活動に深く関与していたとのことでした。ジョーンが13歳のときに水泳大会があり，彼女は優勝して母親を喜ばせようと思いました。彼女の母親は彼女が所属する水泳チームではなく他チームのコーチとしてその大会に参加していて，プールサイドに立って競技を観戦していました。

　ジョーンは，プールに飛び込んで全力で泳いだこと，勝ちたかったことなどを私に説明してくれました。突然，騒ぎが起こり，審判は競技の中止を宣告しました。彼女がプールからあがってみると，ちょうど母親が立っていたあたりのプールサイドに人だかりができていました。集まっていた人々の真ん中には，彼女の母親が横たわっていました。ジョーンは急いでかけつけようとしましたが，コーチたちは彼女を引きとめ，そばに近寄らせようとはしませんでした。

　「だれか神父様を呼んで，と母が言っているのを聞いたのが最後でした」とジョーンが語ったとき，彼女の眼には涙があふれているように見えました。彼女の母は，重度の心臓発作を突然発症して倒れ，救急車が到着する前にプールサイドで亡くなったのです。

　私は，それほど深く愛した人が悲劇的に世を去ったことは，あなたをひどく嘆き悲しませたことでしょう，と言いました。ジョーンは，母親の死を悼んで泣いたことはそれまで一度もない，と言いました。彼女の父親は，情愛は深いながらも非常に厳格で，亡くなった母は皆に泣いてほしくはないはずだとジョーンや兄弟を諭し，葬式のときでさえ，感情をあらわしたり，嘆き悲しんだりしないようにと命じたのです。

ジョーンは，動揺しながらも涙があふれるのを抑えていました。私が彼女に，泣いてもかまわないのですよ，と伝えると，彼女は診察室で思い切り泣きました。
　治療面接が終わりに近くなった頃，私は彼女に毎晩寝る前，また必要ならいつでも，嘆き悲しむ時間をとってはどうですかと提案しました。そして，彼女の涙と悲しい記憶を結びつける助けになると彼女が考えるのであれば，母親の墓に参り，そこで泣くことも提案しました。
　ジョーンの物語は，なぜ娘との別居が彼女にとってこれほどの打撃となったのか，その理由を明らかにしてくれました。彼女は悲嘆作業（グリーフ・ワーク）を完全に終わらせてはいなかったのです。母を亡くしたことで心の痛手となった喪失が，自然な終結にいたっていないために，あらゆる別居や喪失が彼女にとってこの上ない痛みをもたらしていたのです。
　私は彼女の話に心を奪われるあまり，時間の感覚を完全に失い，通常の診断評価を忘れていました。この包括的評価は，通常2回から3回の治療面接をかけて行われます。私は彼女に謝り，その2週後に予定される次回の治療面接では，もう一度初回評価を行わなければならないことを伝えました。
　次の治療面接で再会したジョーンは，最初の面接のあと，1日中泣き続けたと言いました。そして彼女の夫や娘たちとも，彼女の母親の死について話し合い，その晩は，ベッドで泣きながら眠りについたそうです。
　次の日ジョーンが目覚めると，憂うつな気分は消え去り，いつもの陽気な彼女に戻っていました。その日以来彼女は，すっかり幸せで活力にあふれた自分を取り戻せたと言いました。そして自分には，もう治療は必要ないのではないか，とたずねました。私はそれに同意し，治療はそれまでとなりました。結局私は，初回評価を終わらせることができなかったのです！
　この物語は，健全な感情と不健全な感情との重要な違いを示しています。ジョーンは，彼女の悲しみについて何もする必要はありませんでした。何の治療薬も，複雑な心理療法も必要とはしなかったのです。彼女の悲嘆は健全であり，受け入れられることだけを必要としていました。

自分の中に溜め込んでいた悲しみに触れることを彼女自身が許しただけで，あとはすべてが自然に解決したのです。

感情のメリット・デメリット分析の練習　その１

　私たちはここまでに，健全な感情と不健全な感情の違いについて検討しました。私たちが動揺するとき，現実にはその気分にどのように対処すれば良いのでしょうか？　現実の世界では，交通渋滞に巻き込まれたり，あらゆる種類の期待に背く状況や，いらだたしい状況に私たちは直面しなければなりません。自分の気分を受け入れるか，あるいはそれを変えるかの判断はどのようにすれば良いのでしょう？　私たちには，そうした際に役に立つ，ガイドラインが必要です。

　ある具体的な例をとって検討しましょう。あなたに，14歳になるジュリーという娘がいると仮定してください。彼女は，学校をサボり，成績や宿題についてあなたに嘘をつきます。あなたはショックを受け，落胆し，彼女に怒っています。こうしたあなたの感情を，どう扱えば良いのでしょうか？　怒りの感情をあらわにし，ジュリーにお説教すべきでしょうか，それとも，呼吸をととのえて10数えるべきでしょうか？

　87頁の感情のメリット・デメリット分析は，こうした際の決定を下すのに役立ちます。まず，この状況で怒ることのメリットをリストにあげます。「怒ることが私にとってどんな利点があるだろう？　ジュリーにとってどんな利点があるだろう？」と自問してください。用紙の左半分に怒ることのメリットを書き入れます。

　次に，怒ることのデメリットを右側の欄にリストアップします。最後に，メリットとデメリットを，比較して評価します。怒ることのメリットとデメリットはどちらが大きいでしょうか？　あなたの評価は，用紙の下部にある２つの丸印の中に，足して100になる点数で記入します。例えば，もしデメリットがやや大きいと感じる場合は，左側の丸印に40を，そして右側には60を書き入れます。反対にメリットがやや大きいと感じるのであれば，左側に65，右側に35などと記入します。

　感情のメリット・デメリット分析の要点は，この感情は自分をどのよ

うに救ってくれるのか，その利点は何か，それはどのように自分を傷つけるのか，どのような否定的結果が予測されるか，などを自問することにあります。もしあなたが否定的感情は健全で適切と判断すれば，あなたはその感情を受け入れ，建設的にそれを表現するようにします。その反対に，あなたがその感情はメリットをもたらさないと判断すれば，これから学ぶ技法を用いて，その感情を変えるようにします。

感情のメリット・デメリット分析*

あなたの否定的感情は？：<u>ジュリーが学校をサボり，嘘をついたり，宿題をやらないこと。</u>

怒りを感じることのメリット	怒りを感じることのデメリット

* Copyright © 1984 by David D. Burns, M. D., from *Ten Days to Self-esteem*, copyright © 1993.

感情のメリット・デメリット分析の練習　その2

　下に挙げた状況の1つに，あなたが遭遇したと仮定し，90頁の感情のメリット・デメリット分析用紙の一番上に記入してください。次に，動揺することのメリットとデメリットを左と右のコラムに分けて書き入れます。記入がすんだら，メリットとデメリットを100点満点で比較します。用紙下の丸印の中に，合計100点になるようにそれぞれの点数を記入してください。

　比較の結果が，メリット優勢であれば，あなたはその否定的感情を受け入れ，表すことができます。その反対に，デメリットが優勢であれば，日常気分記録表を用いて，感じ方を変えることができます。

　下記の中から状況を1つ選び，感情のメリット・デメリット分析を今すぐに行ってください。

- 道路を走っているあなたの車の前に，他の車が割り込んできました。怒ることのメリットとデメリットは？
- 家族の1人から，あなたに向かって失礼な発言がありました。怒ることのメリットとデメリットは？
- あなたは非常に急いでいます。それなのに，電車またはバスが30分遅れて運行されていました。怒ったり，欲求不満を感じたりすることのメリットとデメリットは？
- あなたはとても大事な試験にむけて勉強をしています。緊張することのメリットとデメリットは？
- 映画館の切符売り場に立つあなたの前に，10歳くらいの子供たちが大勢並んでいます。怒ることのメリットとデメリットは？
- これは女性のための設問です。建設現場の前をとおりかかったら，何人かの作業員から口笛を吹かれました。これを不快に感じて，腹を立てることのメリットとデメリットは？
- 注意深く取り付けたにもかかわらず，新しい留守番電話がうまく作動しません。あなたは買った店に行き，新しいものと取替えました。

交換した新品を注意深く箱から取り出し接続しましたが，これもうまく作動しません。それまでに3時間もかかっています。不愉快になって腹を立てることのメリットとデメリットは？

感情のメリット・デメリット分析[*]

あなたの否定的感情は？：＿＿＿＿＿＿＿＿＿＿＿＿＿＿＿＿＿＿＿＿＿

そう感じることのメリット	そう感じることのデメリット

[*] Copyright © 1984 by David D. Burns, M. D., from *Ten Days to Self-esteem*, copyright © 1993.

日常気分記録表

ステップ2であなたは，日常気分記録表を3つのステップに分けて記入する方法を学びました。

ステップ1：あなたを動揺させるできごとを簡単に記述します。何が，いつ，どこで起きたのか，誰と一緒だったなどについて，具体的に書いてください。

ステップ2：否定的感情を記録し，その強さを0%（最小）から100%（最大）までの点数で評価します。

ステップ3：3コラム技法を用いて：

- 左のコラムにあなたの否定的思考を記入します。
- あなたの否定的思考から，50頁の歪んだ思考リストを参考に，歪みを特定します。
- 右のコラムにより合理的で現実的な思考を記入します。あなたの否定的思考すべての嘘を証明できたら，どれだけ気分が改善したかを記録します。通常は，ずっと気分が良くなるはずです。

今日は日常気分記録表の使い方をもう少し深く学びます。少しややこしく思われるかもしれないので，実例を用いながら練習しましょう。実際に練習しながら学ぶために，あなたには筆記することをお願いします。この技法を練習することで，あとがずっと楽になります。

これ以降，本書のすべてのステップで，日常気分記録表の否定的思考と感情の記録には1日に10分から15分をかけてください。空白の日常気分記録表用紙は396頁にあります。

日常気分記録表の練習　その1

　あなたは，愛する人から拒絶された経験がありますか？　おそらくそのときは，傷ついて寂しさを感じたことでしょう。建築家のダグは，魅力的ではあるものの優し過ぎる男性で，よく恋に落ちます。彼は女性からひどい扱いを受けることがあって，いままで付き合った女性には，すべて1〜2カ月で振られる傾向にありました。振られると彼はふさぎこみ，憂うつな失恋状態を数カ月続けたあと，破れかぶれになってまた恋に落ちるのでした。当然そのあたらしいガールフレンドからも好きなように利用されて，不幸な拒絶のパターンが繰り返されました。

　あたらしいガールフレンドのローラは，ダグが2人はうまく行き始めたと思った矢先，交際を断る電話をかけてよこしました。彼女は，「もっと余裕がほしい」と言うのです。

　それではここで，あなたがダグの立場にたち，この憂うつな問題に，どのように対処したら良いかを考えてください。最初に，何が起こったかを記述し，次に下記の例にしたがって否定的感情を記録します。

　ステップ1：あなたを動揺させるできごとを簡単に記述してください。
　<u>ローラが，他の男性ともデートできるような余裕がほしいと言ってきた。友達でいたかっただけと彼女は言った。</u>

　ステップ2：否定的感情を記録してください。そして，それぞれの強さを，0%（最小）から100%（最大）までの点数で表します。悲しい，怒り，不安，罪悪感，寂しい，希望がもてない，欲求不満などの言葉を使います。

感　情	点　数 (0〜100%)	感　情	点　数 (0〜100%)
1. 悲しい	99%	3. 希望がもてない	99%
2. 傷ついた	99%	4. 劣等感	99%

ダグには多くの否定的感情が強くあることに、あなたは気づいたでしょう。これがあなた自身に起こったとすれば、これ以外にも、例えば、怒り、嫉妬、不安などの感情をもつかもしれません。

ステップ3：3コラム技法を用います。日常気分記録表の左側のコラムに、94頁の例にならって、あなたの感情に関連する否定的思考を記入します。

このパターンの拒絶が繰り返し起こっていることから、ダグは「私は一生ひとりぼっちだ」と書きました。彼は、この最初の思考の強さを100％と評価し、それが絶対的に妥当であることを示しました。彼がこの思考をそれほど強く信じていなければ、おそらく彼の評価は、もっと低い75％あるいは50％だったことでしょう。

> 注意：この例のように、それぞれの否定的思考を信じている強さを、パーセントで記録することは非常に重要です。

否定的思考を記入し終わったら、50頁の歪んだ思考リストを参考に、歪みを特定します。あなたはダグの否定的思考の中にいくつの歪みを特定できましたか？ それらを94頁にある日常気分記録表の中央コラムに記入してください。

日常気分記録表の中央コラムに歪みを記入するときには、略語をつかって記入すると、時間とスペースの節約になります。例えば、「全か無か思考」を「全か無」、「一般化のしすぎ」を「一般化」のように記入することもできます。

（この練習の回答は104頁にあります。あなたが歪みを特定し終わってから、参照するようにしてください。練習は、回答を読む前に行います。歪みを特定する練習は、役に立ちます。そして難しいものではありません）

日常気分記録表

否定的思考 あなたを動揺させる思考を記入し，それを信じる度合いを0％〜100％で評価します	歪 み 50頁の歪んだ思考リストを参考に書いてください	合理的思考 よりポジティブで現実的な思考に置き換え，それを信じる度合いを0％〜100％で評価します
1. 私は一生ひとりぼっちだ。 100%	1.	1.
2..	2.	2.
3.	3.	3.

否定的思考の中にある歪みを特定したら，右側のコラムに合理的思考を記入します。そしてそれぞれの思考を信じる度合いを0％〜100％で評価し，記録してください。合理的思考は，否定的思考の嘘を証明する，よりポジティブで現実的な考えです。ダグが最初にあげた，「私は一生ひとりぼっちだ」という否定的思考に代わる合理的思考を見つけ出してください。この否定的思考に，あなたならどう反論しますか？　合理的思考を右側のコラムに書き入れ，それをどのくらい強く信じるかを評価してから，先に進んでください。あなたの考えを筆記することが，この練習を成功させる秘訣です
　この技法は，紙に書いて初めて効果を発揮します。それを頭の中だけで済ますことは大きな誤りです。それでは，否定的思考が終わりのない追いかけっこをするだけです。日常気分記録表を使って否定的思考を記録することで，それがいかに非論理的で，非理性的なものかを容易に示すことができます。
　あなたの合理的思考は，「現在いくらひどい状態にあるからといって，今までずっとひとりぼっちだったことはないから，将来もずっとひとりぼっちということはないだろう」ではないでしょうか。これを97頁の例にあるように，日常気分記録表の右側のコラムに書き入れます。そしてこの合理的思考をどのくらい強く信じるかを，0％（全然信じない）から100％（完全に信じる）までの点数で評価してください。評価点は合理的思考のうしろに書き加えます。この例の場合，右側コラムの合理的思考に75％と評価されています。これは，かなり強く信じているものの，完全にそれを信じきっていないことを示しています。理性ではおそらく本当ではないと理解しつつ，まだ少しは自分がずっとひとりではないかと感じているのです。
　以下は，あなたの理解を容易にするための情報です。合理的思考には，次の2つの特徴がなければなりません。

- 合理的思考は100％真実であるか，100％に近い真実でなければなりません。
- 合理的思考は，否定的思考へのあなたの思い込みを減らすものでな

ければなりません。

> 注意：この例のように，それぞれの合理的思考を信じている強さを，パーセントで記録することは非常に重要です。

　最後に，あなたは現在，「私は一生ひとりぼっちだ」という否定的思考をどれだけ強く信じているか，自分に問いかけてください。いまやその強さは，たった25％かもしれません。その場合は，以下の例のように，もとの100％の上に線を引き，その横に新たな点数を記録します。これはあなたが，否定的思考を以前ほど強くは信じていないことを示しています。
　拒絶されたあなたがもつと思われるもう1つの否定的思考は，「私は愛されない」というものではないでしょうか。自己批判的になると，この否定的思考を信じる強さは100％になるかもしれません。50頁の歪んだ思考リストを参考に，この否定的思考の中にある歪みを特定できるか，試してみてください。特定した歪みは，前述の例にならって，97頁の日常気分記録表の中央コラムに記録します。
　さてここで，拒絶されて間もないダグのような，自分は愛されないと深く感じている人の立場に自分があると仮定してみてください。こんなふうに感じた昔の経験を思い出してみても良いでしょう。あなたは，「私は愛されない」という思考に代わる合理的思考をいくつ考え出せるでしょうか。97頁の日常気分記録表の右側のコラムに，その中からもっとも良いと思うものを記入し，それをどのくらい強く信じているか，0％から100％で評価します。次に，左側コラムの「私は愛されない」と，そこに記された100％を，線を引いて消した上で，いまはその否定的思考をどのくらい強く信じているか，新たな評価点を記します。

日常気分記録表

否定的思考	歪 み	合理的思考
あなたを動揺させる思考を記入し，それを信じる度合いを0%〜100%で評価します	50頁の歪んだ思考リストを参考に書いてください	よりポジティブで現実的な思考に置き換え，それを信じる度合いを0%〜100%で評価します
1. 私は一生ひとりぼっちだ。 ~~100%~~　25%	1. 全か無，一般化，フィルター，マイナス化，読みすぎ，先読み，拡大，決めつけ，すべき，押しつけ	1. 現在いくらひどい状態にあるからといって，今までずっとひとりぼっちだったことはないから，将来もずっとひとりぼっちということはないだろう。 75%
2. 私は愛されない。 100%	2.	2.
3.	3.	3.

すべての否定的思考にうまく反論し終えたら，どれくらい感情が改善したかを評価します。最初に記入した否定的感情それぞれの評価点（0％から100％）を棒線で消し，現在の評価に修正します。

ダグは，日常気分記録表の練習を開始当初，感情の項目（ステップ2）で，「悲しい　99％」と書きました。練習後に，彼は悲しさが少しやわらいだことを感じました。そこで，最初の評価点の99％を消し，以下のように低い点で修正しました。

感　　情	点　数 (0～100％)	感　　情	点　数 (0～100％)
1. 悲しい	99％　50％	3. 希望がもてない	99％
2. 傷ついた	99％	4. 劣等感	99％

日常気分記録表を実際に記入する際には，他の感情も同様に再評価してください。

日常気分記録表の記入をむずかしく思うことで，劣等感を感じる必要はありません。それは普通なことです。否定的思考にうまく反論するには，ときに何週間もかかることがあります。それは，あなたが，こうした自己批判的な思考を何年も信じ続けてきたからで，そのまちがいを証明するには，かなりのねばり強い努力が必要かもしれません。

練習当初のあなたは，他人の否定的思考を考えることのほうが，ずっと容易に思うことでしょう。他の人がうつ状態にあり自己批判的になっているときに，いかに非論理的で，その人自身につらく当たっているかを理解することは，自分のことを理解するよりもずっと容易なのです。以下に続く課題の練習によって自信がつき，あなた自身の否定的感情や思考の検討が少し容易になることでしょう。

以下の数セッションでは，あなたの否定的思考をくつがえす数多くの技法を学びます。ある方法がうまく行かないときは，別の方法，それでだめならまた別の方法，と試します。忍耐強く努力をすれば，ほとんど

の場合であなたに適した合理的思考がみつかることでしょう。その努力はきっと報いられます。あなたの否定的思考が真実ではないことを知ったとき，あなたは自尊感情の改善を感じることができるはずです。同時に，あなたの態度や個人哲学にも，大きな変化が生じることがしばしばあります。

日常気分記録表の練習　その２

　ボブは，建設業に勤める36歳の現場主任です。彼は，友人からカード遊びをかねて家に招待されたことで，緊張し不安になりました。ボブの日常気分記録表は101頁にあります。あなたは，彼の立場に立って，否定的思考の歪みを特定し，4つある否定的思考に代わる合理的思考を考えてください。合理的思考を信じる強さを，0から100までのパーセントで示すことを忘れないでください。そのあとに，否定的思考を信じる強さを，0から100までのパーセントで再評価します。

　最後に，ステップ２の感情の評価を，改善に応じて再評価してください。古い評価点を棒線で消し，それぞれに新しい，より低い評価点を記入します。

トラブルシューティングを行うには

　102頁にあるトラブルシューティング・ガイドは，日常気分記録表がうまく行かず，行き詰まりを感じた場合に役立ちます。いますぐ読んでみてください。

　トラブルシューティング・ガイドは，あなたが感じ方を変えようとしているにもかかわらず，それがうまく行かないとき，メリット・デメリット分析が必要であることを示してくれます。これは，あなたの感じる否定的感情が，怒りの場合とくに重要です。怒りは，ときにもっとも変えることのむずかしい感情です。他の否定的感情とは違って，怒りはあなたが選ぶ選択肢の１つなのです。あなたの思考がひどく歪んで，非論理的なものだとしても，あなたは，怒りを感じようとしている場合があり

ます。そうであれば，日常気分記録表はあまり役に立ちません。同じことは，憂うつ，自己憐憫，心配，罪悪感などの否定的感情についても言えます。あなたが，そう感じたいと望んでいるときは，気分を変えようと努力してもうまく行きません。

あなたが動揺を望んでいるときは，このステップで学んだメリット・デメリット分析が有効です。いまあなたは怒っていると仮定しましょう。怒りを感じることの，メリットとデメリットをリストに挙げてください。そして「自分は本当にこう感じたいのだろうか？」と自問してください。

分析の結果，怒ることのメリットがデメリットを上回ることに決めた場合，思い切り怒ることができます！　堂々と怒る権利があなたにはあります！　しかし，「この怒りの感情をどうすれば良いのか？」と自分に問いかけてください。あなたにはいくつかの選択肢があります。まず，怒りの対象となる人物に尊敬の念を忘れず，怒りを建設的に表現することです。2番目の選択肢は，相手を侮辱するような怒りの表現です。相手をへこませるよう，ベストを尽くします。3つ目の選択肢は，すねて感情を表に出さない方法です。自分は犠牲者の1人だと感じつつ，人生はなんて不公平なんだろう，と自分に言い聞かせるのです！

怒ること（またはその他すべての否定的感情）のデメリットが大きいと判断した場合，あなたの感じ方を変えるには，日常気分記録表を使用するほうがより簡単なことが理解できると思います。

日常気分記録表*

ステップ1：あなたを動揺させるできごとを簡単に記述してください。
ジェリーがトランプ遊びに招待してくれた。

ステップ2：否定的感情を記録してください。そして，それぞれの強さを，0％(最小)から100％(最大)までの点数で表します。悲しい，怒り，不安，罪悪感，寂しい，希望がもてない，欲求不満などの言葉を使います。

感　情	点　数 (0〜100％)	感　情	点　数 (0〜100％)	感　情	点　数 (0〜100％)
1. 緊張する	90％	3. 戸惑い	90％	5. 悲しい	90％
2. 劣等感	90％	4. 恥かしい	90％	6.	

ステップ3：3コラム技法

否定的思考 あなたを動揺させる思考を記入し，それを信じる度合いを0〜100％で評価します	歪　み 50頁の歪んだ思考リストを参考に書いてください	合理的思考 よりポジティブで現実的な思考に置き換え，それを信じる度合いを0〜100％で評価します
1. 私はトランプ遊びのルールがわからないだろう。100％	1.	1.
2. ジェリーは私を頭の悪い人間と思うだろう。100％	2.	2.
3. そして私のことを嫌いになるだろう。100％	3.	3.
4. つまり私は役に立たない人間ということになる。100％	4.	4.

＊ Copyright © 1984 by David D. Burns, M. D. from *Ten Days to Self-esteem*, copyright © 1993.

トラブルシューティング・ガイド*

　日常気分記録表を完成した後も依然として動揺を感じる場合は，以下の点を自分に問いかけてください。

1. 私は自分を動揺させる問題やできごとを正しく特定しただろうか？
   しばしば，何が自分を苦しめているかを正確に把握できないことがあります。過去数日間の行動を見直すことで，それが何かを発見できることがあります。
2. 私の否定的できごとの記述は具体的だろうか？「何が起こったのですか？」「あなたはどこにいましたか？」「時間はいつごろでしたか？」「誰が関与するできごとですか？」「ひどい人生だ」など，問題のあいまいな表現は避けてください。
3. 私はこの状況への否定的感情を変えたいと望んでいるだろうか？
   メリット・デメリット分析を用いて，動揺を感じることの利点と欠点をリストにあげます。
4. 私は否定的思考を適切に特定しただろうか？　否定的思考のコラムに記述するのは，あなたの感情や動揺させることがらではありません。否定的思考の特定がむずかしいときには，棒線画技法を使って特定します。
5. 私の合理的思考は真実で説得力があるだろうか，それとも単なる正当化だろうか？　正当化することであなたの気分が良くなることはありません。あなたの合理的思考が役に立つためには，それが100％に近い真実か，100％の真実でなければなりません。
6. 私の合理的思考は，否定的思考の誤りを証明しているだろうか？
   あなたの否定的思考が妥当ではないことが理解できれば，あなたの気分は改善されます。時には多くの合理的思考（と数週間の作業！）が，否定的思考の誤りを証明するために必要となることがあります。

* Copyright © 1984 by David D. Burns, M. D., from *Ten Days to Self-esteem*, copyright © 1993.

〈79頁「練習」の回答〉

健全な恐怖の特徴	不健全な不安の特徴
1. 例えば，砂漠をハイキング中にガラガラヘビが現れた場合のように，実際の危険が存在します。	1. 例えば墜落を恐れて飛行機を避ける例のように，それは実際の危険ではなく，過剰に誇張された危険です。
2. 健全な恐怖は，通常長く持続することはなく，危険が去れば消滅します。	2. 不健全な不安はいつまでも持続し，日常的になることもあります。
3. 健全な恐怖は，あなたに行動をとることをうながします。	3. 一般にあなたは恐怖の対象をさけ，無力化され不活発になることがあります。例えば，引っ込み思案の人は，しばしばデートや友だちづくりを避けます。
4. 健全な恐怖を引き起こす思考は，通常きわめて妥当なものです。	4. 不健全な不安を引き起こす思考は，ほとんど常に歪んで不正確な思考です。例えばパニック発作を起こす人は，いつも自分が失神しそうだと言います。しかしパニックを起こすと，心拍は速くなり，脳に酸素が多量に送られるため，実際に失神することはありません。
5. あなたは，おびえていることを恥ずかしいと思うことはありません。	5. あなたは自分を変人か落ちこぼれと思い込み，自分の不安が恥ずかしいもので，他人には隠しておかなければならないものと考えます。
6. 健全な恐怖は見たとおりの内容で，目に見えるもの以外の恐怖の原因になるものはありません。	6. 不安になる人の多くは，結婚生活での対立や仕事での不満など，認めたくないか，対処したくない問題との直面を避けています。

〈94頁「練習」の回答〉

「私は一生ひとりぼっちだ」という思考の歪みには，下記のようなものが考えられます。

- 全か無か思考：恋愛関係が終われば，寂しさを感じ落胆するものです。あなたには友人も家族もいないのですか？
- 一般化のしすぎ：あなたがこの先いつもひとりぼっちということは，本当ですか？ これまでにあなたは，ずっとひとりぼっちでしたか？ 将来，誰もあなたに興味を示さないと正直に思っていますか？
- 心のフィルター：自分の思いどおりにならなかったこの恋愛の失敗のみに，あなたはこだわるつもりですか？
- マイナス化思考：あなたの過去に，もっとうまく行った恋愛関係はありませんか？ あなたに興味を示した異性はいなかったのでしょうか？ あなたには，他の人が認めるポジティブな資質はありませんか？ 過去にあなたの人生で，失敗から学び，成長して変化につながった他の経験はありませんか？
- 心の読みすぎ：あなたは，他人が皆あなたに対して同じような考え方や感じ方をもっていると仮定していませんか？ 将来，誰もあなたを興味深く魅力的な人間とは思わないことの確かな証拠がありますか？
- 先読みの誤り：あなたは，十分な根拠もなく予測していませんか？ あなたは，明日の株式市況，来週の天気，来年の政局が予測できるのですか？
- 拡大解釈：あなたは，この恋愛関係の重要性を必要以上に拡大視していませんか？
- 感情的決めつけ：あなたは自分に「私は将来いつもひとりぼっちだろうと感じているから，きっと本当にいつもひとりぼっちだろう。自分は愛されないと感じているから，きっと愛されないに違いない」と言っていませんか？

- 「すべき」思考：あなたには，「ひとりぼっちではいけない。愛されなければ，私は価値のない人間だ。私の人生が報われることはないだろう」という，隠れたルールがありませんか？
- 責任の押しつけ：あなたは，恋愛関係の問題をすべて自分の責任と考えていませんか？　相手の責任を見過ごしていませんか？

　この否定的思考には，ほとんどすべての思考の歪みが含まれていることに気づきましたか？　思考の歪みを特定する際には，きちょうめんに考えることは重要ではありません。歪みには，かなりの重複部分があります。否定的思考の歪みが１つまたは２つ見つかった場合には，おそらくその他にもいくつか見つかるはずです。

ステップ3の評価

あなたはステップ3で何を学びましたか？ ステップ3で私たちが議論したもっとも重要な考え方のいくつかを，簡単に要約してください。

1. _____
   _____

2. _____
   _____

3. _____
   _____

今日のステップであなたを困らせた内容，または気に障った内容はありましたか？ あなたがグループに参加している場合，リーダーや他の参加者から，何かいらだつことを言われましたか？ 否定的感情をすべて書き出してください。

_____
_____
_____
_____

今日のステップで役に立った内容，興味深く便利と思った内容について書いてください。リーダーや他の参加者から，セッション中に何か気

に入ったことを言われましたか？　あなたが感じたポジティブな反応をすべて書き出してください。

_____

_____

_____

_____

ステップ４のためのセルフヘルプ課題

あなたが「もういちど自分らしさに出会うための10日間」グループに参加している場合，グループリーダーは次のセッションの前に，セルフヘルプ課題を完成させるようあなたに求めることがあります。

課題	割り当てられた課題に○を入れます	実施済みの課題に○を入れます
1. ステップ3の評価用紙を完成させてください。次のセッションであなたの肯定的反応と否定的反応を議論する準備をしてください。		
2. 3つの気分測定テストをもう一度完成させてください。3つのテストは，次のステップの冒頭にあります。		
3. 次のステップを読んで，できるだけ多くの筆記練習を行ってください。		
4. 次のセッションには，あなた用に本書をもってきてください。		
5. 1日10分，日常気分記録表を使って練習してください（用紙は396頁にあります）。		
6. 否定的感情を1つ選び，その利点と欠点についてメリット・デメリット分析を行ってください。		
7. 次のセッションにはすべての筆記宿題をもってきてください。		
8. 読書療法（読書課題はありましたか？）		
9. ＊		
10.		

＊追加の課題があれば以下のスペースに記入してください。

〈ステップ3のための補足読書〉

1. 『フィーリング Good ハンドブック』の第4章を読んでください。

ステップ4

いやな気分からの抜けだし方

> **ステップ4の目標**
>
> 　このステップでは，気分の感じ方を変えるのに役立つ，以下を含むいくつかの技法を学びます。
> 1. 態度のメリット・デメリット分析
> 2. 実験技法
> 3. 証拠を探す
> 4. 調査技法

気分の測定

　あなたはすでに前のステップの冒頭で，3つの気分測定テストを行いました。あなたの進歩を記録するために，このステップの冒頭でも3つのテストを完成させてください。わからないことがあれば，ステップ1の2～14頁にある，これらテストの記入方法を参照してください。

バーンズうつ状態チェックリスト*

過去1週間に，各項目に記述した種類の感情がどの程度あなたを悩ませたかについて，もっとも当てはまるレベルのものを右から選び○をつけてください。

	0 全くない	1 少々ある	2 かなりある	3 大いにある
1. 悲しみ：悲しい気持ちになりましたか？ 悲しみのあまり，人生への興味を失ったことはありましたか？				
2. 落胆：将来は絶望的に見えますか？				
3. 低い自尊感情：自分は価値がないと感じましたか？ 自分が失敗者だと考えることはありましたか？				
4. 劣等感：自分がダメだとか，他人よりも劣っていると感じますか？				
5. 罪悪感：自分に批判的になりましたか？ あらゆることは自分のせいだと自分を責めたりしましたか？				
6. 優柔不断：何かについて決意するのに問題がありましたか？				
7. 怒りと欲求不満：期間内の多くの時間にわたって怒りや欲求不満を感じましたか？				
8. 人生への関心の喪失：仕事や趣味，家族，あるいは友人への関心を失いましたか？				

＊ Copyright © 1984 by David D. Burns, M. D., from *Ten Days to Self-esteem*, copyright © 1993.

バーンズうつ状態チェックリスト（続き）*

	0 全くない	1 少々ある	2 かなりある	3 大いにある
9. やる気の喪失：打ちのめされた気持ちになって，物事を自分から進んで行おうという気持ちになれないと感じますか？				
10. 貧弱な自己イメージ：自分が年老いたと思いますか？ 魅力がないと思いますか？				
11. 食欲の変化：食欲を失いましたか？ あるいは，強迫観念にかられて，食べすぎたり，飲みすぎたりしましたか？				
12. 睡眠の変化：不眠症になったり，夜よく眠れなかったりしますか？ 過度に疲れたり，寝すぎたりしますか？				
13. 性欲の喪失：セックスへの関心を失いましたか？				
14. 心気症：自分の健康についてかなり心配していますか？				
15. 自殺への衝動*：人生は生きるに値しないと考えますか？ 死んだ方がよりましと考えますか？				
1〜15項目の点数を合計して，ここに記録してください　→				

※自殺への衝動がある人はメンタルヘルスの専門家にすぐに相談してください

バーンズ不安調査表*

過去1週間に、各項目に記述した種類の感情がどの程度あなたを悩ませたかについて、もっとも当てはまるレベルのものを右から選び○をつけてください。

カテゴリー1：不安な気持ち	0 全くない	1 少々ある	2 かなりある	3 大いにある
1. 不安、緊張、心配、恐怖				
2. 自分の周りの物事が奇妙に感じる、非現実的に感じる、もやもやした感じがする				
3. 自分の体の全部または一部から遊離したような感じ				
4. 突然の予期しないパニックの感覚				
5. 将来に対する不安や終末が差し迫っているという感覚				
6. 緊張やストレス、いらだちを感じたり、何かいやなことが起こりそうで不安になる感じ				
カテゴリー2：不安な思考	0 全くない	1 少々ある	2 かなりある	3 大いにある
7. 集中することの困難さ				
8. 思考が空回りする、思考が次から次へと飛び移って行く				
9. 恐ろしくなるような幻想、または、白昼夢				

* Copyright © 1984 by David D. Burns, M. D., from *Ten Days to Self-esteem*, copyright © 1993.

バーンズ不安調査表 (続き)*

10. 自分へのコントロールを失いそうになると感じること				
11. 自分が気違いみたいなことをしたり, 頭がおかしくなるのではないかという恐怖				
12. 意識を失うことへの恐怖				
13. 身体上の病気になること, 心臓発作を起こすこと, 死ぬことへの恐怖				
14. 人前で馬鹿みたいに見えること, 出来が悪そうに見えることへの心配				
15. 1人になること, 孤独になること, 見捨てられることへの恐怖				
16. 批判されること, 承認されないことへの恐怖				
17. 何かひどいことが起きるのではないかという恐怖				
カテゴリー3：身体的症状	0 全くない	1 少々ある	2 かなりある	3 大いにある
18. 心臓がどきどき鳴る, 鼓動が早くなる (しばしば「動悸」と呼ばれる)				
19. 胸が痛む, 圧迫される, 締めつけられる感じ				

バーンズ不安調査表 (続き) *

20. かかとや指がひりひり痛む、しびれる				
21. 胃がきりきり痛む、不快な感じになる				
22. 便秘、下痢				
23. 落ちついていられない、びくびくした感じがする				
24. 筋肉のこわばり、つっぱり				
25. 熱によるものではない汗				
26. のどに圧迫感を感じる				
27. 震え				
28. 足元がふらつく				
29. めまいがする、ふらふらする、バランスがとれなくなる				
30. 息が詰まる、窒息するという感覚、呼吸困難				
31. 頭痛、首や背中の痛み				
32. ほてり、寒気				
33. 疲れる、衰弱する、簡単に疲労するという感じ				
1～33項目の点数を合計して、ここに記録してください →				

関係満足度評価*

あなたのもっとも親しい関係において感じている満足度について，もっとも当てはまるレベルのものを右から選び○をつけてください。

	0 とても不満足	1 ある程度不満足	2 やや不満足	3 普通	4 やや満足	5 ある程度満足	6 とても満足
1. コミュニケーションと率直さ							
2. 衝突や論争の解決							
3. 愛着と気づかいのレベル							
4. 親密さと親近感							
5. その人との関係における自分の役割に対する満足度							
6. 相手の役割に対する満足度							
7. その人との関係についての全体的満足度							
1～7項目の点数を合計して，ここに記録してください →							

注記：関係満足度評価は，あなたの夫婦関係やもっとも親しい関係の満足度を測定するためのテストですが，友人，家族あるいは同僚との関係の評価にも使うことができます。もし，現時点で親しい関係がない場合，一般的な他者との関係を考えながら，評価点を記入してください。

* Copyright © 1983 by David D. Burns, M. D., from *Ten Days to Self-esteem*, copyright © 1993.

あなたの思考の歪みを取り除くには

　通常，あなたが動揺しているときに否定的思考を特定することは容易ですが，これらの思考のまちがいに気づくことはしばしば困難です。というのも否定的思考があなたには非常に妥当だと思えるからです。私は，同僚とともに，よりポジティブな思考パターンを育むための数多くの技法を開発しました。これらの技法は，思考の歪みを取り除く15の方法と題した135頁の表に記載されています。

　否定的思考への反論に役立つ技法をすでにあなたは2つ学んでいます。

1. **歪みを特定する**：50頁にある歪んだ思考リストを使って，否定的思考の中にひそむ歪みを特定します。あなたの感じ方を変えるには，通常この方法では十分ではありませんが，これは便利な第一歩となります。否定的思考が現実的ではないことが理解できたあとは，よりポジティブで現実的な思考を否定的思考と置き換えることがずっと楽になります。
2. **直接的アプローチ**：この方法では，よりポジティブで現実的な思考はないか，直接自分に問いかけます。

　今日は，否定的思考に反論するための技法をさらにいくつか学びます。

3. **メリット・デメリット分析**：あなたはステップ3で，さまざまな状況で怒ったり動揺したりすることの長所と短所をリストに挙げる，感情のメリット・デメリット分析を学びました。「私は他よりも劣った人間だ」などの否定的思考や，「私はいつも完全を求めて努力しなければならない」などの態度には，態度のメリット・デメリット分析を行います。あなたは，「このように考えることで，自分にどんな利点や，不利な点が生じるだろうか？」と自分に問いかけます。今日のステップでは，この態度のメリット・デメリット分析を練習します。

4. **証拠を探す**：あなたは，「この思考が真実である証拠はあるのか？ それが真実ではない証拠はあるのか？」と自分に問いかけます。

5. **調査技法**：あなたの思考や態度が現実的かどうか，調査を行います。例えば，あなたが人前で話すことに不安を感じ，普通ではないと考えるのであれば，何人かの友人に，それに似た不安を感じたことがあるかどうか，聞き取り調査します。

6. **実験技法**：あなたの否定的思考が，妥当かどうかを確認する実験を行います。「この思考が本当に真実かどうかを見分けるためには，どんな実験を行うことができるか？」と自分に質問します。

将来のセッションでは否定的思考に反論するためのより多くの技法を学びます。以下にそれらの技法が機能する仕組みをおおまかに紹介します。

7. **二重の基準技法**：私たちは，しばしば他人より自分に対して厳しく当たりがちです。自分の否定的思考を特定したあと，「同じような問題をかかえる友人に，自分は同じことを言うだろうか？ 言わないとしたらなぜだろう？ 代わりにどんなことを言うだろう？」と自問してみてください。あなたは自分の二重基準に気づくでしょう。大切に思う人たちには，現実的で公平な，同情心あふれる基準を適用するものです。彼らが失敗したり苦しんだりしているとき，あなたは勇気づけようとするでしょう。反対に自分には，無情で，厳しく，非現実的な基準を課すのです。まるでそうすることが，完璧を達成し，より良い人間となるための道であるかのように，容赦なく自分をいじめます。自尊感情を高める秘訣の1つは，動揺した親友に語りかけるのと同じように，あなた自身に語りかけることを心に決めることなのです。

8. **満足度予想技法**：さまざまな活動の満足度を，0％(最小)から100％

(最大)の尺度で予想する方法です。それぞれの活動を終えた時点で，結果的にどの程度の満足度であったかを記録します。この技法は，あなたが無気力な気分でいるときに，活動的になることを促す役目を果たします。これはまた，「1人でいると，みじめな気分になる」といった自虐的思い込みを試すときにも用いられます。

9. **垂直矢印技法**：あなたの否定的思考に反論する代わりに，その思考の下に矢印を描き，「もしこれが真実なら，なぜ私は動揺するのだろう？　私にとってこれはどんな意味があるのだろう？」と自分に問いかけます。あなたの潜在的な思い込みにつながる，一連の否定的思考を描き出すことができます。

10. **灰色の部分があると考える**：この技法は，「全か無か思考」を打ち負かすにはとくに有効です。ものごとを黒か白に分けて評価せず，灰色で評価するのです。例えば，結婚や仕事で失敗したときに，自分を完全な敗者と決めつけず，「私の長所と短所はどこにあるのだろう？　私のポジティブな資質は何だろう？　どんな欠点を修正すれば良いのだろう？」と考えます。

11. **言葉を定義する**：この技法では，「この言葉の本当の意味は何か？」と自分に問いかけます。例えば，自分を「完全な敗者」と呼ぶのであれば，完全な敗者の定義とは何か？　その定義は本当に意味があるのか？　完全な敗者なるものが，そもそも存在するのか？　などを質問します。「愚かな行動」は存在しますが，愚か者は存在しません。私たちは誰でもときに負けることがあります。しかし，本当の意味で「敗者」は存在しないのです。自分が呼吸しているからといって，あなたは自分を「息をする者」と考えますか？

12. **具体的に考える**：事実から離れないことです。そして，事実についての全体的判断を避けます。自分が完全な欠陥人間と考える代わりに，長所や短所に，具体的に注目します。

13. **言葉を置き換える技法**：より客観的な，感情的ではない言葉に置きかえます。この技法は，「すべき思考」やレッテル貼りに，特に効果的です。例えば，あなたが動揺し，「自分はなんて間抜けなんだ。あんな失敗をすべきではなかったのに。どうしてこんなにバカなんだろう」と自分を批判するような場合は，「あの失敗は，しないほうが望ましかった。しかし世界がこれで終わりになるわけではないのだから，このことから自分が何を学ぶことができるか，見守ろう」と自分に言い聞かせます。

14. **責任再配分技法**：直面する問題の責任を自分のみに帰するのではなく，その原因を作った数多くの要因について考えます。あなたの活力を，自分を責めることや罪悪感に向ける代わりに，問題の解決に集中させます。「この問題の原因は何だろう？　私がつくった原因は？　そして他人（または運命）がつくった原因は？　この状況から私は何を学ぶことができるだろう？」などの点を自問します。

15. **受け入れの逆説**：上記技法の多くは，自己弁護の考えに基づくものです。つまり，否定的思考が不合理的なものと仮定し，あなたはそれに反論します。その誤りを証明して，自分を守り，自尊感情を築きあげるのです。このアプローチは，西欧の哲学に基づく，科学的方法です。基本的な考えは，「真実は私たちを自由にする」というものです。受け入れの逆説は，これとまったく異なります。それは，東洋の哲学と仏教に基づいています。自分自身の自己批判から身を守るのではなく，あなたはその中に多少の真実を認め，それを受け入れるのです。あなたは，自分にこう問いかけます。「この批判の中に，いくらかの真実があるだろうか？　自分は何かそこから学ぶことができるだろうか？　私の仕事ぶりが標準以下という批判を，私は受け入れることができるだろうか？　私には多くの欠点がある。人間である以上不完全なところがある」。受け入れの逆説は，責任逃れや自分の欠点を避けることに使ってはなりません。注意してください。個人的変革には，しばしば努力が必要です。逆説的ですが，

自己受容はしばしば個人的変革の大切な第一歩となります。

　なぜこのように数多くの技法があるのでしょうか？　実際には，その数は15をはるかに超えています。そして，上記に挙げた技法は，どちらかといえば初心者用です。多くの技法が必要とされる理由は，それほどまでに否定的思考を変えることが難しいからです。自信喪失感を長年持ち続けていると，自分や周囲を否定的に考えることに慣れてしまいます。こうした否定的思考パターンを変えることが簡単ならば，もうとっくの昔にあなたはそれを変えていたことでしょう！

　それが容易ではないために，仕事を適切に行うにはいろいろな種類の工具が必要となるのです。「人の好みはさまざま」という古いことわざがあります。私の職業では，これはまったく正しい格言です。人によってどのような技法が有効か，私がそれを事前に知ることはできません。そのため，私の患者さんがある否定的思考をもつのであれば，私たちはいっしょにその思考を，何度も繰り返し攻撃し，その嘘を証明するのです。それぞれの技法は，その思考を攻撃するさまざまな方法を表しています。

　以下に続く数頁では，こうした技法に慣れてもらうため，あなたに筆記練習をいくつか実践してもらいます。そのすべてを，今日のステップで完全に学ぶことはできないかもしれませんが，あなたにとっては良いスタートとなるはずです。

態度のメリット・デメリット分析の練習　その1

　あなたは，ここまでに，罪悪感，怒り，不安などの否定的感情をメリット・デメリット分析する方法について学びました。メリット・デメリット分析は，自虐的な否定的思考あるいは態度の長所と短所を評価する目的にも使うことができます。この分析は，いやな気分にこだわらせる原因となる，無意識のかくれた目的（欲求）を浮かび上がらせる役目を果たします。

　例えば，誰かがあなたを批判したり，あるいは仕事上の失敗があったとしましょう。あなたは，自分はダメな人間だと感じて欲求不満になり，

ステップ4　いやな気分からの抜けだし方　123

態度のメリット・デメリット分析*

あなたが変えたい態度は？：<u>私は完全なダメ人間だ。</u>

これを信じることのメリット	これを信じることのデメリット

* Copyright © 1984 by David D. Burns, M. D., from *Ten Days to Self-esteem*, copyright © 1993.

「私は完全なダメ人間だ」と自分に言うでしょう。これは，あまり役に立つ考え方ではありません。なぜなら，問題の原因をピンポイントに特定し対処方法を立てる代わりに，うつ状態や自己弁護過剰な態度につながるからです。しかし，あなたは人生に行き詰ってしまったと感じるでしょうし，その感情をふりはらうことは容易ではありません。

あなたは，「私は完全なダメ人間だ」と自分に言うことのメリットを，123 頁にあるメリット・デメリット分析用紙の左側コラムに記入します。そう考えることは，どのくらいあなたの助けになるでしょうか？

実際，かなりのメリットがあるでしょう。この種の自己批判は，次の機会にはもっと努力するようあなたを動機づけし，諦める口実を作ってくれます。自分を哀れに感じて，誰かに元気づけてもらおうとするかもしれません。その他にも何かメリットを考えつきましたか？

次に，右側コラムにデメリットを記入します。この思考はあなたをどのように傷つけますか？ 考えられるデメリットは，自分が不適格と考えることにすべての活力をつかいはたし，うつ状態になって，その経験から学ぼうとしなくなることです。あなたは何かその他にデメリットを考えつきましたか？ 最後に 100 点満点で，メリットとデメリットを採点します。両方の点が合計して 100 になるよう評価し，用紙下部の丸の中に採点結果を書き込んでください。左右どちらの点数が上でしたか？

このあとのセッションでは，メリット・デメリット分析を自虐的思い込み（完全主義など）や自虐的習慣（アルコール乱用または先延ばし）へ適用する方法を学びます。

態度のメリット・デメリット分析の練習　その2

医師のフレッドは，始終怒り，腹を立てています。自分の思いどおりにならないと，彼は世の中のあらゆる不公平に怒り，自分を哀れに思っています。他人に礼儀正しく振る舞おう，怒りの感情を抑えようと努力するのですが，毎月 1 回程度，家ではかんしゃくを起こし，病院では不平をぶちまけるのです。

ある日彼は，大嫌いな同僚が，医学部の准教授に昇格したことを知り

ました。彼はうねるようないらだちを感じ，「なぜあんなインチキ野郎が昇格するのだろう。彼はおべっかを使っているだけの男じゃないか。昇格は，駆け引きではなく，実績と独自の研究に基づいて行われるべきだ。いったいどうなっているんだ？　不公平じゃないか！」と自分に言いました。

　彼のこの思考の中にある歪みは何でしょうか。50頁にある歪んだ思考リストを参考に，以下に歪みをリストアップしてください。

1. _____　　4. _____

2. _____　　5. _____

3. _____　　6. _____

　あなたがフレッドだったとして，怒りを感じ，できごとの不当性を繰り返し考えている（味わっている）と仮定してください。あなたは，自分が不公平な事件の犠牲者と感じ，所属部門の医師たちは，なぜ高い倫理基準を求めないで，いい加減なことばかりするのだろうと考えています。あなたはどのようにメリット・デメリット分析を使って，「不公平だ」という思い込みに挑むことができるでしょうか。あなたの考えをいくつか以下に書き出してください。

_____

_____

_____

_____

　（この練習の回答は，144頁にあります。まずは自分の考えを書いてから回答を見るようにしてください）

態度のメリット・デメリット分析の練習　その3

　ハリーは，非常に内気な32歳の弁護士です。美人の前で緊張するため，彼はデートの経験がほとんどありません。ハリーは背が高くハンサムですが，着るものはよれよれで，さえない身なりをしています。私がハリーに与えた宿題は，流行の衣服を買い，異性をひきつける魅力とセックスアピールを前面に出すというものでした。私は，流行の服を着て毎日少なくとも10人の女性に声をかけるよう，彼に提案しました。

　ハリーは，この宿題に頑固に抵抗し，不安と怒りを感じていました。彼の否定的思考は，「私にはそんなことができないことを，バーンズ先生は理解していない。女性が求めるのは，自信あふれる活発な男性だ。自分はそんなタイプではない。もし，私がどれだけ緊張し不安になっているかを知ったら，どんな女性だって私を石ころ同然に捨てるだろう。おまけに，私は善良で誠実な人間だ。デートのために遊びで声をかけるなんて，そんなことはすべきではない。自分はそんな人間ではない。ばかばかしい派手な服を自分は着るべきではない。それは，本当の自分ではない。ありのままの私を女性が気に入るのが本来だ。ありのままの私が好きではないというのなら，運がなかっただけだ！」

　ハリーの思考の中にある歪みは何でしょうか。50頁にある歪んだ思考リストを参考に，以下にリストアップしてください。

1. _____　　4. _____

2. _____　　5. _____

3. _____　　6. _____

　あなたがハリーだったと仮定して，メリット・デメリット分析を使って，どのように考え方，感じ方，そして行動を変えることができるでしょうか。あなたの考えをいくつか以下に書き出してください。

ステップ4 いやな気分からの抜けだし方 127

_____
_____
_____
_____
_____

(この練習の回答は,145頁にあります。まずは自分の考えを書いてから回答を見るようにしてください)

態度のメリット・デメリット分析の練習　その4

　最近私は,ひどい抑うつ状態にある,美しい女性の患者さんを治療しました。彼女は,5歳から10歳までの間ベビーシッターをつとめていたアルコール依存症の隣人から,恐ろしい性的虐待を受けました。彼女は,その男に預けられた週5日の毎日,オーラルセックスを強要されたのです。彼女が,「上手に」やらないと,懲罰を受けなければなりませんでした。懲罰とは,膣または肛門を使った性交でした。そのベビーシッターは,2人のことは秘密にしなければならない,もしそれを誰かにしゃべったら,彼女の弟を殺す,と脅したのです。彼女は恐怖におびえ,両親に虐待を告げませんでした。口の中にできた潰瘍のせいで,食事には痛みがともないましたが,両親がそれに気づいて自分を守ってくれることを彼女は期待していました。しかし,両親は最後まで虐待には気づきませんでした。
　彼女の心の中は,「防ぐことができたはずなのに,それをしなかった自分が悪いのだ。私の身に起こったことが誰かに知れたら,周囲は私のことを好色な少女と考えたに違いない」といった,非常に残酷な自己嫌悪の思考であふれていました。こうした思考がどれだけ理性を欠いたものかわかっていても,そう考えてしまう不合理な衝動を彼女は感じていま

した。

彼女の考えを変えさせまいとする抵抗力に対処するには，メリット・デメリット分析をどのように使えばよいのでしょうか？　彼女の否定的思考の中に，潜在的な利点はあるでしょうか？

_____

_____

_____

_____

（この問題の回答は，145頁にあります。まずは自分の考えを書いてから回答を見るようにしてください）

実験技法の練習　その1

ロニーは，インドからやってきた28歳の化学者です。彼は，社会的状況におけるひどい内気と緊張に悩んでいました。食料品店のレジにならぶと，彼は心配そうにうつむき，「周囲の人は，みな落ち着きはらって，楽しげに雑談している。自分の番になったら，私も何か気のきいたことを言ってレジの店員と会話しなければならない」と自分に言い聞かせるのでした。いざレジで会計が始まると，アカデミー賞級の演技を期待する周囲の視線すべてが，集中して注がれているような気がしました。しかし，緊張して口ごもり，何も言わずに金額を支払うことしか，彼にはできませんでした。その間彼はずっと下を向いたまま，できれば透明人間になりたいと考えていたのです。そして，尾っぽを捲いた犬のように，屈辱と怒りを感じながら，食料品店を足早に出て駐車場へ向かうのでした。

ステップ4　いやな気分からの抜けだし方　129

　ロニーの思考にはどのような歪みがあるでしょうか？ 50頁にある歪んだ思考リストを参考に，以下に記入してください。

1. _____　　4. _____

2. _____　　5. _____

3. _____　　6. _____

　ロニーは，実験技法をどのように使って否定的思考の正確さを評価できるでしょうか？　実験技法の定義を思い出してください。それは，科学者がある理論をテストするためにデータを収集するのと同じように，実験を行って思考の妥当性をテストする，というものです。あなたの考えをここに書き出してください。

_____

_____

_____

_____

_____

　（この問題の回答は，146頁にあります。まずは自分の考えを書いてから回答を見るようにしてください）

実験技法の練習　その2

　ビルは，成功をおさめた弁護士ですが，何かミスを犯して彼の扱う案件で敗訴するのではないかという慢性的な強迫的不安から，常に緊張を感じていました。関わった訴訟の履歴はすばらしく，キャリアは申し分なかったにもかかわらず，彼は絶えず心配し，いつかミスが発覚して輝かしい経歴が台無しになると思い込んでいました。敗訴した案件のことを同僚たちが知れば，彼らの信頼を失い，訴訟案件の紹介がなくなってしまうと考えていたのです。そうなれば，仕事は減り，破産が待っていると彼は考えていました。彼の描くシナリオによると，妻と子供たちは彼のもとを去り，自分はホームレスとなってニューヨークの街をうろつくのでした。そして，食べ物が買えなくて，道行く人に小銭を乞い，無視され，恥をかいているところを昔の同僚に見つかって，嘲笑される場面を空想していたのです。
　ビルは，理性的には，こうした一連のできごとのバカらしさを理解していましたが，その心配を頭から拭い去ることができず，1日中悩んでいたのです。もちろん，彼は非常に緊張して，自分の関わる案件には一生懸命精力的に取り組みました。そのことが，またすばらしい成功に寄与していたのです。しかし，同時に彼の人生はみじめなものでした。彼にはリラックスする時間が一切なく，花をめでる余裕もなかったからです。
　ビルの心配は，いつも「もし裁判で負けたら，同僚から軽蔑され，本当は弱いダメ人間であることがバレてしまう」という否定的思考から始まりました。彼は，実験技法をどのように使えば，この思い込みに挑戦することができるでしょうか？　あなたの考えを以下に書いてください。

_____

_____

_____

ステップ4　いやな気分からの抜けだし方　131

_____

_____

（この問題の回答は，147頁にあります。まずは自分の考えを書いてから回答を見るようにしてください）

証拠を探す技法の練習

「証拠を探す」と呼ばれる技法では，否定的思考を支持しあるいは反論する，すべての事実を評価します。ここであなたに，以下の4つの否定的思考から1つを選び，この技法を使って挑戦してもらいます。

1. 私はなんでも先延ばしする人間だ。期限内には何も済ますことができないような気がする。いったい私のどこが悪いんだろう？
2. 私は食欲をコントロールすることができない。私には意志の力がない。
3. 私は非常に優柔不断な人間だ。すべてのことに決断できない。
4. 私はなんて不器用で間抜けなんだろう。正しくできることは，何もない。

以上の思考から1つ選んでください。あなたは，どれを選びましたか？

その思考には，どのような歪みがありますか？　50頁にある歪んだ思考リストを参考に，以下に歪みを記入してください。

1. _____　　4. _____

2. _____　　5. _____

3. _____　　6. _____

あなたが選んだ否定的思考のまちがいを，証拠を探す技法を使ってどのように証明しますか？ あなたの考えをここに書いてください。

_____
_____
_____
_____
_____

(この問題の回答は，147頁にあります。まず自分の考えを書いてから回答を見てください)

調査技法の練習

調査技法では，あなたの思考や態度が現実的かどうか，非公式な調査を実施します。ある抑うつ状態にある男性が，彼の妻は息子のしつけに甘すぎると怒っていました。しかし彼は，自分がどう感じているかを妻と話し合うことには消極的でした。なぜなら彼には，相思相愛の夫婦は喧嘩や言い争いをすべきではないという思い込みがあったからです。彼は，自分の感情を表現することは危険と考えていました。問題を議論することが妻を遠ざけ，息子がさらに大きな問題を起こすことを恐れていたのです。

彼の思い込みの妥当性をテストするためには，どんな調査を実施することができるでしょうか？ あなたの答えをここに書いてください。

_____
_____
_____

（この問題の回答は，148頁にあります。まず自分の考えを書いてから回答を見てください）

日常気分記録表の練習　その1　問題―批判に対処する

　134頁の日常気分記録表の例から，否定的思考を1つ選び，まずその思考の歪みを，50頁にある歪んだ思考リストを参考にしながら特定してください。特定した歪みは，中央のコラムに記入してください。次に否定的思考のまちがいを証明する合理的思考を，右側コラムに記入します。135頁にある，思考の歪みを取り除く15の方法と題された表を参考に，いくつかの技法を用いてください。

　合理的思考を書き入れたら，それをどの程度信じているか，0％から100％で評価します。その後，左側コラムの否定的思考の思い込みを再評価してください。

日常気分記録表*

ステップ1：あなたを動揺させるできごとを簡単に記述してください。
上司から成績を悪く評価された。

ステップ2：否定的感情を記録してください。そして，それぞれの強さを，0％（最小）から100％（最大）までの点数で表します。悲しい，怒り，不安，罪悪感，寂しい，希望がもてない，欲求不満などの言葉を使います。

感情	点数(0～100%)	感情	点数(0～100%)	感情	点数(0～100%)
1. がっかりした	80%	3. 悲しい	80%	5. 怒り	80%
2. 劣等感	80%	4. 恥ずかしい	80%		

ステップ3：3コラム技法

否定的思考	歪み	合理的思考
あなたを動揺させる思考を記入し，それを信じる度合いを0～100％で評価します	50頁の歪んだ思考リストを参考に書いてください	よりポジティブで現実的な思考に置き換え，それを信じる度合いを0～100％で評価します
1. 私は完全な敗者だ。 100%		
2. 私に何か欠陥があるに違いない。 100%		
3. これは起きてはならないことだ。不公平だ。 75%		

* Copyright © 1984 by David D. Burns, M. D., from *Ten Days to Self-esteem*, copyright © 1993.

思考の歪みを取り除く15の方法*

技法	技法の解説
1. 歪みを特定する	それぞれの否定的思考の歪みを，50頁にある歪んだ思考リストを参考に書きとめます。
2. 直接的アプローチ	よりポジティブで現実的な思考と置き換えます。
3. メリット・デメリット分析	否定的な感情，思考，思い込み，行動の長所と短所をリストに書き出します。
4. 証拠を探す	ある否定的思考が真実であると仮定せず，そう考えることの証拠を探します。
5. 調査技法	あなたの思考や態度が現実的かどうか，確認するための調査を行います。
6. 実験技法	あなたの否定的思考の妥当性を確認するため，実験を行います。
7. 二重の基準技法	動揺した親友に語りかけるのと同じ思いやりをもって，自分に語りかけます。
8. 満足度予想技法	さまざまな活動の満足度を0%（最小）から100%（最大）の尺度で予想します。事後に実際の満足度を再評価して記録します。
9. 垂直矢印技法	否定的思考の下に垂直な矢印を描き，それが真実であればなぜ自分はそれによって動揺するのかを自問します。
10. 灰色の部分があると考える	あなたの問題を黒か白かに分けて評価せず，灰色で評価します。
11. 言葉を定義する	自分を「他人よりも劣っている」あるいは「敗者」とレッテル貼りしがちなときに，こうしたレッテルが何を意味するのかを自問します。

* Copyright © 1984 by David D. Burns, M. D., from *Ten Days to Self-esteem*, copyright © 1993.

思考の歪みを取り除く 15 の方法（続き）*	
技　法	技法の解説
12. 具体的に考える	現実に関する判断を避け，現実から離れることなく考えます。
13. 言葉を置き換える技法	「すべき思考」や「レッテル貼り」の感情的な言葉を，より客観的で感情的ではない言葉に置き換えます。
14. 責任再配分技法	ある問題の責任を自分だけに帰するのではなく，その原因となったすべての要因について考えます。
15. 受け入れの逆説	自己批判から身を守るのではなく，批判の中に真実を見つけ，受け入れます。

日常気分記録表の練習　その2　問題―社会不安

　あなたが，あるパーティまたは会合に出席していると想像してください。そこであなたは，自己紹介またはスピーチをする予定になっています。そのことがあなたを緊張させ，パニック状態に陥らせて，自分は他人より劣ると感じさせています。138 頁の日常気分記録表のステップ 1 に，あなたを動揺させるこのできごとについて，簡単に記述してください。

　次に，あなたの否定的感情を，ステップ 2 と記された箇所に書き込み，それらの感情をどの程度強く感じるかを，0%（最小）から 100%（最大）までの点数で表します。

　あなたを動揺させる否定的思考は，次のとおりです。

1. こんな風に感じるのは私 1 人だ。
2. 私は，ここまで緊張すべきではない。
3. 私は，他人の興味をひくようなことは言えない。

4. ここにいる人たちはみな，私より頭が良く，おもしろい連中だ。私はつまらない人間だ。
5. 私がどれだけ緊張しているかが知れたら，この人たちは私をヘンな人間と思うに違いない。

　これらの否定的思考を次頁の日常気分記録表にコピーしてください。そして，もしあなたがこの社会的状況にあるとすれば，それぞれの否定的思考をどのくらい強く信じるかを，0%から100%で評価します。
　次に，50頁にある歪んだ思考リストを参考に，それぞれの否定的思考の中にある歪みを特定します。そして，135頁の思考の歪みを取り除く15の方法を参考に，1つ以上の否定的思考を合理的思考で置き換えてください。

日常気分記録表*

ステップ１：あなたを動揺させるできごとを簡単に記述してください。

ステップ２：否定的感情を記録してください。そして，それぞれの強さを，0％（最小）から100％（最大）までの点数で表します。悲しい，怒り，不安，罪悪感，寂しい，希望がもてない，欲求不満などの言葉を使います。

感 情	点 数 (0～100%)	感 情	点 数 (0～100%)	感 情	点 数 (0～100%)

ステップ３：３コラム技法

否定的思考	歪 み	合理的思考
あなたを動揺させる思考を記入し，それを信じる度合いを０～100％で評価します	50頁の歪んだ思考リストを参考に書いてください	よりポジティブで現実的な思考に置き換え，それを信じる度合いを０～100％で評価します

* Copyright © 1984 by David D. Burns, M. D., from *Ten Days to Self-esteem*, copyright © 1993.

日常気分記録表の練習　その3　問題—家族の死

あなたの兄または弟が，薬物常用者で自殺してしまったと仮定します。あなたは打ちのめされ，罪悪感をもち，望みを失いました。あなたの否定的思考は次のとおりです。

1. 自殺の責任は私にある。
2. 私は，彼が自殺を考えていることを知って，助けることができたはずだ。
3. 彼と最後に話したときに，あんなに怒って冷たくあしらうべきではなかった。もっと愛情をもって接するべきだった。
4. 彼は拒絶されたと感じて，そのために自殺してしまった。

140頁にある日常気分記録表のステップ1に，今回のできごとを簡単に記述します。ステップ2に否定的感情を記入し，それら感情の強さを，0％（最小）から100％（最大）までの点数で表します。そしてステップ3の左側コラムに上記4つの否定的思考（他にも考えつけばそれも）を記入し，それぞれを信じる度合いも点数で忘れずに評価してください。

次に，それぞれの否定的思考の歪みを，50頁の歪んだ思考リストを参考にしながら特定し，中央のコラムに書き入れます。そして最後に右側のコラムに，代替となるよりポジティブで現実的な合理的思考を，135頁にある思考の歪みを取り除く15の方法を参考に記入します。

日常気分記録表*

ステップ1：あなたを動揺させるできごとを簡単に記述してください。

ステップ2：否定的感情を記録してください。そして，それぞれの強さを，0%（最小）から100%（最大）までの点数で表します。悲しい，怒り，不安，罪悪感，寂しい，希望がもてない，欲求不満などの言葉を使います。

感　情	点　数 (0〜100%)	感　情	点　数 (0〜100%)	感　情	点　数 (0〜100%)

ステップ3：3コラム技法

否定的思考	歪　み	合理的思考
あなたを動揺させる思考を記入し，それを信じる度合いを0〜100%で評価します	50頁の歪んだ思考リストを参考に書いてください	よりポジティブで現実的な思考に置き換え，それを信じる度合いを0〜100%で評価します

＊ Copyright © 1984 by David D. Burns, M. D., from *Ten Days to Self-esteem*, copyright © 1993.

日常気分記録表の練習　その4

142頁の日常気分記録表を，あなた自身の生活から状況を選んで書き入れ，練習します。記入にあたっては，以下の要領で完成させてください。

　ステップ1：あなたを動揺させるできごとを日常気分記録表の上段に簡単に記述します。あいまいで一般的な記述ではなく，具体的にかつ事実にそくして書いてください。何が，いつ，どこで起きたのかなどの点を忘れずに記入します。

　ステップ2：否定的感情を，怒り，悲しい，欲求不満，罪悪感，不安などの言葉を使って記入します。そして，それぞれをどれだけ強く感じるか，0％（最小）から100％（最大）までの点数で評価します。

　ステップ3：否定的思考を，日常気分記録表の左側のコラムに記録します。これらの思考は，上記の否定的感情にともなう考えです。それぞれの否定的思考に番号をふり，末尾にはそれをどの程度強く信じるか，0％（最小）から100％（最大）までの点数で評価します。次に，50頁の歪んだ思考リストを参考に，否定的思考の歪みを特定します。
　それぞれの否定的思考に代わる合理的思考を，135頁の表を参考に考えます。合理的思考は右側のコラムに記入し，末尾にそれぞれの合理的思考をどの程度強く信じるか，0％から100％で評価します。
　それが終わったら，否定的思考を今の段階でどの程度強く信じるか，再度評価します。評価が変わり点数は低くなりましたか？　そうであれば，古い評価点を棒線で抹消し，新しい評価点を記入してください。
　すべての否定的思考のまちがいを証明したら，次は否定的感情の再評価です。否定的感情を感じる度合いは改善しましたか？　感じる動揺は少なくなりましたか？　もしそうであれば，古い評価を棒線で抹消し，新たな評価点を記入してください。用紙に書ききれない場合は，143頁の日常気分記録表追加頁を使って記入してください。

日常気分記録表*

ステップ1：あなたを動揺させるできごとを簡単に記述してください。

ステップ2：否定的感情を記録してください。そして，それぞれの強さを，0％（最小）から100％（最大）までの点数で表します。悲しい，怒り，不安，罪悪感，寂しい，希望がもてない，欲求不満などの言葉を使います。

感 情	点 数 (0〜100%)	感 情	点 数 (0〜100%)	感 情	点 数 (0〜100%)

ステップ3：3コラム技法

否定的思考	歪 み	合理的思考
あなたを動揺させる思考を記入し，それを信じる度合いを0〜100％で評価します	50頁の歪んだ思考リストを参考に書いてください	よりポジティブで現実的な思考に置き換え，それを信じる度合いを0〜100％で評価します

* Copyright © 1984 by David D. Burns, M. D., from *Ten Days to Self-esteem*, copyright © 1993.

日常気分記録表（続き）*

否定的思考	歪 み	合理的思考

〈124頁「態度のメリット・デメリット分析の練習 その２」の回答〉

　フレッドは，「それは不公平だ」と自分に言い，インチキな同僚が昇格したことへの怒りのメリットをすべて書きつらねます。メリットは次のとおりです。

1. 彼は，自分が道徳的により優れていると感じ，とても大切な何かについて自らの正しさを確信することができる。
2. 彼は，自分が最近昇格していないことを言い訳できる。
3. 彼は自分を哀れむことができる。
4. 彼は，部門長に対して積極的に自分の昇格を働きかける必要がなくなるだろう。彼は，職場のシステムが，基本的には利害関係中心で不公平なものと自分に言い聞かせ，問題を避けることができる。
5. 彼は，怒りと力づよさを感じることができる。

　上記の他にも多くのメリットが追加できるでしょう。あなたは何か考えつきましたか？
　一方，この考え方のデメリットは，以下のとおりです。

1. 彼は，不機嫌になり，怒りっぽくなる。
2. 彼は，敵対的態度をとり，イライラして，人々を遠ざけてしまう。
3. 彼は，無力感をもち，途方に暮れる。
4. 部門長と昇格について交渉しなければならないとき，彼は，建設的な印象を与えることができなくなる。
5. 彼は，自分の人生，職業，同僚などに対して，満ち足りたポジティブな感情をもてなくなるだろう。そして，自分も含め，他の誰に対しても敵対的になるだろう。

　あなたは，彼が「それは不公平だ」と自分に言うことのデメリットを他に何か考えつきましたか？　フレッドのメリットとデメリットをリス

トに書き込んだら，それぞれを比較してどちらが有利かを評価してください。彼のシニカルな考え方と慢性的な怒りは，そうすることによる報酬がかなり多いことから，常習性が非常に強い点に留意する必要があります。彼がそれを変えたいのであれば，彼はこうした利点を認識し，それを意識的に諦める決断をしなければならないでしょう。

〈126頁「態度のメリット・デメリット分析の練習　その3」の回答〉

　ハリーの否定的思考のメリットには，以下のようなものが考えられます。

1. 彼は，変わる必要がない。
2. 彼は，振られるのを覚悟で女性に声をかける必要はない。
3. 不平を言うことで，彼は自分だけが正しいと感じることができる。
4. 彼が不安を感じるような，何か新しいことや今までと違うことはやらなくても良い。
5. 自分が1人でいることの言い訳ができる。

　上記の他にも何かメリットを考えつきましたか？　実際，もっとたくさんあるでしょう。
　ハリーは，この考え方のもつデメリットも挙げるはずです。それもたくさんあると思います。あなたはいくつか考えましたか？
　ハリーのメリットとデメリットを書き込んだら，その態度を変えるかどうかを決定します。

〈127頁「態度のメリット・デメリット分析の練習　その4」の回答〉

　メリット・デメリット分析を行ったとき，実は，彼女は否定的思考に潜在的な利点を数多く発見しました。重度の抑うつ，苛立ち，過度の肥

満などから，彼女は男性にとって魅力のない存在でいることができました。そして，夫とセックスする必要がなくなったのです。彼女は夫を強く愛していましたが，性的な関心はありませんでした。また，職場の同僚の男性たちから言い寄られることもなくなると考えていました。

こうしたメリットに気づいたとき，彼女は自分が何も変える必要はないと決心しました。彼女は，抑うつ状態から抜け出すとどうなるのかを知るために，1カ月の間否定的思考に反論することにしました。その後の数週間で，彼女は外見と自尊感情の急速な改善を経験しました。

〈128頁「実験技法の練習 その1」の回答〉

ロニーのセラピストは，彼が科学者なので，食料品店でレジに並ぶ人たちが魅力とウィットに富み，気楽な会話を楽しむ人たちばかりかを確認する実験を提案しました。セラピストは，床ばかり見つめていないで視線を上げ，他の人々が何をしているか観察するよう，ロニーに勧めたのです。何人が，彼が考えているような気楽な会話を楽しんでいるでしょうか？ そして何人が，彼と同じようにぼんやりと周囲をながめているでしょうか？ セラピストは，計算機を持ち歩いて，こうした分類ごとに，人々のデータを集めるよう彼に提案しました。その後，いつも研究室でそうしているように，彼はデータを分析し，仮説が正しいかどうかを確認すれば良いのです。

ロニーは，互いに言葉を交わしている人間がほとんどいないことにおどろきました。ほとんどの人は，周囲をボンヤリとながめているか，プリシラ・プレスリーが妊娠した火星人との子供に関するナショナル・エンクワイアラー誌の特集記事を読んだりしていたのです。そして，レジで自分の番がくると，彼と同じように，ただ代金を払って店を後にしていました。

ステップ4　いやな気分からの抜けだし方　147

〈130 頁「実験技法の練習　その2」の回答〉

　私がビルに提案したのは，次の弁護士会の会合で，彼が敗訴した案件のことを 10 人の同僚に話すことでした。それによって，関わる案件には常に勝訴しなければいけないという，彼の思い込みをテストすることができるからです。

　彼は，当初この提案にはまったく乗り気ではありませんでしたが，最終的に同意してくれました。結果として，同僚は誰も彼が敗訴したことを気にかけないことに，彼自身おどろきました。何人かは，自分の話しに夢中で，ビルの話した内容に気づいた様子もありませんでした。また，ビルがとうとう敗訴を経験したと聞き，気が楽になって，自分が関わった最近の敗訴案件をあれこれ話し始めた同僚も何人かいました。夫婦生活や家族の問題について話し始めた同僚もいました。

　ビルは，彼の同僚を初めて身近に感じたと私に言いました。自分が努力して隠し続けてきたこと—彼の欠点—が，実際には同僚と親しくなるための大きな財産であったことを知り，おどろいたのです。彼の本当の問題は，失敗や欠点ではなく，それを恥じて隠す点にありました。

〈131 頁「証拠を探す技法の練習」の回答〉

　最初の否定的思考について，証拠を探す方法は以下のとおりです。すべてを先延ばしして，何も期限内に済ませることができないのは本当か，と自分に質問します。その証拠はどこにありますか？　それを見つけるために，今日起床してから今までのことを，すべてリストに挙げてみてください。時間どおりに起床しましたか？　寝巻きから着替えるのを先延ばししましたか？　トイレには時間どおりに行きましたか？　歯磨きを先延ばししましたか？　コーヒーは時間どおりに飲みましたか？

　ほとんどのことが，時間どおりに行われていることがわかるはずです。あなたが，すべてを先延ばしするという主張は，ほとんど真実ではありません。あなたは，多くのことを先延ばししているかもしれません。し

かし，先延ばしの範囲を誇張することで得られるものはないのです。それによって，自分がダメ人間と考え，それを基本的性質と考えてしまうだけです。

次にあなたは，重要なことはすべて先延ばしする，と主張するでしょう。もしそうであれば，この否定的思考の証拠を探せば良いのです。今までの人生で起きた，もっとも重要なできごとを20ほどリストに挙げてみてください。この世に生まれてくること，それは重要ですか？ それは時間どおりでしたか？ 生まれて最初に呼吸すること，それは重要ですか？ それは時間どおりに行いましたか？ 歩けるようになることそして話せるようになること，それらは重要なことですか？ それも時間どおりにできましたか？ 証拠を探してみると，この主張もあまり妥当ではないことが理解できると思います。

同様のアプローチを用いて，他の否定的思考も検討してください。例えば，自分が何もまともにできない不器用な人間だと主張するのであれば，自分が得意とすることがらをいくつかリストにあげます。自分が優柔不断で何ごとについても決断できない，と主張するのであれば，毎日あなたが自動的に行っている数百に及ぶ決断を思い出せば良いのです。あなたは今，この本を読むという決断を行っています。しばらくして，読むのをやめて休むという決断をすることでしょう。そして，おやつを食べたり，ジョギングしたり，何かほかの行動にうつる決断をすることになるのです。

〈132頁「調査技法の練習」の回答〉

彼のセラピストは，円満な夫婦生活を営んでいる彼の友だちに，今までに夫婦喧嘩をしたことがあるかどうかを尋ねるよう提案しました。その結果，彼らでもしばしば夫婦間で猛烈な言い合いをすることがあるし，そんなことは普通のことと考えていることがわかり，彼はおどろきました。普通の結婚生活では，夫婦は互いに怒ったり意見が食い違ったりしないもの，という彼の思い込みと一致しなかったからです。

ステップ4の評価

あなたはステップ4で何を学びましたか？ ステップ4で私たちが議論したもっとも重要な考えのいくつかを，簡単に要約してください。

1. _____
   _____

2. _____
   _____

3. _____
   _____

　今日のステップであなたを困らせた内容，または気に障った内容はありましたか？ あなたがグループに参加している場合，リーダーや他の参加者から，何かいらだつことを言われましたか？ 否定的感情をすべて書き出してください。

_____
_____
_____
_____

今日のステップで役に立った内容，興味深く便利と思った内容について書いてください。リーダーや他の参加者から，セッション中に何か気に入ったことを言われましたか？ あなたが感じたポジティブな反応をすべて書き出してください。

_____

_____

_____

_____

ステップ5のためのセルフヘルプ課題

あなたが「もういちど自分らしさに出会うための10日間」グループに参加している場合，グループリーダーは次のセッションの前に，セルフヘルプ課題を完成させるようあなたに求めることがあります。

課題	割り当てられた課題に○を入れます	実施済みの課題に○を入れます
1. ステップ4の評価用紙を完成させてください。次のセッションであなたの肯定的反応と否定的反応を議論する準備をしてください。		
2. 3つの気分測定テストをもう一度完成させてください。3つのテストは，次のステップの冒頭にあります。		
3. 次のステップを読んで，できるだけ多くの筆記練習を行ってください。		
4. 次のセッションには，あなた用に本書をもってきてください。		
5. 1日10分，日常気分記録表を使って練習してください(用紙は396頁にあります)。		
6. 否定的感情を1つ選び，その利点と欠点についてメリット・デメリット分析を行ってください。		
7. 次のセッションにはすべての筆記宿題をもってきてください。		
8. 読書療法（読書課題はありましたか？）		
9. *		
10.		

＊追加の課題があれば以下のスペースに記入してください。

〈ステップ4のための補足読書〉

1. 『フィーリング Good ハンドブック』の第6章を読んでください。
2. 『フィーリング Good ハンドブック』第8章の137〜143頁（訳注：日本語版の179〜187頁）を読んでください。

ステップ5

受け入れの逆説

ステップ5の目標

1. あなたは，声の外在化と呼ばれる，否定的思考を修正する効果的な方法を学びます。「もういちど自分らしさに出会うための10日間」のグループセッションに参加している場合，2, 3人のグループでこれを実践します。個人でこれを実践する場合は，友だちあるいは鏡の助けを借りて行います。
2. あなたは，否定的思考に対する2つの全く異なる反論方法を学びます。1つは自己弁護，もう1つは受け入れの逆説と呼ばれます。自己弁護は，西洋的宗教と科学的思考に基づき，受け入れの逆説は，より東洋的な仏教などの哲学に基礎をおいています。これらを組み合わせて用いると，とても効果的です。

気分の測定

あなたはすでに前のステップの冒頭で，3つの気分測定テストを行いました。あなたの進歩を記録するために，このステップの冒頭でも3つのテストを完成させてください。わからないことがあれば，ステップ1の2～14頁にある，これらテストの記入方法を参照してください。

バーンズうつ状態チェックリスト*

過去1週間に，各項目に記述した種類の感情がどの程度あなたを悩ませたかについて，もっとも当てはまるレベルのものを右から選び○をつけてください。

	0 全くない	1 少々ある	2 かなりある	3 大いにある
1. 悲しみ：悲しい気持ちになりましたか？ 悲しみのあまり，人生への興味を失ったことはありましたか？				
2. 落胆：将来は絶望的に見えますか？				
3. 低い自尊感情：自分は価値がないと感じましたか？ 自分が失敗者だと考えることはありましたか？				
4. 劣等感：自分がダメだとか，他人よりも劣っていると感じますか？				
5. 罪悪感：自分に批判的になりましたか？ あらゆることは自分のせいだと自分を責めたりしましたか？				
6. 優柔不断：何かについて決意するのに問題がありましたか？				
7. 怒りと欲求不満：期間内の多くの時間にわたって怒りや欲求不満を感じましたか？				
8. 人生への関心の喪失：仕事や趣味，家族，あるいは友人への関心を失いましたか？				

* Copyright © 1984 by David D. Burns, M. D., from *Ten Days to Self-esteem*, copyright © 1993.

バーンズうつ状態チェックリスト（続き）*

	0 全くない	1 少々ある	2 かなりある	3 大いにある
9. やる気の喪失：打ちのめされた気持ちになって、物事を自分から進んで行おうという気持ちになれないと感じますか？				
10. 貧弱な自己イメージ：自分が年老いたと思いますか？　魅力がないと思いますか？				
11. 食欲の変化：食欲を失いましたか？　あるいは、強迫観念にかられて、食べすぎたり、飲みすぎたりしましたか？				
12. 睡眠の変化：不眠症になったり、夜よく眠れなかったりしますか？　過度に疲れたり、寝すぎたりしますか？				
13. 性欲の喪失：セックスへの関心を失いましたか？				
14. 心気症：自分の健康についてかなり心配していますか？				
15. 自殺への衝動※：人生は生きるに値しないと考えますか？　死んだ方がよりましと考えますか？				
1～15項目の点数を合計して、ここに記録してください　→				

※自殺への衝動がある人はメンタルヘルスの専門家にすぐに相談してください

バーンズ不安調査表＊

　過去1週間に，各項目に記述した種類の感情がどの程度あなたを悩ませたかについて，もっとも当てはまるレベルのものを右から選び○をつけてください。

カテゴリー1：不安な気持ち	0 全くない	1 少々ある	2 かなりある	3 大いにある
1. 不安，緊張，心配，恐怖				
2. 自分の周りの物事が奇妙に感じる，非現実的に感じる，もやもやした感じがする				
3. 自分の体の全部または一部から遊離したような感じ				
4. 突然の予期しないパニックの感覚				
5. 将来に対する不安や終末が差し迫っているという感覚				
6. 緊張やストレス，いらだちを感じたり，何かいやなことが起こりそうで不安になる感じ				
カテゴリー2：不安な思考	0 全くない	1 少々ある	2 かなりある	3 大いにある
7. 集中することの困難さ				
8. 思考が空回りする，思考が次から次へと飛び移って行く				
9. 恐ろしくなるような幻想，または，白昼夢				

＊ Copyright © 1984 by David D. Burns, M. D., from *Ten Days to Self-esteem*, copyright © 1993.

バーンズ不安調査表（続き）*

10. 自分へのコントロールを失いそうになると感じること				
11. 自分が気違いみたいなことをしたり，頭がおかしくなるのではないかという恐怖				
12. 意識を失うことへの恐怖				
13. 身体上の病気になること，心臓発作を起こすこと，死ぬことへの恐怖				
14. 人前で馬鹿みたいに見えること，出来が悪そうに見えることへの心配				
15. 1人になること，孤独になること，見捨てられることへの恐怖				
16. 批判されること，承認されないことへの恐怖				
17. 何かひどいことが起きるのではないかという恐怖				
カテゴリー3：身体的症状	0 全くない	1 少々ある	2 かなりある	3 大いにある
18. 心臓がどきどき鳴る，鼓動が早くなる（しばしば「動悸」と呼ばれる）				
19. 胸が痛む，圧迫される，締めつけられる感じ				

バーンズ不安調査表 (続き) *

20. かかとや指がひりひり痛む，しびれる				
21. 胃がきりきり痛む，不快な感じになる				
22. 便秘，下痢				
23. 落ちついていられない，びくびくした感じがする				
24. 筋肉のこわばり，つっぱり				
25. 熱によるものではない汗				
26. のどに圧迫感を感じる				
27. 震え				
28. 足元がふらつく				
29. めまいがする，ふらふらする，バランスがとれなくなる				
30. 息が詰まる，窒息するという感覚，呼吸困難				
31. 頭痛，首や背中の痛み				
32. ほてり，寒気				
33. 疲れる，衰弱する，簡単に疲労するという感じ				
1〜33項目の点数を合計して，ここに記録してください →				

関係満足度評価*

あなたのもっとも親しい関係において感じている満足度について、もっとも当てはまるレベルのものを右から選び◯をつけてください。

	0 とても不満足	1 ある程度不満足	2 やや不満足	3 普通	4 やや満足	5 ある程度満足	6 とても満足
1. コミュニケーションと率直さ							
2. 衝突や論争の解決							
3. 愛着と気づかいのレベル							
4. 親密さと親近感							
5. その人との関係における自分の役割に対する満足度							
6. 相手の役割に対する満足度							
7. その人との関係についての全体的満足度							
1〜7項目の点数を合計して、ここに記録してください →							

注記：関係満足度評価は、あなたの夫婦関係やもっとも親しい関係の満足度を測定するためのテストですが、友人、家族あるいは同僚との関係の評価にも使うことができます。もし、現時点で親しい関係がない場合、一般的な他者との関係を考えながら、評価点を記入してください。

＊ Copyright © 1983 by David D. Burns, M. D., from *Ten Days to Self-esteem*, copyright © 1993.

声の外在化

　ロールプレイング（役割演技）は，否定的思考の修正にとくに有効な方法です。あなたが，自尊感情トレーニンググループに参加している場合，声の外在化と呼ばれる新たな技法を実演するため，グループリーダーは，グループから2人の勇敢な希望者をボランティアとしてつのります。1人で実践している読者のためには，鏡を使った実践法を紹介します。友人や家族の助けを借りて実践することもできます。

　この技法は，本能的レベルで，知的理解を実際の感情的変化に変容させる方法です。この技法が声の外在化と呼ばれる理由は，私たちを動揺させる，否定的で自己批判的思考を，外在化—つまり言葉にして表すからです。そうした思考を，頭の中から外へ出して，実際の他人であるかのように見立て，それに反論します。

　この練習はあなた自身の自己批判的思考をリストにすることから始めます。困難に直面し，がっかりして，自分が他人よりも劣っていると考える状況にあなたがあるものと想像してください。自分は十分に賢くなくなければ魅力もなく，十分出世もしていない，と考えています。そして，以下のような否定的思考を，あなたは日常気分記録表に記入しました。

1. 他の人たちが私の本当の姿を知ったら，軽蔑するだろう。
2. 他の人々は私よりもずっと賢い。
3. 私はいつも失敗ばかりしている。
4. 私は敗者で，ダメな人間だ。
5. 私はいつもこんなに落ち込んでいてはダメだ。どこか自分に欠陥があるに違いない。
6. この先，私が健康になることはないだろう。
7. 私は欠陥人間で，他人よりも劣っている。
8. 私には，十分な知恵も賢さもない。優れたユーモアのセンスがない。

次に，グループの他メンバー（または友人の1人）に，この練習のパートナーをつとめてもらいます。パートナーは，あなたの否定的思考となって，自分は他より劣ると感じている，自己批判的で否定的な心の一部分を演じます。パートナーは，あなたの否定的思考を大きな声で，第一人称で言います（例えば，私は敗者だ，私が健康になることはないだろう，私は欠陥人間で他よりも劣っている，など）。

あなたは，合理的思考の役を演じます。落ち込んでいる親友に話しかけるように，第二人称でパートナーに話しかけます。例えば，「あなたは敗者ではない。あなたは人間だ。あなたには他人と同様，欠点があるけれども，誇りに思っていい長所もたくさんある。自分を過小評価すべきではない」といったふうに話しかけてください。

この技法の目的は，二重の基準をあなたに気づかせることにあります。あなたには，おそらく，他人用として現実的で思いやりにあふれた基準があるでしょう。他人にはやさしく，完全を求めず，落ち込んだときに叱るようなことはしません。違いますか？ しかし，自分自身に対してはまったく違う基準をあてはめ，あなたは完全を求めるのです。ものごとがうまく行かないときには，まるでそうすることが良いことであるかのように，自分に厳しく当たるのです。

もし，そうした自虐が本当に役立つのなら，なぜ他人にも同じように接しないのでしょうか？ 彼らの気分が落ち込んでいるときに，なぜ批判しないのでしょうか？ 理由は明らかです。それは，消そうとしている火にガソリンを注ぐようなものだからです。それでは，火の勢いはますます盛んになります。動揺した親友に接するように，自分自身に接したいと思いませんか？

この技法は，あなたに二重の基準の適用を諦めさせるかもしれません。あなたは，自分を含むすべての人間に対して，公平で現実的かつ思いやりのある単一の基準で接する方法を学びます。

あなたが，心から大切にしている人に拒絶されたと仮定します。あなたは，かなり深刻なうつ状態になり，自分を凶悪犯であるかのように責め立てるでしょう。「すべては私が悪い。私はだれからも愛されない，まったくダメな人間だ。一生ひとりぼっちだろう」と，自分に言い聞か

せるかもしれません。

　こうした否定的思考は，おそらく頭の中で，自然と自動的に生まれてくるものです。これは，前もって計画したことではありません。習慣の1つなのです。試しに，「自分は，ふられたばかりの友だちに，こんなことを言うだろうか？」と自問してみてください。もちろん，そんなことは言うはずありません！　全く同じ状況にある友人にむかって，おそらく，決してこんな不合理で意地の悪いことは言わないでしょう。あなたは，友人を慰め，元気づけるはずです。自尊感情を高めるための秘訣の1つは，傷ついた親友に対する場合と同様，思いやりをこめて自分に対処することにあります。

　声の外在化を，他人の助けを借りて練習する場合，対話があなたの心の中における葛藤の一部であることを，常に念頭におくことが大切です。この練習は，2人のあいだに実際に交わされる会話を模して行うことが目的ではありません。悩んでいる友人の相談に，どうやって乗るかの練習ではないのです。声の外在化では，もう一方の声は，単にあなた自身の自己批判の投影です。基本的にあなたは，自分自身に語りかけているのです。

　声の外在化を，パートナーと共に練習するときは，どちらかが否定的思考の役を，もう一方が合理的思考の役を演じます。3人のグループであれば，3番目の人は，オブザーバーとなります。オブザーバーは，2人のロールプレイングを評価します。合理的思考役が言葉に詰まるようであれば，頻繁に役割を交替し，続けてください。

　声の外在化の手順を以下に要約します。

声の外在化

1. あなたの否定的思考をリストに挙げます。日常気分記録表の，否定的思考のコラムに記入した思考を使うこともできます。
2. パートナーを選び，向かい合わせに座ります。
3. パートナーに，あなたの否定的思考を1つずつ, 第一人称(「私は…」)で読み上げてもらいます。

4. パートナーに対して，動揺した友だちに語りかけるように，第二人称（「あなた／君は…」）で話しかけます。穏やかで支持的な助言の形式を用います。
5. 行き詰ってしまったら，役割を交替して続けます。

実際には他人に話しかけていても，あなた自身の自己批判に語りかけていることを忘れないでください。

鏡の技法

　私は最近，オハイオ州で開かれた，2日間のワークショップに参加しました。一緒に参加した心理療法士の中には，有名なマイク・マホウニー先生もいました。マホウニー先生は，ホアンという名の，反抗的な十代の少年を治療中，新しく効果的な技法を偶然発見した，と私に教えてくれました。多くのティーンエイジャーがそうであるように，ホアンは自分の顔立ちが見苦しいと考えていました。この思い込みがあまりに強いため，彼は鏡に対して病的な恐怖をもっていました。鏡に映る自分の像を恐れ，鏡をのぞくことを彼は拒否していたのです。
　マホウニー先生は，診察室の机の上に，偶然小さな装飾用鏡を置いていました。そして，ホアンがその鏡に目を向けるのを注意深く避けていることに気づきました。ある日，先生はホアンに，恐怖と立ち向かって鏡をのぞき，そこに映っている若い男性に何か述べてほしいと提案しました。ホアンはしばらく抵抗しましたが，最終的に同意しました。最初は強く不安がっていたものの，徐々にリラックスして，彼の外見について述べ始めたのです。彼は自分をよりポジティブに考えるようになって，自分への親近感を増してゆきました。数回の治療面接後，自己嫌悪もマホウニー先生への不信感も，ともに彼は捨て去ることができました。
　声の外在化を実践する際には，この鏡の技法も役立つと思います。あなたは，否定的思考を大きな声で繰り返しながら，鏡に映る自分を見つめます。

　　　　私はヘマばかりやっている。私は敗者で，落伍者だ。

　こんどは，鏡を見ながら，あなたそっくりな友だちと会話するような気持ちで，第二人称で話しかけます。落ち込んだ親友を元気づけるように，自分自身を元気づけるのです。以下の文章を参考にしてください。

　　　　私の言うことを聴いてくれないか。たしかに君は，よくしくじるけど，それは誰にでもあることだ。君には長所もあれば短所もある。勝つこともあれば負けることもある。だからこそ，人間らしいと言える。恥ずかしく思うことなんてないじゃないか。欠点があるなら，直す努力をすればいい。

　おそらく，あなたが自己弁護した後は，新たに否定的で自己批判的思考が生じるはずです。

　　　　でも，いつもここまで落ち込むべきではないと私は思う。何か自分に悪いところがあるに違いない。私は欠陥人間だ。

　依然として鏡を見ながら，あなたは親友に語りかけるように，話を続けます。

　　　　そりゃ，君がいつもそこまで落ち込まないほうがいいに決まってる。時間が経てば，君の気分も良くなるだろう。憂うつな気分になるということは，君の感じ方に何かうまく行かないところがあるということだ。それと，欠陥人間かどうかということとは無関係だよ。

　この応答には，135頁の思考の歪みを取り除く15の方法という表に記載された技法の1つが例示されています。今すぐに表を見て，その中のどの技法がここで用いられているか，探してください。
　あなたは他の技法を推測したかも知れませんが，私がここで考えてい

るのは，言葉を置き換える技法です。言葉を置き換える技法を使って否定的思考に反論する場合は，より単純で地味な言葉，より客観的な言葉を用います。言葉を置き換える技法は「すべき」思考の歪み除去に，とくに有効です。例えば，「私は，こんなに落ち込むべきではない」と自分に言うかわりに，「私は，こんなに落ち込まないでいたほうが，望ましい」と言うことができます。この簡単な言葉の置き換えが，「すべき」思考にある棘をかなり取り除いてくれます。

言葉を置き換える技法は，「すべき」思考と同じく，レッテル貼りにも有効です。「欠陥人間」とレッテル貼りする代わりに，あなたは自分自身を「憂うつな気分を感じている1人の人間」と考えます。

鏡の技法をいま実践してみましょう。あなたの日常気分記録表から，自己批判的な思考をいくつか選んでください。例えば，私が診ているある患者さんは，歯医者の予約をすっぽかしてしまいました。とても忙しかったので，完全に予約のことを忘れてしまったのです。予約を思い出したとき，彼女は容赦なく自分を非難しました。彼女の否定的思考の1つは以下のようなものでした。

　　　あら！歯医者の予約を完全に忘れてしまったわ！　脳みそが半分になったとしても，それくらいは覚えていられるのに…。私はなんて間抜けなんでしょう！

これを，あなたの否定的思考と仮定しましょう。鏡の前に立って，否定的思考の役を演じてください。否定的思考を，大きな声で繰り返し読み上げます。第一人称（私）を使います。自己を批判し，きまりの悪い気分，そして恥をかいた気分になってください。

次に，合理的思考の役に代わります。ポジティブで自分本位な思考で，あなたを守ることが役目です。こんどは，第二人称（君／あなた）を使い，以下の文を読み上げます。

　　　予約を忘れてしまったことは，あなたにとってばつの悪いことかもしれない。でもあなたは，今とても忙しいから，約束を忘れ

てもそれほど異常なことではないでしょう。あなたが忘れっぽくなったからといって，世の中が終わりになるわけではない。世の中は，あなたがミスをしても，変わらずに進んで行くに違いない。歯医者に電話をかけて，正直に事情を説明し，予約を取り直しましょう。無意識のうちに何かが起こっていた可能性も考えてみたらいいかもしれない。歯医者に対して，何か腹を立てていたことはなかった？ 予約について，何か不安になっていたことはなかった？

これは，あなたの心の中の，否定的な部分と肯定的な部分の対話であることを常に念頭においてください。この練習は，実際の会話を例示することが目的ではありません。声の外在化であなたが相手をする批評家は，自分の自己批判に過ぎないのです。

鏡の技法の実践方法を以下に要約します。

鏡の技法

1. あなたの否定的思考を，日常気分記録表の左側コラムに記入します。ステップ1（動揺するできごとの特定），ステップ2（否定的感情の記録）を，必ず最初に済ませてください。
2. 鏡の前に立ち，向き合います。
3. 第一人称（私）を用いて，あなたの否定的思考を1つずつ声を出して読み上げます。
4. 第二人称（君／あなた）を用いて，否定的思考や自己批判的思考からあなた自身を守ります。似たような問題をかかえる親友の相談に乗るときのように，思いやりの気持ちであなた自身に話しかけます。

受け入れの逆説

認知療法には，対立する2つの，治療の出発点があります。自己弁護と受け入れの逆説です。自己弁護は，あなたをいやな気分にさせる否定

的思考に，論理と証拠で反論します。否定的思考の歪みを特定し，その
まちがいを証明した後は，あなたの気分は通常改善されます。

　しかし，多くの否定的思考は，受け入れの逆説を用いることでより効
率的に対処することができます。否定的思考に反論する代わりに，その
中になんらかの真実を見つけ，それを受け入れるのです。これを，内面
のやすらぎと自尊感情，そしてわずかなユーモアをもって受け入れるこ
とができれば，劇的な結果が期待できます。

　例えば，あなたが自尊感情のトレーニンググループに参加していると
しましょう。グループの1人が，以下のような否定的思考をもっている
とします。

1. 私は悪い母親だ。
2. 私は薬物中毒で人生を台無しにしてしまった。
3. 私は他の人ほど賢くなければ成功もしていない。いままでに目立っ
　 た成果を挙げたことはない。
4. 私は偽善者で，他人に不誠実な人間だ。
5. 私は敗者だ。私には友人がいない。
6. 私は太っている。私には意思の力がない。

　リーダーは，ボランティアを1人グループからつのり，否定的思考の
役を演じてもらい，受け入れの逆説を実演します。ボランティアは，第
二人称を用いてリーダーを攻撃します。リーダーは合理的思考の役を第
一人称で演じます。これは2人の間の対話のように見えても，ある1人
の人間の，心の葛藤を2つの声が表現していることを忘れないことが大
切です。そのやりとりは以下のようになります。

ボランティア（否定的思考）：あなたはひどい母親だ。
リーダー（合理的思考）：母としての私には，多くの欠点がある。改善し
　　なければならない点はたくさんある。私はそれを受け入れる。
ボランティア：しかし，あなたは薬物中毒者でもある。人生を台無しに
　　してきた。

リーダー：それは正しい。私は人生を台無しにして，その大部分を浪費してしまった。そのことは率直に認める。

ボランティア：それならば，きっとつらいだろうし，罪の意識を感じているに違いない。自分が負け犬で，人間のくずということを認めているんだから。

リーダー：間違いなく認める。自分の人生についても罪の意識を感じているし，まずかったと思っている。

ボランティア：ということは，自分が間抜けな負け犬ということを認めているわけだ！

リーダー：そのことは躊躇なく認める。多くの人が私よりも賢くて，出世している。そういう人は，何百万人といるだろう。

ボランティア：あなたはしょっちゅう他人を嫌っているが，誰もあなたのことを気にかけてなんかいない。

リーダー：まったくそのとおり。まわりの人たちとのつきあいもひどいものだった。私はよく怒ったりイライラして，人々を自分から遠ざけていた。私は大人にならなきゃならないところがたくさんある。それは絶対に正しい真実だ！

　以上のやりとりから，受け入れの逆説が，自己批判に対する通常の自己弁護戦略とは大きく異なっていることが理解できると思います。あなたは，自分をほめたり，反論したりしません。そうではなく，その逆を行います。あなたが，傷ついた，不完全な，欠点がある人間という事実を受け入れるのです。あなたは，正直に，そして内面の静けさを保って，自分の欠点を受け入れます。自分を完全に脆弱にして，無防備にさらすことで，結果として驚くような強靭さが得られることがあるのです。

　私は，メンタルヘルスの専門家を対象としたワークショップで，受け入れの逆説技法を頻繁に紹介してきました。こうしたプログラムに参加するセラピストたちは，最新の心理療法を学ぶことを目的としていますが，彼らの多くには，隠された目的があります。それは，彼らの個人的問題への対処です。多くの参加者は，うつ病，不安，パニック発作，破綻した結婚生活などの問題をかかえています。自分を不適格と感じ，仕

事に燃え尽きたと感じているのです。さらに，こうした問題は，羞恥心によって悪化することがあります。そして，自分はメンタルヘルスの専門家だから落ち着いていなければならない，と彼らはしばしば自分に言い聞かせます。彼らの多くが，実際には知識が少ないことを人々に知られてしまうと，詐欺師と思われるのを恐れているのです。

　私は，ワークショップの参加者に，彼らの否定的思考を紙に書いて匿名で提出してもらっています。それを使って，思考の歪みを取り除く方法を実演するためです。通常は同僚にさえひた隠しにしている個人的で自己批判的な感情を，共有したいと申し入れるのです。

　一般に，参加するメンタルヘルス専門家250名中，半数以上が否定的思考を記入して用紙を戻してくれます。そこには，仕事や私生活において，自分が不適格と感じていることなどが書かれています。それを読めば，彼らの心配事も，あなたとあまり変わらないことがわかるでしょう。

　かなり重複するところはあるものの，彼らの否定的思考は，4つの分類に分けることができます。最初の分類は，治療技能に関する心配です。私が受け取った何百ものコメントの中から，代表的なものを以下に紹介します。

- ほとんどの患者さん以上に，私の人格障害は重い！！！　私の治療技能なんて錯覚だ。
- 私はなぜこの職業を選んだのだろう？　まったくの不適格者だ。中古車の販売でもやったほうがいい。私はカウンセラーなんかじゃない。
- 私は不適格で，無神経な人間だ。そして不十分な教育しか受けていない。自分の職業に希望をまったくもてない詐欺師だ。他人の人生に干渉する資格なぞ私にはない。

　2番目の分類テーマは，彼らセラピストが患者さんに対してもつ否定的思考です。彼らは頻繁に，無関心，不安，欲求不満，怒りなどの感情に悩まされています。そして，多くが，燃え尽き，疲れ果て，報われないと感じています。その代表例に，以下のようなものがあります。

- 彼らが窮状を訴えるのには愛想がつきた。それを助けることにもうんざりだ。
- 私は，男性患者に自分の夫に対する隠れた怒りをぶちまけたい欲望を感じる。要するに，自分の夫に対してはそれができないから，代わりに彼らを痛めつけたいのだ。
- 私は無神経で表面的な人間だ。まじめなことを笑いでごまかしてしまう。自分はまじめでもなければ，献身的でもない。本当に調子のいい人間だ。

3つ目の分類テーマは，結婚生活や家庭生活における失敗の感情です。その典型例には，以下のようなものがあります。

- 私は傷ついた人間だ。母として，妻として，セラピストとしても失格。私はダメな人間で，不健康だ。完治することは一生ないだろう。子供の頃に性的虐待を受けたから，私の額には大きく虐待の文字が刻まれている。
- 私は，息子の面倒をみながら彼に決して腹を立てず，家をきれいに掃除して，勤めに行き，自分の仕事をこなす。これを全部同時にこなして，なおかつ，決して途方に暮れてはいけないのだ！
- 私は，家族に自己表現するほどの勇気も，自立する勇気もない。それにもかかわらず，患者さんには皆に「そうしなさい」と告げているのだ！

最後の分類テーマは，以下の例に見られる，個人的な不適格感に関するものです。

- 治療面接においても，社会的状況においても，私は自分の意見を十分伝えていない。口数が少なすぎるのだ。しかし，他人から君はおとなしいねと言われると，非常にあたまにくる。
- 私は，身体的にはそれほどではないが，知的には十分な人間だと思う。私は一緒にいて楽しい男ではない。人々は，私ではなく私の妻

に魅力を感じるのだ。私は，意欲はあるが，有能ではない。
- 私は不器用で，家計のやりくり，車のタイヤ交換などの，日常の雑事には不向きだ。私は詐欺師だ。じきに人々は，私の貧弱な知識と無能さを見抜くだろう。
- 私は，太って醜い詐欺師だ。私の年老いたからだを他人に見せるべきではない。私は精神的な破綻者だ。
- 私には，患者さんたちと同じくらい，治療が必要だ。役立たずの私は，治療に関与すべきではない。
- 私は，無責任で，無能で，不注意で，冷淡な，思いやりのない，自分勝手な自己中心主義者だ。

参加したセラピストから否定的思考を集めた後，私は否定的思考の対処法実演を手伝ってもらうため，参加者からボランティアをつのります。私は，『フィーリング Good ハンドブック』に，恐れている幻想として紹介されている技法を用います。恐れている幻想とは，不思議の国のアリス的な悪夢を想定した技法で，そこであなたは，自分が非常に恥ずかしく感じている欠点をすべて知りつくした敵対的第三者と呼ばれる架空の人物に出会います。敵対的第三者は，可能な限りもっとも残酷で屈辱的な方法であなたの弱点を突きつけます。敵対的第三者は，他の人間を象徴しているのではありません。あなた自身の自己批判的な傾向の投影です。フロイト的用語で言えば，敵対的第三者は，あなたの「超自我」または厳格な良心に当たります。

最近私は，ミルウォーキーで開催されたあるワークショップで，恐れている幻想の技法をランチブレーク直前に実演しました。当時，ウィスコンシン大学のカウンセラーであったシェリル・ストロング先生が，この実演を手伝うボランティアを買って出てくれました。私が敵対的第三者を演じ，シェリルには自己本位で自己受容的な役割を演じてもらいました。

私は彼女に，敵対的第三者の非難に応答する上での，2つの注意点を伝えました。

1. 自分を弁護したり，議論しないこと。どんなに残酷な非難に対しても，1つ1つすぐに同意し，その非難の中になんらかの真実を見出すこと。
2. この役割を，内面の安らぎと自尊感情をもって演じること。

私が彼女に向けた最初の非難は以下のようなものでした。

> 君は，基本的に間抜けで無能なセラピストだ。自分のやっていることの半分も理解していない。ここにいる参加者の多くは，君よりもずっと賢くて有能だ。

これは，シェリル・ストロングに対する私の個人的な批判ではありません。彼女は，有能で思いやりのあるカウンセラーです。そのことを念頭においてください。敵対的第三者としての私は，ワークショップに参加したセラピストたちの多くが記入した自己批判的な思考を，単純に繰り返しただけです。

シェリルはそれにこう答えました。

> そうね，私はすべての患者さんに対して，どのようにカウンセリングすれば良いか，いつもわかっているわけではないけれど，いままでに多くの患者さんの治療を手助けすることができた。私の治療技能で群を抜くものはないけれど，多分他のセラピストの多くと同じくらい有能なはずよ。

これは自己弁護の応答です。彼女の答えは理性的ですが，防御的に聞こえます。私がその気になれば，多くの患者さんを治療できなかったこと，多くのセラピストが彼女より優れた技能をもっていること，そして彼女の個人的失敗などを指摘して，容易に再攻撃が可能だったからです。遅かれ早かれ，彼女はやりこめられ，混乱していたことでしょう。しかし，なぜ彼女は，こうした自己批判から自分を弁護しなければならなかったのでしょうか？

そこで私は，受け入れの逆説を説明するため，彼女と役割を交替しました。今度は，シェリルに敵対的第三者を演じてもらったのです。以下は，彼女が私の間抜けさ加減と無能ぶりを非難したときの私の応答です。

　　実を言うと，私は自分がもっとも有能で才能のあるセラピストだなんて主張するつもりはさらさらありません。しばしば私はミスを犯します。私は同僚から学ぶことがたくさんある。それに，あなたが私をもっと良く知ったら，さらに多くの欠点を見つけるでしょうね。実は，たくさんあるんですよ！

シェリルは，その違いに気づき，受け入れの逆説技法をすぐに理解したと言いました。私の演じた役の応答が彼女を武装解除し，それ以上攻撃を続けられなくなったからです。基本的に，あなたは降伏することで批判を打ち負かします。負けるが勝ち，ということです。受け入れの逆説の効果は，驚くほど強力な場合があります。

私たちは，それぞれもとの役に戻り，シェリルはもう一度敵対的第三者の批判を受けました。

　　あのね，君はほとんどの患者さん以上に自分自身が重い人格障害だよ。君の治療技術の有効性なんて錯覚だ。哀れなもんだ。

シェリルは，動揺することなく，笑って静かに答えました。

　　実はね，診断の手引きを読むと，私はすべての疾患分類に該当するのよ！　おまけに，私が治療技術を向上させたいと望んでも，しばしばそれは錯覚に終わる。本当のことを言えば，私の患者さんの多くは，ゆっくり改善するか，まったく改善しないかのどちらかなのよ。

聴衆からは，笑いと自発的な拍手が起こりました。そして，私たちは昼食の休憩に入りました。

この技法が効果的な理由はどこにあるのでしょうか？　まず，それが事実にもとづいていることです。事実は，私たちが皆人間であると言うことです。そしてほとんどの人は，なんらかの点で不完全です。あなたの身分が，メンタルヘルス専門家，親，有能なアスリート，教師その他の何であれ，欠点や不完全な部分があるという事実を拭い去ることはできません。自分の不適格感を，恥ずべきこととして暗部に隠しておかずに，内面の平静さとともに受け入れることで，それがもたらす重圧感を取り払うことができます。批判や精神的非難は，突然その威力を失うのです。そして，思いがけない解放感と高揚感が得られることがあります。
　受け入れの逆説は，あなたの失敗を受け入れることで成功を得るという考えに基づいています。失敗を受け入れることで，限界を超えることが可能となり，弱点を受け入れることで，新たな力が得られるのです。自分が不完全であることを受け入れることで，思いがけない健康感が得られます。
　多くの人は，激しくそれに抵抗します。なぜなら私たちは，自分が「人並み」「平均的」，「誰かより劣る」という可能性に，恐怖を感じるからです。失うことを通して，最大の利益が得られるという考えは，西洋にはなじみのないものです。しかし，この考えがとても大きな効果を治療に及ぼすことを，私は自分の臨床経験から発見しました。
　もしあなたが，「もういちど自分らしさに出会うための10日間」のグループに参加している場合，自己弁護と受け入れの逆説の，2つの技法について議論してください。どちらのアプローチが，あなたにとって役立ちそうですか？　受け入れの逆説がもつ哲学的，実際的な意味はどのようなものでしょうか？それが役に立つ理由は？　受け入れの逆説は，アルコホーリクス・アノニマス（AA）の，「12ステップ・グループ」に見られる哲学や，あなた自身の宗教的信条とどのように関連づけられるでしょうか？　自己受容は，どのような場合に自尊感情と個人的変革につながり，どのような場合に絶望と抑うつにつながるのでしょうか？あなたの否定的思考や自己批判的思考を受け入れることがもっとも良い結果を生むのは，どのような場合であり，それに挑戦することが最良の策となるのは，どのような場合でしょうか？

AAやその他セルフヘルプ・グループに参加経験のある読者であれば，ラインホルド・ニーバーの「平穏の祈り（セレニティー・プレア）」の大切さを知っていることでしょう。

平穏の祈り

神様，私に，変えることができないものを受け入れる平穏を，変えることができるものを変える勇気を，そしてその違いを知るための英知を与えてください。

ラインホルド・ニーバー（1943）を翻案

受け入れの逆説は，この原則を感情的事実に変化させる方法の1つです。受け入れの逆説は，本書で学ぶこととAAなどで学ぶ12ステップ法との間を結ぶ，橋の役目をつとめます。

受け入れの逆説を議論した後，リーダーは，実践のため参加者を3人のグループに分けます。否定的思考には各自のものを使い，Aさんは否定的思考の役を，Bさんは合理的思考の役，Cさんはオブザーバーの役をつとめます。AさんもBさんも弁護する役を実践できるように，役の交替をひんぱんに行い，また，オブザーバーがロール・プレイに参加できるよう，椅子に座る順番は2，3分ごとに変えてください。

グループに参加していない個人が，1人で実践する場合，友だちの助けを借りるか，前述のように，鏡を使います。

グループの実践が終わったら，再度一堂に会して各人の経験を語り合います。この練習をどのように感じましたか？ 受け入れの逆説技法よりも，自己弁護技法のほうがあなたにとって役立ちましたか？ その両方が，それぞれに効果的でしたか？ どちらがより効果的でしたか？

以下にその具体的なステップを要約します。

> **否定的思考に向き合う方法**
>
> 1. あなたの否定的思考のリストを作ります。日常気分記録表の否定的思考のコラムに記入した内容を使うこともできます。
> 2. パートナーを選び，彼または彼女と向き合います。あなたがAさん，相手はBさんとします。
> 3. Aさんは自分の否定的思考を，大きな声で1つ1つ，第二人称（君／あなた）を使って読み上げます。Bさんが，実際にはAさん自身と考えてください。Aさんの目標は，Bさんを動揺させることです。
> 4. パートナーのBさんは，Aさんからの批判に対して，第一人称（私）を使って弁護に努めます。Bさんは，自己弁護技法と受け入れの逆説技法の両方を用いなければなりません。
> 5. 役割の交替をひんぱんに行います。否定的思考の役を演ずる人は必ず第二人称（君／あなた）を使い，合理的思考の役は必ず第一人称（私）を使います。

　否定的思考を演ずる人が第二人称（君／あなた）を使って攻撃している点で，これは，声の外在化の比較的対立的な実践方法であることに留意してください。合理的思考を演ずる人は，第一人称（私）でこの批判に対して弁護します。弁護する人は，自己弁護技法と同時に受け入れの逆説技法も用います。

　この練習を行うと，自分自身の否定的思考を使った攻撃にあなたは動揺するかもしれません。効果的な応答を思いつかないことは，よくあることです。その場合は，役割を交替します。あなたは自分の否定的思考になり，第二人称（君／あなた）を用いてパートナーを攻撃します。パートナーは，あなたの合理的思考を演じ，第一人称（私）を用いて，どのような反論が効果的かを演じます。あなたが否定的思考に対する弁護の方法を理解できたら，また役割を交替します。

　これは，エンカウンター・グループ，サイコドラマ，自己主張訓練などとは異なるものであることを念頭に置いてください。あなたが闘って

いる相手は，あなたの心の中にある否定的で批判的な部分にすぎません。この技法は，あなた自身の否定的思考に対処する方法を示すことが目的です。あなたの配偶者や上司からの批判への対処ではありません。

　私は，自分が診察する患者さんに，この技法をよく使います。これは，とくに重いうつ状態や不安を抱えた人にとっては，劇的な，感情をかきたてる技法です。実践は，必ずメンタルヘルス専門家の監督のもとで行ってください。なぜなら，前述した二重の基準技法よりも，ずっと強力だからです。他の技法と同様に，この技法も適切に用いられれば効果が生まれますが，無責任に使われれば，害をもたらします。私は，この技法を，感情的にかなり安定し，私との信頼関係が強い患者さんにのみ用います。感情的にとてももろい人，涙ぐむことの多い人，錯乱状態にある人などには用いません。

　感情的なもろさが強い患者さんには，私は二重の基準技法を継続して用います。この技法に，威嚇的なところはありません。二重の基準技法では，パートナーは，あなたの否定的思考の役を演じ，第一人称（私）を用います。あなたは，第二人称（君／あなた）を用いて，合理的思考の役を演じます。そして，あなた自身の憂うつな側面を演じているパートナーに，動揺した親友に対するのと同じ態度で助言することを忘れないでください。自己弁護技法と同時に受け入れの逆説技法も使ってください。反応方法を比較しそれぞれの長所を確認できます。

健全な自己受容 VS 不健全な自己受容

　受け入れの逆説技法を考える際には，健全な自己受容と不健全な自己受容を区別することが大切です。この両者の違いは，微妙ですが非常に重要なものです。

　うつ状態にある人の多くが，自分は他人よりも劣り，無価値な敗者と思い込んでいます。自分はダメ人間と思い込んでいる人を，受け入れの逆説がどのようにして助けることができるのか，理解できない人もいます。受け入れの逆説が，単に希望がもてない感じ，自分が不適格という感じを確認するだけのように見えるからです。

健全な自己受容と不健全な自己受容との間には，3つの重要な違いがあります。1点目は，健全な自己受容では，あなたに具体的な欠点があるという事実は受け入れますが，自分が全体的かつ完全に価値がないという考えは拒絶することです。仮にあなたが，「私は欠陥人間だ」と考えているとしましょう。この否定的思考は，強い非難であり，思いやりに欠けていて，成長の余地がありません。

　受け入れの逆説技法を用いる場合の，あなたの合理的思考は，「私は数多くの欠点や不十分な点のある人間だ。このことを私は受け入れる」というものです。この合理的思考は，まったく正直であり，ものの見方として，より現実的で思いやりにあふれたものです。あなたは，数多くの具体的な欠点（実は，かなりたくさんあります！）を受け入れますが，ある1つの大きな，全体的な欠点は受け入れません。

　違いの2点目として挙げられるのは，不健全な自己受容では，自分の欠点を，受け入れがたく，非難に値するものとみなすことです。そこには，希望や寛容もなければ，成長するための余地もありません。対照的に，健全な自己受容では，あなたには不十分な点が数多くあることを承認しますが，自分を無価値なものと考えることは拒絶し，自尊の精神は維持します。欠点をもってもだいじょうぶ，ということをあなたは宣言するのです。それは，人間であることの条件の一部です。あなたは，戦い，抗議して，自分をみじめにするか，自分の人間らしさを受け入れ，祝福するか，いずれかを選択することができます。

　健全と不健全な自己受容の3点目の違いは，変化です。健全な自己受容には，個人的な成長をもたらす可能性があります。絶望感と無価値感を抱く人は，ときに自分を見限ってしまいます。彼らは，自分が不適格であると感じ，自己を批判することに，すべてのエネルギーを注ぎますが，何もそれによって変わることはありません。それはまるで，ダイエットを繰り返しても全然痩せない，いつも肥満している人のようなものです！　対照的に，自尊感情を失わず自分の欠点を受け入れれば，変化のためのより多くのエネルギーとモチベーションが得られる可能性があります。

ステップ5の評価

あなたはステップ5で何を学びましたか？ ステップ5で私たちが議論したもっとも重要な考えのいくつかを，簡単に要約してください。

1. _____
   _____

2. _____
   _____

3. _____
   _____

今日のステップであなたを困らせた内容，または気に障った内容はありましたか？ あなたがグループに参加している場合，リーダーや他の参加者から，何かいらだつことを言われましたか？ 否定的感情をすべて書き出してください。

_____
_____
_____
_____

今日のステップで役に立った内容，興味深く便利と思った内容について書いてください。リーダーや他の参加者から，セッション中に何か気に入ったことを言われましたか？　あなたが感じたポジティブな反応をすべて書き出してください。

_____

_____

_____

_____

ステップ6のためのセルフヘルプ課題

あなたが「もういちど自分らしさに出会うための10日間」グループに参加している場合，グループリーダーは次のセッションの前に，セルフヘルプ課題を完成させるようあなたに求めることがあります。

課題	割り当てられた課題に○を入れます	実施済みの課題に○を入れます
1. ステップ5の評価用紙を完成させてください。		
2. 3つの気分測定テストをもう一度完成させてください。3つのテストは，次のステップの冒頭にあります。		
3. 次のステップを読んで，できるだけ多くの筆記練習を行ってください。		
4. 次のセッションには，あなた用に本書をもってきてください。		
5. 1日10分，日常気分記録表を使って練習してください（用紙は396頁にあります）。		
6. 次のセッションにはすべての筆記宿題をもってきてください。		
7. 読書療法（読書課題はありましたか？）		
8. *		
9.		
10.		

＊追加の課題があれば以下のスペースに記入してください。

〈ステップ5のための補足読書〉

1. 『フィーリング Good ハンドブック』の第8章をすべて読んでください。
2. ステップ5で紹介した声の外在化についての説明が記載されている,『フィーリング Good ハンドブック』の133〜135頁, 141頁, そして173〜174頁(訳注:日本語版の172〜177頁, 184〜185頁, 228〜230頁)を読んで研究してください。

ステップ6

根本原因と取り組みましょう

ステップ6の目標

1. 今日のステップでは，自虐的な態度と思い込みが，苦痛を伴う気分変動と人間関係上の衝突に対して，あなたを脆弱にさせる仕組みを学びます。
2. 垂直矢印技法と自虐的思い込み尺度を使って，あなたは自分の自虐的態度を特定します。
3. これからさき，より大きな幸せをもたらし，生産的で親しみやすい自分をつくるために，健全な価値観を育成する方法を学びます。

気分の測定

あなたはすでに前のステップの冒頭で，3つの気分測定テストを行いました。あなたの進歩を記録するために，このステップの冒頭でも3つのテストを完成させてください。わからないことがあれば，ステップ1の2～14頁にある，これらテストの記入方法を参照してください。

バーンズうつ状態チェックリスト*

過去1週間に，各項目に記述した種類の感情がどの程度あなたを悩ませたかについて，もっとも当てはまるレベルのものを右から選び○をつけてください。

	0 全くない	1 少々ある	2 かなりある	3 大いにある
1. 悲しみ：悲しい気持ちになりましたか？ 悲しみのあまり，人生への興味を失ったことはありましたか？				
2. 落胆：将来は絶望的に見えますか？				
3. 低い自尊感情：自分は価値がないと感じましたか？ 自分が失敗者だと考えることはありましたか？				
4. 劣等感：自分がダメだとか，他人よりも劣っていると感じますか？				
5. 罪悪感：自分に批判的になりましたか？ あらゆることは自分のせいだと自分を責めたりしましたか？				
6. 優柔不断：何かについて決意するのに問題がありましたか？				
7. 怒りと欲求不満：期間内の多くの時間にわたって怒りや欲求不満を感じましたか？				
8. 人生への関心の喪失：仕事や趣味，家族，あるいは友人への関心を失いましたか？				

* Copyright © 1984 by David D. Burns, M. D., from *Ten Days to Self-esteem*, copyright © 1993.

バーンズうつ状態チェックリスト（続き）*

	0 全くない	1 少々ある	2 かなりある	3 大いにある
9. やる気の喪失：打ちのめされた気持ちになって，物事を自分から進んで行おうという気持ちになれないと感じますか？				
10. 貧弱な自己イメージ：自分が年老いたと思いますか？ 魅力がないと思いますか？				
11. 食欲の変化：食欲を失いましたか？ あるいは，強迫観念にかられて，食べすぎたり，飲みすぎたりしましたか？				
12. 睡眠の変化：不眠症になったり，夜よく眠れなかったりしますか？ 過度に疲れたり，寝すぎたりしますか？				
13. 性欲の喪失：セックスへの関心を失いましたか？				
14. 心気症：自分の健康についてかなり心配していますか？				
15. 自殺への衝動※：人生は生きるに値しないと考えますか？ 死んだ方がよりましと考えますか？				
1〜15項目の点数を合計して，ここに記録してください　→				

※自殺への衝動がある人はメンタルヘルスの専門家にすぐに相談してください

バーンズ不安調査表[*]

過去1週間に，各項目に記述した種類の感情がどの程度あなたを悩ませたかについて，もっとも当てはまるレベルのものを右から選び○をつけてください。

カテゴリー1：不安な気持ち	0 全くない	1 少々ある	2 かなりある	3 大いにある
1. 不安，緊張，心配，恐怖				
2. 自分の周りの物事が奇妙に感じる，非現実的に感じる，もやもやした感じがする				
3. 自分の体の全部または一部から遊離したような感じ				
4. 突然の予期しないパニックの感覚				
5. 将来に対する不安や終末が差し迫っているという感覚				
6. 緊張やストレス，いらだちを感じたり，何かいやなことが起こりそうで不安になる感じ				
カテゴリー2：不安な思考	0 全くない	1 少々ある	2 かなりある	3 大いにある
7. 集中することの困難さ				
8. 思考が空回りする，思考が次から次へと飛び移って行く				
9. 恐ろしくなるような幻想，または，白昼夢				

[*] Copyright © 1984 by David D. Burns, M. D., from *Ten Days to Self-esteem*, copyright © 1993.

バーンズ不安調査表（続き）*

10. 自分へのコントロールを失いそうになると感じること				
11. 自分が気違いみたいなことをしたり，頭がおかしくなるのではないかという恐怖				
12. 意識を失うことへの恐怖				
13. 身体上の病気になること，心臓発作を起こすこと，死ぬことへの恐怖				
14. 人前で馬鹿みたいに見えること，出来が悪そうに見えることへの心配				
15. １人になること，孤独になること，見捨てられることへの恐怖				
16. 批判されること，承認されないことへの恐怖				
17. 何かひどいことが起きるのではないかという恐怖				
カテゴリー３：身体的症状	0 全くない	1 少々ある	2 かなりある	3 大いにある
18. 心臓がどきどき鳴る，鼓動が早くなる（しばしば「動悸」と呼ばれる）				
19. 胸が痛む，圧迫される，締めつけられる感じ				

バーンズ不安調査表(続き) *

20. かかとや指がひりひり痛む,しびれる				
21. 胃がきりきり痛む,不快な感じになる				
22. 便秘,下痢				
23. 落ちついていられない,びくびくした感じがする				
24. 筋肉のこわばり,つっぱり				
25. 熱によるものではない汗				
26. のどに圧迫感を感じる				
27. 震え				
28. 足元がふらつく				
29. めまいがする,ふらふらする,バランスがとれなくなる				
30. 息が詰まる,窒息するという感覚,呼吸困難				
31. 頭痛,首や背中の痛み				
32. ほてり,寒気				
33. 疲れる,衰弱する,簡単に疲労するという感じ				
1〜33項目の点数を合計して,ここに記録してください →				

関係満足度評価[*]

あなたのもっとも親しい関係において感じている満足度について，もっとも当てはまるレベルのものを右から選び○をつけてください。

	0 とても 不満足	1 ある程度 不満足	2 やや 不満足	3 普通	4 やや 満足	5 ある程度 満足	6 とても 満足
1. コミュニケーションと率直さ							
2. 衝突や論争の解決							
3. 愛着と気づかいのレベル							
4. 親密さと親近感							
5. その人との関係における自分の役割に対する満足度							
6. 相手の役割に対する満足度							
7. その人との関係についての全体的満足度							
1～7項目の点数を合計して，ここに記録してください →							

注記：関係満足度評価は，あなたの夫婦関係やもっとも親しい関係の満足度を測定するためのテストですが，友人，家族あるいは同僚との関係の評価にも使うことができます。もし，現時点で親しい関係がない場合，一般的な他者との関係を考えながら，評価点を記入してください。

[*] Copyright © 1983 by David D. Burns, M. D., from *Ten Days to Self-esteem*, copyright © 1993.

自虐的思い込みとは？

　自虐的思い込みとは，苦痛を伴う気分変動と人間関係の衝突に対して，あなたを脆弱にさせる態度のことです。10の一般的な自虐的思い込みを191頁の一覧表に挙げました。

　自虐的思い込みは，否定的思考とは違います。否定的思考は，あなたが不幸せに感じるときのみに生じますが，自虐的思い込みは，どんなときもあなたについてまわる態度の1つです。それはあなたの個人哲学，または価値観の一部です。態度には，非常に健全なものもありますが，有害なものもあります。

　例えば，「価値ある人間であるためには，成功しなければならない」という思い込みをあなたがもっていると仮定します。世の中には，このような考え方の人がたくさんいます。その源は，カルバン主義のいわゆる労働観にあります。怠けて非生産的な人間は良い人間ではない，社会的に軽蔑される，という考えです。対照的に，勤勉で生産的であれば，価値のある良い人間なのです。あなたには，こうした価値観がありますか？

　あなたの自尊感情は，仕事，知性，成功などに基づいていますか？

　こうした考え方には，一定の利点があります。ベストをつくして懸命に働けば，努力の成果を享受することができるからです。成功を重ね，生産的になればなるほど，自分がさらに価値ある人間と感じることでしょう。同様に，そこには一定の危険も存在します。失敗すれば，落ち込んで自分が無価値な人間と感じる可能性があるからです。自分が当然と考えるほどに成功できない場合には，自分よりも成功している人々に対して劣等感をもち，嫉妬することもあるでしょう。こうした態度のほとんどは，健全で生産的な側面と，不健全で破壊的な側面をあわせもつ，両刃の剣なのです。

　なかには，仕事よりも人間関係に自尊感情の基礎を置く人がいます。仮に，「価値ある人間であるためには，愛される人間でなければならない」という思い込みがあなたにあるとします。この思い込みも，私たちの社会ではよく耳にします。バーブラ・ストライサンドの歌に，人々を

一般的な自虐的思い込み

1. 感情の完全主義：「私は常に幸福感と自信をもち，感情をコントロールできなければならない。」
2. 業績の完全主義：「私は決して失敗したり，ミスを犯してはならない。」
3. 自己認識の完全主義：「人々は，欠点のある脆弱な私を愛することはないし，受け入れてもくれない。」
4. 認められないことまたは批判の恐怖：「私が価値のある人間であるためには，みんなに認められることが必要だ。」
5. 拒絶への恐怖：「誰からも愛されないのなら，私の人生は生きるに値しない。」
6. 孤独への恐怖：「1人でいると，みじめで満たされていないと私は感じてしまう。」
7. 失敗への恐怖：「私の価値は，実績（または，知性，地位，魅力）で決まる。」
8. 衝突への恐怖：「愛する者どうしが争ってはならない。」
9. 否定的感情への恐怖：「私は，怒ったり，心配したり，不適格と感じたり，嫉妬を感じたり，脆弱と感じたりしてはならない。」
10. 全能感：「人々は，いつも私が期待するとおりに振る舞わなければならない。」

必要とする人々は世界でもっとも幸せな人々，という歌詞がありました。批判され，拒絶され，愛されることのないひとりぼっちの人間は，価値が低く不幸な運命の人間，とあなたを含む多くの読者が考えていることでしょう。反対に，友人が多くいて，気づかってくれる人たちとの関係が良好であれば，幸せと生きがいを感じることでしょう。あなたはいままでに，そんなふうに感じたことがありますか？ あなたの自尊感情は，人間関係に基づいていますか？

　この思い込みは，たくさんの利益をもたらします。もしあなたがそのように考えているのであれば，人間関係を良好に保つために努力し，相

手を高く評価するでしょう。そして，友人や家族と衝突する場合は，あなたは傷ついたと感じ，問題解決のため，懸命に努力すると思います。愛され，受け入れられていると感じる限り，幸せと安心を感じるでしょう。それは，すばらしいことです。

しかし，この思い込みには不利な面があります。大切に思う人から拒絶されたら，自分は無価値でダメな人間と感じてしまうかもしれません。誰かがあなたに対して怒っている場合，その人の意見を聞き，何が原因でその人が怒っているのかを知ろうと努力せずに，あなたはまず脅威を感じ，衝突の回避を考えてしまいます。もし，友人や同僚から批判されたら，あなたは自己防衛的になります。なぜなら自尊感情が危険にさらされるからです。

191頁にある一般的な自虐的思い込みのリストを読み，その中にあなたの考え方と共通するものがあるかどうか，チェックしてみてください。

垂直矢印技法

あなたの自虐的思い込みを特定する方法は，2通りあります。最初の方法は，垂直矢印と呼ばれる技法です。以下に，例を使って説明します。

法学部1年目の女子大生が，「もし教授に質問されたら，答えられないかもしれない」という否定的思考を授業中に思い浮かべ，パニック感におそわれました。彼女は，日常気分記録表にこの否定的思考を記録し，その下に下向きの矢印を書きました。この垂直な矢印は，「もしそれが真実なら，なぜ私は動揺するのだろう？ 私にとってそれはどんな意味があるのだろう？」という意味の，速記のようなものです。

次に彼女の心をよぎったのは，「他の生徒の前で，私は笑いものになるかもしれない」という思考でした。彼女は，この否定的思考を記入し，前と同様その下に垂直矢印を書きました。この過程が，194頁にある否定的思考の表です。

垂直矢印は，常に「もしそれが真実なら，なぜ私は動揺するのだろう？ 私にとってそれはどんな意味があるのだろう？」を意味します。この質問を自分に投げかけ，その後心に浮かんでくる思考を書き出します。

ステップ6　根本原因と取り組みましょう　193

その下に，さらに垂直矢印を書き，自問と思考記入の過程を繰り返します。

　あなたが，この法学部の学生と仮定しましょう。その上で，194頁の否定的思考の表を完成させてください。そして，書き出した否定的思考のリストを吟味し，そこに彼女の自虐的思い込みを特定できるか，試してください。特定した思い込みは，以下に記入します。191頁の一般的な自虐的思い込みのリストを参考にしながら，記入してください。

　この練習を，今すぐに行って下さい。あなたの頭の中でではなく，紙に書いて練習するのです！　終わったら，208頁にある回答例を参照してください。ただし，回答例を見るのは，自分の練習が終わってからにしてください。あなたの回答と208頁の回答例は，非常に異なる場合があることに留意してください。それでも，まったく問題ありません。人はそれぞれ違った考えをもって当然です。この練習の目的は，あなたの考えを引き出すことにあります。

1. _____

2. _____

3. _____

4. _____

〈垂直矢印技法練習〉

否定的思考

1. もし教授に質問されたら，答えられないかもしれない。
　　↓　　もしそれが真実なら，なぜ私は動揺するのだろう？
　　　　　私にとってそれはどんな意味があるのだろう？
2. 他の生徒の前で，私は笑いものになるかもしれない。
　　↓　　もしそれが真実なら，なぜ私は動揺するのだろう？
　　　　　私にとってそれはどんな意味があるのだろう？
3. _____
　　↓　　もしそれが真実なら，なぜ私は動揺するのだろう？
　　　　　私にとってそれはどんな意味があるのだろう？
4. _____
　　↓　　もしそれが真実なら，なぜ私は動揺するのだろう？
　　　　　私にとってそれはどんな意味があるのだろう？
5. _____
　　↓　　もしそれが真実なら，なぜ私は動揺するのだろう？
　　　　　私にとってそれはどんな意味があるのだろう？
6. _____
　　↓　　もしそれが真実なら，なぜ私は動揺するのだろう？
　　　　　私にとってそれはどんな意味があるのだろう？
7. _____
　　_____

自虐的思い込み尺度

あなたの自虐的思い込みを特定するもう1つの方法に、自虐的思い込み尺度があります。こちらはより簡単な方法で、あなたは、196〜200頁にある自虐的思い込み尺度に回答を記入するだけです。

質問事項への回答は簡単です。態度に関する質問が35項目ありますが、その右側に、あなたの日常的な考え方や感じ方を、もっともよく表すと思う欄に○を記入してください。各項目での回答は1つだけです。私たちは、皆異なる考え方に立っています。ですから「正しい」答えや「間違った」答えはありません。それぞれの質問事項に記述された態度が、自分のいつもの物の見方そして反応の仕方と共通するかどうかで決めてください。

回答例は以下のようになります。

〈自虐的思い込み尺度〉

	0 全くそう思わない	1 ほとんどそう思わない	2 どちらでもない	3 ややそう思う	4 強くそう思う
1. 批判されると、私はとても動揺することが多い。				○	

上記の例では、ある女性が質問に対して「ややそう思う」の欄に○を書き入れています。これは、批判されると常に動揺を感じてしまう彼女の性向を示しています。

このテストを終了後、あなたの点数から特徴を割り出す方法を紹介します。これよって、あなたがどのような領域で心理的に強くいられるか、逆に脆いのかといった特徴が明らかになります。

自虐的思い込み尺度*

	0 全くそう思わない	1 ほとんどそう思わない	2 どちらでもない	3 ややそう思う	4 強くそう思う
1. 批判されると，私はとても動揺することが多い。					
2. 人から認めてもらわないと，自分はあまり価値がない人間と感じる。					
3. 自分が幸せで価値ある人間と感じるためには，人から認められることが必要だ。					
4. 批判されると，私はときどき自己防衛過剰になる。					
5. 私の自尊感情は，他人が自分をどう思うかに大きくかかっている。					
6. 誰かに愛されていないと，私は幸せや満足を感じることができない。					
7. 愛されていなければ，私は不幸せになってしまう。					

*このテストは，臨床心理士であるDr. アーリーン・ワイスマン開発の「態度の歪み発見スケール（DAS）」を翻案したものです。多くの項目は本書の読者用に改作し，点数表も簡素化しました。

ステップ6　根本原因と取り組みましょう　197

自虐的思い込み尺度（続き）*

	0 全くそう思わない	1 ほとんどそう思わない	2 どちらでもない	3 ややそう思う	4 強くそう思う
8. 誰かに拒絶されるようなことがあれば，私は自分にどこか悪いところがある，と思ってしまうだろう。					
9. 自分が幸せで価値ある人間と感じるためには，愛されることが必要だ。					
10. ひとりぽっちで，愛されていないときっと不幸せになる。					
11. ときどき自分があまり成功者ではないと考え，動揺する。					
12. すぐれたキャリア，社会的身分，富，名声などの持ち主は，とりたてて成功していない人よりはきっと幸せになる。					
13. 大きな業績をあげた人は，そうでない人より価値の高い人だ。					
14. 自分よりも知的で成功した人に，私は劣等感をもつことがある。					

自虐的思い込み尺度（続き）*

	0 全くそう思わない	1 ほとんどそう思わない	2 どちらでもない	3 ややそう思う	4 強くそう思う
15. 私の自尊感情は，自分がどれだけ生産的で成功したかに大きく左右される。					
16. 失敗したりミスを犯せば，人々は私をつまらない人間と考えるだろう。					
17. 失敗したときは，自分が価値の低い人間と感じる。					
18. 今までに犯した失敗を知ったら，皆は私を軽蔑するだろう。					
19. 自分がミスを犯すと，私はいつもかなり動揺する。					
20. 私はいつも完璧をもとめて努力すべきと感じる。					
21. 他人が自分の期待にこたえないと，私はしばしば動揺する。					
22. 私は他人からもっとよい待遇を受けて当然と感じることが多い。					

自虐的思い込み尺度（続き）*

	0 全くそう思わない	1 ほとんどそう思わない	2 どちらでもない	3 ややそう思う	4 強くそう思う
23. 人間関係上の問題は，たいてい私ではなく他人に責任がある。					
24. 私はよく他人に欲求不満や怒りを感じる。					
25. 私は他の人からもっとよい待遇を受けるに値するような気がする。					
26. 他人が私に怒っているのを見ると，自分のせいと感じることが多い。					
27. 友人や家族とうまくいかないと，私は非常に自己批判的になる。					
28. 人間関係に問題があるとき，私は通常自分に責任があると感じる。					
29. 誰かが私に怒っているときは，通常私に責任があるような気がする。					
30. 誰かを喜ばせることができないと，私は自己批判的になる。					

自虐的思い込み尺度（続き）*

	0 全くそう思わない	1 ほとんどそう思わない	2 どちらでもない	3 ややそう思う	4 強くそう思う
31. ものごとが良い方向に変わるかどうか，私は悲観的に思う。					
32. 私の人生で起こる問題の解決は，非常に困難か不可能である。					
33. いやな気分になる理由は，自分がコントロールできない要因によるものと思う。					
34. 私は，自分が本当に幸せで価値ある存在と感じることはないと思う。					
35. 私の問題を解決する上で，他人が助けになることはほとんどない。					

　このテストを完成させたら，質問に5段階で回答した結果を，最初の項目から1〜5，6〜10，11〜15，16〜20，21〜25，26〜30，31〜35のそれぞれ5項目ごとに足していきます。点数の計算には次の点数表を参考にしてください。

〈自虐的思い込み尺度点数表〉

回　答	点　数
全くそう思わない	0
ほとんどそう思わない	1
どちらでもない	2
ややそう思う	3
強くそう思う	4

　5項目ごとのグループの合計点は，0（各グループの質問項目すべてに「全くそう思わない」を選んだ場合）から，20（各グループの質問項目すべてに「強くそう思う」を選んだ場合）までの範囲となります。

　例えば，最初の5項目は，他者からの承認または批判の程度に，あなたの自尊感情の基礎を置く性向を示しています。仮にこのグループの合計点が，2＋1＋3＋4＋2＝12だとしましょう。その合計点を以下の評価表にあるそれぞれの思い込みの合計点に記入してください。

〈自虐的思い込み尺度評価表〉

思い込み	この思い込みの項目番号	この思い込みの合計点
1. 承認依存度	0 － 5	
2. 愛情依存度	6 － 10	
3. 業績依存度	11 － 15	
4. 完全主義度	16 － 20	
5. 全能感	21 － 25	
6. 自己非難度	26 － 30	
7. 絶望感	31 － 35	

●点数の解釈

　低得点（0～10）は，心理的に強い領域を示します。得点は低いほど，良好です。高得点（11～20）は感情的に弱い領域を示します。これは，あなたにとって課題となる領域です。

例えば,「価値ある人間であるためには,人生において成功を収めなければならない」という業績依存的思い込みが,あなたにあるとしましょう。この思い込みをもつ人は,成功を収めるため懸命に努力します。そして成功を収めている限り,幸福感と安心感を抱きます。一方で,仕事上の失敗や挫折を経験すると,自分には価値がないと感じ,憂うつになる傾向があります。そうなると,その業績依存的な思い込みの代償で2つの問題を抱えることになります！

自虐的思い込みの修正方法

自虐的思い込みを修正する最初のステップは,メリット・デメリット分析です。その思い込みによるメリットとデメリットを,リストに書き出すのです。それではここで,メリット・デメリット分析練習のために,あなたに以下のリストから自虐的思い込みを1つ選んでもらいます。

- 価値ある人間であるためには,私は生産的で成功者でなければならない。
- 価値ある幸せな人間であるためには,私は愛されていなければならない。
- 私は,常に完全を求めて努力しなければならない。
- 価値ある人間であるためには,皆が1人残らず私を認める必要がある。
- 憂うつで不幸せな気分に対処できる方法は少ない。私の気分は,自分でコントロールできない力が生んだ結果だ。
- 人間関係の問題の多くで,その原因をつくったのは私ではなく他人だ。
- 私の期待は合理的なものだから,皆私の期待に沿うべきだ。

あなたはどの自虐的思い込みを選びましたか？ 選んだ思い込みを,204頁のメリット・デメリット分析用紙上段の欄に記入してください。そして,「この考え方によって,どんな点が私に役立ち,どんな点が私を傷つけるのだろう？ どんな利点や欠点があるのだろう？」と自問してください。

最後に、この態度のメリットとデメリットを比較し、重みづけします。どちらがより大きくなりましたか？ デメリットの点数が大きければ、この思い込みを、より現実的で有用な新しい思い込みと取り替えたほうが良いでしょう。以下に、新たな態度または思い込みを記入してください。

_____

_____

_____

　209頁に態度のメリット・デメリット分析回答例があります。どのようにするかのヒントを得るために、参照することもできます。

　例えば、態度のメリット・デメリット分析を練習するためにあなたが選んだ思い込みが、「価値ある人間であるためには、皆が1人残らず私を認める必要がある」としましょう。そして、この態度のデメリットがメリットよりも大きかったとします。あなたなら、それをどのように修正しますか？

　この思い込みの修正例として、以下が考えられます。「人々が私を気に入って、認めてくれることは望ましいことだ。しかし、価値ある人間であるために、皆に認めてもらうことは必要ではない」。さらに、以下を付け加えることも可能です。「もし、だれかが私のことで動揺するのであれば、話し合って解決すれば良い。彼らの批判には何らかの真実があるし、学ぶべき点もあるだろう。それは、私の価値を減ずるものではなく、それによって私は少し賢くなるだろう」。もちろん、自虐的思い込みを修正する方法はたくさんあります。

　自虐的思い込みを修正する際には、デメリットは排除し、メリットはほとんど残した新しい態度を考えるよう努めてください。いずれにしても、産湯と一緒に赤ちゃんまで捨てることはできません。

態度のメリット・デメリット分析*

あなたが変えたい態度または思い込みは？：_____

_____

これを信じることのメリット	これを信じることのデメリット

* Copyright © 1984 by David D. Burns, M. D., from *Ten Days to Self-esteem*, copyright © 1993.

ステップ6　根本原因と取り組みましょう

　自虐的思い込みよりも客観的で現実的な態度を取り入れるよう，努力してください。ほとんどの自虐的思い込みは，以下のような歪みによって汚染されていることにあなたは気づくと思います。

- 一般化のしすぎ：私は常に成功し，決して失敗してはならない。
- 全か無か思考：私にはいつも全員の承認が必要だ。
- 「すべき」思考：人間は常に公平で合理的でなければならない。

　思考の歪みを取り除く15の方法（135頁参照）から，そのいくつかの技法を利用することで，あなたの思い込みを，柔軟でおだやかなものに修正することができるでしょう。灰色の部分があると考える技法，言葉を置き換える技法，受け入れの逆説技法などを用いて，自虐的思い込みの修正例を下記に示します。

自虐的思い込み	修正された思い込み
1. 価値ある人間であるために，私は生産的で成功しなければならない。	1. 仕事を精力的にこなし，生産的であることはすばらしいことだが，私の人間としての価値は，自分がどの程度成功しているかによって決まるものではない。時には成功するときもあるが，そうでないときもある。これは人間らしさの一部なのだ。
2. 世の中は，私の期待どおりであるべきだ。人は常に公平で合理的でなければならない。	2. 世の中のことは，ときには私の期待どおりになるけれども，いつもそうとは限らない。人々はときには公平で合理的だが，そうでないときもある。

自虐的思い込みの練習

　個人で本書を読みセルフヘルプを実践している読者は，この練習を1人で行ってください。「もういちど自分らしさに出会うための10日間」のグループに参加している場合は，リーダーが3〜6人の班にグループを分けますので，各班はそれぞれ異なる自虐的思い込みを選びます。ある班では承認依存度を，他の班では愛情依存度を，そして3番目の班では全能感をというふうに取り組みます。あなたは，自分にもっとも興味ある態度や思い込みと取り組んでいる班に参加することができます。

　各班は，選択した思い込みがなぜ自虐的になるのか，その理由を書き出します。あなたの班が作業を終えたら，発表者を選び文章を読み上げ，グループの作業結果を報告してください。

　あなたが選んだ思い込みはどれですか？　下欄に記入してください。

_____

_____

_____

　次に，その態度または思い込みが自虐的になる理由を書いてください。この考え方から結果的に生じる可能性のある，具体的な問題を記述するよう努めてください。

_____

_____

_____

〈194頁「垂直矢印技法練習」の回答〉

否定的思考

1. もし教授に質問されたら，答えられないかもしれない。
   ↓　　　もしそれが真実なら，なぜ私は動揺するのだろう？
   　　　　私にとってそれはどんな意味があるのだろう？
2. 他の生徒の前で，私は笑いものになるかもしれない。
   ↓　　　もしそれが真実なら，なぜ私は動揺するのだろう？
   　　　　私にとってそれはどんな意味があるのだろう？
3. それは私が間抜けであることの証明だ。
   ↓　　　もしそれが真実なら，なぜ私は動揺するのだろう？
   　　　　私にとってそれはどんな意味があるのだろう？
4. そうなれば，誰も私に好意をもってくれない。
   ↓　　　もしそれが真実なら，なぜ私は動揺するのだろう？
   　　　　私にとってそれはどんな意味があるのだろう？
5. そうなれば，誰も私を相手にしてくれないので，私はひとりぼっちになる。
   ↓　　　もしそれが真実なら，なぜ私は動揺するのだろう？
   　　　　私にとってそれはどんな意味があるのだろう？
6. それは，私が失敗者ということを意味する。
   ↓　　　もしそれが真実なら，なぜ私は動揺するのだろう？
   　　　　私にとってそれはどんな意味があるのだろう？
7. そうなれば，私は無価値な人間で，人生は生きるに値しないだろう。

　これらの否定的思考によると，彼女の自虐的思い込みには，完全主義，自己認識の完全主義，失敗への恐れ，不承認への恐れ，孤独への恐れなどが含まれています。

〈204頁「態度のメリット・デメリット分析」の回答〉

態度のメリット・デメリット分析*

あなたが変えたい態度または思い込みは？：<u>人間関係の問題の多くで，その原因をつくったのは私ではなく他人だ。</u>

これを信じることのメリット	これを信じることのデメリット
1. 私は罪の意識を感じる必要がない。	1. 私が他人を責めたら，その人はすぐに私を責め返すだろう。
2. 私は変わる必要がない。	2. 問題は解決されないだろう。
3. 私は自分だけが正しいと考えていられる。	3. 私には友人よりも敵のほうが多くなる。
4. 私は自分が正しく，相手が悪いと考えていられる。	4. 私は途方に暮れてしまうだろう。
5. 私は犠牲になったと感じ，相手をうらむことができる。	5. 私は不機嫌で，ひねくれた，不幸せな人間になるだろう。
6. 私は自分を不憫に思うことができる。	6. 私は他人に親近感をもてなくなるだろう。
7. 私は自分に力強さを感じることができる。	7. 私は，成長することも，学ぶこともなくなるだろう。
8. 私は他人へのうらみを晴らすことができる。	8. 私は自分の行動を点検し，問題の原因となる行動を突き止めようとはしなくなるだろう。
9. 私は譲歩する必要がなく，弱さを見せる必要がない。	9. 私はかたくなで，断定的になるだろう。
10. 私は怒りを抱えて，敵意を抱くことができる。	10. 私は皆を遠ざけてしまうだろう。
45	55

* Copyright © 1984 by David D. Burns, M. D., from *Ten Days to Self-esteem*, copyright © 1993.

ステップ６の評価

あなたはステップ６で何を学びましたか？ ステップ６で私たちが議論したもっとも重要な考えのいくつかを，簡単に要約してください。

1. _____
   _____

2. _____
   _____

3. _____
   _____

今日のステップであなたを困らせた内容，または気に障った内容はありましたか？ あなたがグループに参加している場合，リーダーや他の参加者から，何かいらだつことを言われましたか？ 否定的感情をすべて書き出してください。

_____
_____
_____
_____

ステップ6　根本原因と取り組みましょう　211

　今日のステップで役に立った内容，興味深く便利と思った内容について書いてください。リーダーや他の参加者から，セッション中に何か気に入ったことを言われましたか？　あなたが感じたポジティブな反応をすべて書き出してください。

_____

_____

_____

_____

ステップ7のためのセルフヘルプ課題

あなたが「もういちど自分らしさに出会うための10日間」グループに参加している場合，グループリーダーは次のセッションの前に，セルフヘルプ課題を完成させるようあなたに求めることがあります。

課　題	割り当てられた課題に○を入れます	実施済みの課題に○を入れます
1. ステップ6の評価用紙を完成させてください。		
2. 3つの気分測定テストをもう一度完成させてください。3つのテストは，次のステップの冒頭にあります。		
3. 次のステップを読んで，できるだけ多くの筆記練習を行ってください。		
4. 次のセッションには，あなた用に本書をもってきてください。		
5. 垂直矢印技法を使って，あなたの自虐的思い込みを1つ特定してください。		
6. 自虐的思い込みを1つ選び，その良い点と悪い点をメリット・デメリット分析してください。		
7. 1日10分，日常気分記録表を使って練習してください（用紙は396頁にあります）。		
8. 次のセッションにはすべての筆記宿題をもってきてください。		
9. 読書療法（読書課題はありましたか？）		
10. ＊		

＊追加の課題があれば以下のスペースに記入してください。

〈ステップ6のための補足読書〉

1. 『フィーリング Good ハンドブック』の第7章をすべて読んでください。
2. 『いやな気分よ，さようなら』の第10章を読んでください（428頁の参考資料を参照）。

ステップ7

自尊感情とはどんなもの？
どうすれば得られるのだろう？

ステップ7の目標

このステップでは，頻繁に用いられていながらあまり理解されていない専門用語の，自尊感情に焦点を当てます。このステップでは，以下の疑問への答えが用意されています。

1. 自分の自尊感情は低いという人がいるが，どういう意味か？
2. 低い自尊感情がもたらす結果とはどのようなものか？
3. 過剰に自尊感情をもつことはあり得るのだろうか？
4. 自尊感情と自信とはどう違うのか？
5. 自尊感情は，外見，性格，業績のいずれに基づくべきだろうか？
6. 自尊感情は，愛情と承認に基づくべきか？
7. 劣等感には，どのような隠れた利点があるのか？
8. 価値のある人間とは，そして価値のない人間とは，どのようなものか？
9. 無条件の自尊感情は，どのようにして育まれるのか？

気分の測定

あなたはすでに前のステップの冒頭で，3つの気分測定テストを行いました。あなたの進歩を記録するために，このステップの冒頭でも3つのテストを完成させてください。わからないことがあれば，ステップ1の2～14頁にある，これらテストの記入方法を参照してください。

バーンズうつ状態チェックリスト*

過去1週間に，各項目に記述した種類の感情がどの程度あなたを悩ませたかについて，もっとも当てはまるレベルのものを右から選び○をつけてください。

	0 全くない	1 少々ある	2 かなりある	3 大いにある
1. 悲しみ：悲しい気持ちになりましたか？ 悲しみのあまり，人生への興味を失ったことはありましたか？				
2. 落胆：将来は絶望的に見えますか？				
3. 低い自尊感情：自分は価値がないと感じましたか？ 自分が失敗者だと考えることはありましたか？				
4. 劣等感：自分がダメだとか，他人よりも劣っていると感じますか？				
5. 罪悪感：自分に批判的になりましたか？ あらゆることは自分のせいだと自分を責めたりしましたか？				
6. 優柔不断：何かについて決意するのに問題がありましたか？				
7. 怒りと欲求不満：期間内の多くの時間にわたって怒りや欲求不満を感じましたか？				
8. 人生への関心の喪失：仕事や趣味，家族，あるいは友人への関心を失いましたか？				

* Copyright © 1984 by David D. Burns, M. D., from *Ten Days to Self-esteem*, copyright © 1993.

バーンズうつ状態チェックリスト（続き）*

	0 全くない	1 少々ある	2 かなりある	3 大いにある
9. やる気の喪失：打ちのめされた気持ちになって，物事を自分から進んで行おうという気持ちになれないと感じますか？				
10. 貧弱な自己イメージ：自分が年老いたと思いますか？　魅力がないと思いますか？				
11. 食欲の変化：食欲を失いましたか？　あるいは，強迫観念にかられて，食べすぎたり，飲みすぎたりしましたか？				
12. 睡眠の変化：不眠症になったり，夜よく眠れなかったりしますか？　過度に疲れたり，寝すぎたりしますか？				
13. 性欲の喪失：セックスへの関心を失いましたか？				
14. 心気症：自分の健康についてかなり心配していますか？				
15. 自殺への衝動※：人生は生きるに値しないと考えますか？　死んだ方がよりましと考えますか？				
1〜15項目の点数を合計して，ここに記録してください　→				

※自殺への衝動がある人はメンタルヘルスの専門家にすぐに相談してください

バーンズ不安調査表*

過去1週間に，各項目に記述した種類の感情がどの程度あなたを悩ませたかについて，もっとも当てはまるレベルのものを右から選び○をつけてください。

カテゴリー1：不安な気持ち	0 全くない	1 少々ある	2 かなりある	3 大いにある
1. 不安，緊張，心配，恐怖				
2. 自分の周りの物事が奇妙に感じる，非現実的に感じる，もやもやした感じがする				
3. 自分の体の全部または一部から遊離したような感じ				
4. 突然の予期しないパニックの感覚				
5. 将来に対する不安や終末が差し迫っているという感覚				
6. 緊張やストレス，いらだちを感じたり，何かいやなことが起こりそうで不安になる感じ				
カテゴリー2：不安な思考	0 全くない	1 少々ある	2 かなりある	3 大いにある
7. 集中することの困難さ				
8. 思考が空回りする，思考が次から次へと飛び移って行く				
9. 恐ろしくなるような幻想，または，白昼夢				

* Copyright © 1984 by David D. Burns, M. D., from *Ten Days to Self-esteem*, copyright © 1993.

ステップ7 自尊感情とはどんなもの？ どうすれば得られるのだろう？ 219

バーンズ不安調査表（続き）*

10. 自分へのコントロールを失いそうになると感じること				
11. 自分が気違いみたいなことをしたり，頭がおかしくなるのではないかという恐怖				
12. 意識を失うことへの恐怖				
13. 身体上の病気になること，心臓発作を起こすこと，死ぬことへの恐怖				
14. 人前で馬鹿みたいに見えること，出来が悪そうに見えることへの心配				
15. 1人になること，孤独になること，見捨てられることへの恐怖				
16. 批判されること，承認されないことへの恐怖				
17. 何かひどいことが起きるのではないかという恐怖				
カテゴリー3：身体的症状	0 全くない	1 少々ある	2 かなりある	3 大いにある
18. 心臓がどきどき鳴る，鼓動が早くなる（しばしば「動悸」と呼ばれる）				
19. 胸が痛む，圧迫される，締めつけられる感じ				

バーンズ不安調査表 (続き) *

20. かかとや指がひりひり痛む，しびれる				
21. 胃がきりきり痛む，不快な感じになる				
22. 便秘，下痢				
23. 落ちついていられない，びくびくした感じがする				
24. 筋肉のこわばり，つっぱり				
25. 熱によるものではない汗				
26. のどに圧迫感を感じる				
27. 震え				
28. 足元がふらつく				
29. めまいがする，ふらふらする，バランスがとれなくなる				
30. 息が詰まる，窒息するという感覚，呼吸困難				
31. 頭痛，首や背中の痛み				
32. ほてり，寒気				
33. 疲れる，衰弱する，簡単に疲労するという感じ				
1～33項目の点数を合計して，ここに記録してください →				

関係満足度評価*

あなたのもっとも親しい関係において感じている満足度について，もっとも当てはまるレベルのものを右から選び○をつけてください。

	0 とても不満足	1 ある程度不満足	2 やや不満足	3 普通	4 やや満足	5 ある程度満足	6 とても満足
1. コミュニケーションと率直さ							
2. 衝突や論争の解決							
3. 愛着と気づかいのレベル							
4. 親密さと親近感							
5. その人との関係における自分の役割に対する満足度							
6. 相手の役割に対する満足度							
7. その人との関係についての全体的満足度							
1〜7項目の点数を合計して，ここに記録してください →							

注記：関係満足度評価は，あなたの夫婦関係やもっとも親しい関係の満足度を測定するためのテストですが，友人，家族あるいは同僚との関係の評価にも使うことができます。もし，現時点で親しい関係がない場合，一般的な他者との関係を考えながら，評価点を記入してください。

* Copyright © 1983 by David D. Burns, M. D., from *Ten Days to Self-esteem*, copyright © 1993.

自尊感情の練習　その1

　あなたが劣等感をもち，自尊感情の低下を感じる状況には，どのようなものが挙げられますか？　それはあなたが批判を受けたときですか？　それとも，愛されていないときや拒絶されたとき，ものごとが思いどおりに行かないときですか？　あなたを動揺させる状況を，いくつかここに記述してください。

1. _____

_____

2. _____

_____

3. _____

_____

　上記の状況で，あなたはどんな否定的感情をもちましたか？　それは，悲しい感じ，劣等感，嫉妬，怒り，恥をかかされた感じ，拒絶された感じなどのいずれかでしたか？　あなたの否定的感情を，いくつかここに記述してください。

1. _____

2. _____

3. _____

ステップ7　自尊感情とはどんなもの？　どうすれば得られるのだろう？

4. _____

5. _____

　上記の状況であなたは何を考えましたか？　自分にどんなことを言いましたか？　あなたの否定的思考を，いくつかここに記述してください。

1. _____

2. _____

3. _____

4. _____

5. _____

　低い自尊感情は，どのような結果を生じましたか？　それはあなたの生産性や人間関係にどのような影響をおよぼしましたか？

_____

_____

_____

_____

_____

あなたには，とくに価値を認める知人または尊敬する人がいますか？ それはだれですか？ その人に価値があるとあなたが思う理由は，どの点ですか？ その人について，ここに記述してください。

_____
_____
_____
_____
_____

〈自尊感情と傲慢〉

高い自尊感情は，どのような結果をもたらしますか？ 自尊感情を過剰にもつということがあり得ると考えますか？ 自尊感情と傲慢の違いはどこにあるのでしょうか？ あなたの考えを，ここに記述してください（回答は 248 頁を参照）。

_____
_____
_____
_____
_____

ステップ7　自尊感情とはどんなもの？　どうすれば得られるのだろう？　225

〈自尊感情と自信〉

　自尊感情と自信の違いはどこにあるのでしょうか？　その2つは同じものでしょうか？　自信を伴わない自尊感情をもつことは可能でしょうか？　あなたの考えを，ここに記述してください（回答は249頁を参照）。

_____

_____

_____

_____

_____

自尊感情の練習　その2

　以下に続く頁には，自尊感情のメリット・デメリット分析が2つ用意されています。そのうちの1つを選び，そこに記述される考え方をもつことによる利点と欠点を書き出してください。「この思い込みが，どのような点で役立つのか，そしてどのような点で害をおよぼすのか？」と自問してください。

　あなたが，人気のあるなしに基づいて自尊感情を決める，2番目のメリット・デメリット分析を選んだとしましょう。人気者であることの利点と欠点を書くのではなく，自分にどれだけ人気があるかに基づく自尊感情のメリットとデメリットを記述してください。この回答例は，250頁にあります。自分の回答を書き終わってから，それを参照してください。

　メリットとデメリットのリストを完成させたら，両方をはかりにかけて100点満点で採点し，頁下段の○に点数を書き入れます。例えば，メリットがデメリットをやや上回る場合，左の○には60点，右の○に40

点，その逆にデメリットがメリットを大きく上回れば，左の○に 30 点，右の○に 70 点というふうに採点してください。

　もしあなたが分析の結果，自分の自尊感情をこのような公式で測るメリットはないと決めた場合，それに代わる新たな態度または思い込みを，以下に記入してください。あなたはこの態度をどのように修正しますか？

_____

_____

_____

_____

_____

自尊感情のメリット・デメリット分析*

あなたの自尊感情の基礎は？：<u>成功し，価値のある業績を残せば，私は価値のある人間だ。</u>

これを信じることのメリット	これを信じることのデメリット

* Copyright © 1984 by David D. Burns, M. D., from *Ten Days to Self-esteem*, copyright © 1993.

自尊感情のメリット・デメリット分析[*]

あなたの自尊感情の基礎は？：<u>人気があり，人々が自分に好意と尊敬の念をもってくれれば，私は価値のある人間だ。</u>

これを信じることのメリット	これを信じることのデメリット

[*] Copyright © 1984 by David D. Burns, M. D., from *Ten Days to Self-esteem*, copyright © 1993.

自尊感情の練習　その3

　人々が自尊感情を測る公式は，他にも数多くあります。その中には以下のようなものがあります：

- 親しく愛情のこもった人間関係を保つことができれば，私は価値のある人間だ。
- 魅力的な自分と良い健康状態を保つことができれば，私は価値のある人間だ。
- 公平にそして寛大に，倫理観をもって他人と接することができれば，私は価値のある人間だ。
- 幸せを感じ，自分を好きでいられるなら，私は価値のある人間だ。
- 懸命に働き能力を出し切ってベストをつくせば，私は価値のある人間だ。
- 社会に貢献できれば，私は価値のある人間だ。
- 才能があり，少なくとも1つの分野で抜きんでていれば，私は価値のある人間だ。

　次の頁には，白紙の自尊感情のメリット・デメリット分析用紙があります。上記にあげた公式から1つを選び，用紙の上段に書き写してください。そして，そう考えることのメリットとデメリットをリストにして記入します。さらに，前の練習問題同様，左右のメリットとデメリットをはかりにかけ，100点満点で採点します。
　もしあなたが分析の結果，自分の自尊感情をこの公式で測るメリットはないと決めた場合，それに代わる新たな態度または思い込みを，以下に記入してください。あなたはどのように態度を修正しますか？

自尊感情のメリット・デメリット分析*

あなたの自尊感情の基礎は？：＿＿＿＿＿＿＿＿＿＿＿＿＿＿＿＿＿＿

これを信じることのメリット	これを信じることのデメリット

* Copyright © 1984 by David D. Burns, M. D., from *Ten Days to Self-esteem*, copyright © 1993.

恐れている幻想の技法の練習

　メリット・デメリット分析を終えた段階で，あなたはおそらく，前述した自尊感情の公式は，あまり有益ではないと感じるでしょう。しかし，依然としてそれらを，現実的な正しい考え方と思うかもしれません。
　「もういちど自分らしさに出会うための10日間」グループに参加していた，スーという名の女性は，社会的に成功し，人気のある人は，他の人よりも価値が高いといつも考えていました。そう考えることのメリット・デメリット分析を行った後，スーは，この態度がそれまでの人生における不幸の原因であることに気づいたのです。自分よりも人気のある子供に劣等感をもち始めたのは，スーが中学生のときでした。そして大人になっても，社会的に成功し，金銭的に豊かで魅力があり，高価な衣服を身につけた人に，彼女は劣等感をもち続けていました。この考え方が有益ではないと理性的には分かっていても，彼女は，いまだにそれは正しいと考えていたのです。非常に成功し人気のある人は，人間としてより優れていると本能的に彼女は信じ込んでいました。
　この考え方が，どれだけ冷酷で非現実的であるかをスーにはっきりと気づかせるために，リーダーは，グループメンバーの1人であるジョーンの助けを借りて，恐れている幻想の技法を用いた練習を提案しました。この練習では，スーは不思議の国のアリス的な悪夢に入り込み，そこで彼女がもっとも恐れているものと直面します。これは，主張訓練ではないことに留意する必要があります。なぜなら，スーも相手役のボランティアも，通常の人間とはまったく異なる行動をとるからです。彼らは，本物の人間なら決して口にしないような，極めて悪意に満ちた言葉を互いにかけたのです。
　スーとジョーンは，グループの真ん中で椅子に座り，互いに向き合いました。リーダーはスーに，非常に成功し評判の良い女性を演ずるように指示しました。ジョーンの役は，特別な成功もなければ人気も高くない女性でした。スーの役割は，高い人気と成功ゆえに，自分がジョーンよりも優れていることをジョーンに説明することでした。スーは，実生

活では内気で感じやすい女性ですが，この練習のためにできるだけ尊大に，意地悪くふるまいました．

スーは，当初気乗りしませんでした．彼女は，自分は優しい人間で，他人にここまで意地の悪いことは言えないと抗議しましたが，リーダーは，これが単なるロールプレイングであること，スーとジョーンは実在の人物ではなく，幻想上でスーの最も恐れる恐怖を代表して演じることなどを伝えて説得しました．練習中に何を言って良いかわからなくなった場合は，リーダーが指導することを条件に，スーはこの技法の実演を受け入れました．

最初に簡単な指導を受けた後，スーは以下のような発言から始めました．

スー（幻想上の人物として）：ジョーン，タイム誌の「ウーマンオブザイヤー」の特集号で，表紙を飾った私の写真見たわよね．これは，信じられないほど多くの私の業績に対する1つの小さな賛辞に過ぎないのよ．もちろん，仕事上の大きな成功に加えて，私ってゴージャスで魅力的でしょう？ ほとんどの社交の場で，私は注目の的になるのよ．誰もが，私と一緒のところを人に見られたいと思うからね．それは私が特別な存在だからなのよ．

ジョーン（「普通」の人間として）：まぁ，それはきっとエキサイティングでしょうね．

スー（幻想上の人物として）：そうよ．実は私，自分がなんて偉大な人間かと考えるたびに，絶え間ない陶酔状態に入ってしまうの．でもねジョーン，要するに私が言いたいことは，私があなたよりもずっと優れた人間だということなのよ．あなたは，私の信じられないような成功と人気の，ほんのこれっぽっちも味わうことができない，ただの普通の人なのよ．だから，あなたが私より劣る人間ということは理屈から言って当たり前なの．私たちが一緒にいるときは，いつも私があなたを見下していることを覚えておいてね．あなたの感情を傷つけたくはないけれど，間違ってもあなたが私と同等と思わないためにも，真実を知っておきたいでしょうから．

演じ始めると，スーの演技は真に迫っていました。このような感情は，心の奥底に押し込められていて，決して外へ出ることはなかったものです。このやりとりを見ていたグループの参加者は，彼女の演技に金縛りにあったようでした。

2人の短いやりとりが終わった後，グループはそこまでの寸劇で何を感じ，何を学んだかについて議論しました。

グループの参加者たちは，恐れている幻想の技法に対して強い反応を示しました。スーは，この価値観を大きな声で言葉にして表現すると，それが急に非現実的に思えてきたと言いました。他のメンバーも，幻想上のスーがあからさまに自己中心的で表面的なため，誰であれ社会的な成功と人気がその人の価値をより高めるとは思えないと口々に同意しました。評判がよく人気があることは，楽しく望ましいことではあるものの，それがためにある人が他の人よりも優れていることにはならないということです。

ハンクと言う名の大学生は，いわゆる美形であることが，人間的価値を高めるという考えは明らかにバカバカしいけれども，聖職についている人や博愛主義者は，研究や科学的発見を通して社会に貢献している人々と同様，より価値の高い人と今だに信じていると言いました。

ハンクがこの価値観の重要性を評価するために，リーダーは2回目の恐れている幻想の技法の実演を提案しました。結果は，スーの時と同じようなものでした。もし，「ある人たちは，より寛大で人類への貢献度が高いために，他の人に比べて価値がある」とするならば，少数の人々がより優れた人間であり，あなたの友人や家族を含む知人の多くはその人々よりも劣るとする，ぎこちない立場にあなたは立つことになります。次の練習では，この種の思考がもつ論理を検証します。

私は，人気が高いことが望ましくないとか，科学的発見と博愛主義的貢献が重要ではないと主張するつもりはありません。真実は，それ以上でもそれ以下でもありません。同情，寛大，実り多い人間関係などはとても重要です。心の中でも，仕事の上でも，ベストを尽くし努力することは，非常に価値あることです。しかし，人気，成功，寛大などが，ある人間を他の人間よりも価値ある存在にすることは決してありません。

価値のない人とは？　価値のある人とは？

　ここまで，私たちは，メリット・デメリット分析を用いて，「自分の価値の程度を測ることに意味はあるのか？ 自分の特性または業績に自尊感情の基礎を置くことのメリットとデメリットは何か？」という質問を考えてきました。恐れている幻想の技法によって，あなたの自尊感情を測るあらゆる公式が，非現実的で破壊的であり得ることが示されました。

　今回の練習は，「価値のない人間，あるいは価値のある人間というものは存在するのか？ 優れた人間，または劣った人間は存在するのか？ こうした概念は意味があるのか，それとも無意味か？」という疑問を自分に投げかけます。

　この練習の目的は，あなたに本来備わっている人間としての価値を測定しないよう促すことにあります。良い行動や悪い行動は存在します。しかし，良い人間や悪い人間は存在しません。私たちの個人的特性を評価することはできても，私たち自身を評価することはできません。

　このことを，言葉を定義する技法を用いて検証してみましょう。下記に，あなたの「無価値な人（または「劣った人」，または「悪い人」）」の定義を記入してください。

_____

_____

_____

　この定義を書き終えたら，「この定義に，怪しげでいかがわしい点はないだろうか？」と自問してください。あなたの下した定義を，批判的に思慮深く考察してみると，それが無益で無意味なことが理解できると思います。価値のない，あるいは劣った人に関するこうした定義のほとんどすべてが，以下にあげた3つの欠点のいずれかをもつためです。

- その定義はすべての人間にあてはまる。
- その定義はいずれの人間にもあてはまらない。
- その定義は,「全か無か思考」に基づいている。

例えば,あなたは以下のような定義を下したとします。

> 無価値な人,あるいは劣った人とは,何事も正しく行うことができない人である。

この定義の問題点は,だれでも正しく行えることが何かしらある,という点です。そのため,無価値で劣る人は存在しないことになります。次にあなたが以下のような定義を考えたとしましょう。

> 無価値な人,あるいは劣った人とは,他の人ほど賢くなく,有能ではない人である。

この定義の問題点は,どれほどあなたが賢く有能であっても,あなたよりも賢く有能な人が常にみつかることにあります。世界一のテニス選手にも,負ける試合があります。負けた試合では,その選手は無価値で劣った人間なのでしょうか? この定義によると,私たち全員が無価値で劣った人間になってしまうのです!

236頁の表に記載したその他の定義に,あなたから反論を試みてください。表に記載された以外の定義も考えてみてください。あなたの反論を書き入れた後に,251頁にある私の反論と比較してください。

無価値あるいは劣った人の定義	反　論
1. 悪いことをする人。	
2. 失敗したりミスを犯す人。	
3. 51％の確率で失敗したりミスを犯す人。	
4. 他人を傷つける意図をもち，意地悪で不愉快なことを行う人。	
5. 怠け者で，自己中心的考えをもち，非生産的で社会的に価値のない人。	
6. 誰からも好意をもたれない人。	
7. 愚かで能力のない人。	
8. 何の能力もない人。価値あるためには，少なくとも1つのことがらに秀でていなければならない。	

（次頁へ続く）

無価値あるいは劣った人の定義	反　論
9. 価値あるためには，社会から非常に重要とみなされ，ある分野にとても優れていなければならない。その分野のトップ100人中5位以内でなくてはならない。	
10. 自分のことが好きではない人。自分に価値がないと感じる人。	
11. 殺人犯は，意図的に他者を殺害したのだから，無価値な人間である。	
12. その他（あなたが考える定義を記入）：	

劣等感の練習

　自尊感情をもつことは素晴らしいことだろうと私たちは思いますが，劣等コンプレックスにも数多くの隠された利点があります。この練習は，劣等コンプレックスのもたらす数多くの報酬を，あなたに気づかせることが目的です。この洞察は，時として自己イメージを変える勇気を与えてくれます。

　239頁には，自分を欠陥人間または劣等人間と考えることがリストアップされています。まず，この態度をとることが，あなたにとってどのようなメリットになるのかを自問してください。次にこの考え方のデメリットについて，それがどのような害をあなたに与えるか自問してください。

　自分を劣った人間あるいは欠陥人間と考えることのデメリットが，メ

リットを上回ると判断した場合，次にどのような態度や思い込みがその代替として考えられますか？ あなたの修正後の態度を，ここに記入してください。

_____

_____

_____

　あなたが自己イメージを変えたいと望むのであれば，劣等感のメリット・デメリット分析を行い，それをとっておいてときどき読み直すと良いでしょう。また，日常気分記録表を用いて，1日に10〜15分程度，否定的思考と継続して取り組むことを薦めます。最後に，あなたが尊敬する友人に対するように，ポジティブに，親切に，愛情をもって，あなた自身と接してください。そのために役立つ満足度予想表の用い方を，次に学習します。

劣等感のメリット・デメリット分析*

あなたが変えたい態度または思い込みは？：<u>私は欠陥だらけのダメ人間だ。私が人並みにできることはなにもない。</u>

これを信じることのメリット	これを信じることのデメリット

* Copyright © 1984 by David D. Burns, M. D., from *Ten Days to Self-esteem*, copyright © 1993.

満足度予想表の用い方

満足度予想表の目的の1つは、やりがいのある活動へのあなたの関与をより多くすることにあります。2番目の目的は、「1人になるとみじめに感じる」または「本当の幸せは、大切に思う人との愛情のこもった関係からしか生まれない」などの思い込みを、検証することによって、より強い自立心を育むことにあります。自分自身との付き合いが楽しくなるにつれて、あなたは自然に自尊感情の高まりを経験するでしょう。

満足度予想表の使い方は以下のとおりです。「活動の内容」欄には、満足、知識、人間的成長などが得られる可能性のある活動予定を記入します。もしあなたが憂うつな気分で、やりがいのある活動など考えられないのであれば、かつて楽しんだ活動を書き入れてください。それが、現在はあまり満足感をもたらさないだろうと思われる活動でもかまいません。友人と一緒に行う活動だけでなく、ジョギングや読書のように自分1人で行う活動も記入してください。

「一緒に行う人」の欄には、それぞれの活動を誰と一緒に行うかを記入します。自分1人で行う活動予定の場合、この欄には「1人で」と書かずに、「自分と」と記入してください。これは、自分を仲間あるいは友人とみなすことで、孤独を感じる必要はないことを思い出すためです。

「予想される満足度」と書かれた3番目の欄には、それぞれの活動が、どのくらいの満足度をもたらすと考えられるか、0％（最小の満足度）から100％（最大の満足度）で予想し書き入れます。この予想度は、活動開始前に記入してください。そして最後の4番目の欄に「実際の満足度」を記入します。ここには各活動が終わった後の満足度を、同じように0％から100％で評価し書き入れてください。

「実際の満足度」の欄は、それぞれの活動がどの程度楽しく、やりがいがあったかを示します。この欄を見れば、どれが一番満足度の大きい活動であったかが分かります。テレビを観る、食べ過ぎるなど、日ごろあなたが行う活動の多くが、やりがいのないものであることが示されるはずです。対照的に、机の上を整理したり、運動するなどの、日ごろあな

たが避けている特定の活動が，予期した以上のやりがいを示す場合もあります。

またこの表で，1人で行う活動の満足度と，他人と一緒の活動の満足度を比較することができます。1人でいても，ときには友人や愛する人といるのと同じように幸せを感じることの発見は，あなたにとって大きな自信を与えるかもしれません。これによって，幸せは常に愛情のこもった人間関係から生まれるという思い込みの誤りを立証することができるでしょう。本当は他人を「必要」とはしないことを認識したときに生じる自尊感情は，逆説的に人間関係の向上につながることがあります。なぜなら，それによって，拒絶を恐れたり，自暴自棄にならなくなるからです。

満足度予想表*

活動の内容 喜びや人間的成長の可能性がある活動予定を記入してください	一緒に行う人 1人で行うときは「自分と」と記入してください	予想される満足度 それぞれの活動の前に0〜100％で記入してください	実際の満足度 それぞれの活動の前に0〜100％で記入してください

* Copyright © 1984 by David D. Burns, M. D., from *Ten Days to Self-esteem*, copyright © 1993.

条件つきの自尊感情 VS 無条件の自尊感情

　このステップの要点は，ステップ5で学んだ受け入れの逆説と，ある意味では似ています。ステップ5では，自己弁護と受け入れの逆説という，否定的思考に反論する2つの技法を学びました。自己弁護を用いるときには，あなたは否定的思考に反論します。自己批判に対して自分を弁護し，自らを鍛え上げて行きます。例えば，あらゆる欠点をくよくよと考え，自分を無価値な失敗者と考える代わりに，あなたは自分の長所を強調するのです。

　この戦略のむずかしさは，自己を弁護する戦いから抜け出すことができなくなることです。自己弁護は，たとえそれがどんなに説得力のあるものでも，次に新たな自己批判をもたらします。いつまでたっても，本当にすべてが順調か，こうあるべきと考えている自分の理想像を実現しているかなどを，確実に知ることはできないのです。

　対照的に，受け入れの逆説を用いる場合は，内なる批判者との戦いをあなたは拒否します。あなたは自分の欠点を，冷酷な誠実さをもって，内面的平静さとともに，客観的に受け入れます。この戦略を十分に理解すれば，あなたは信じがたい解放感を手に入れることができます。

　同じ様に，自尊感情を獲得するには，劇的に異なる2つの方法があります。まず，「私は価値のある人間だ。なぜなら……」という文を作ってください。この「なぜなら……」の後に，あなたがその上に自尊感情を築くことに決めた基礎となるものを書き足します。それは，人生における成功や勤勉であったり，博愛主義，または自分が愛されているという事実であっても良いでしょう。例えば，「私は価値のある人間だ。なぜなら，神から授かった才能と能力を使ってベストを尽くしてきたからだ」のように言うことができます。この種の理論は，私たちの文化に広く浸透したカルバン主義の労働観に基づいています。

　この公式は，自尊感情を条件つきのものとします。なぜならば，あなたの自尊感情は，獲得しなければならないものだからです。自尊感情を，勤勉さと業績に基づくとするのであれば，それは懸命に働きベストを尽

くすための動機づけとなるでしょう。条件つきの自尊感情には，不利な面もあります。もし，あなたの最善の努力にもかかわらず，とくに生産的でもなければ成功もしないとしたら，どうなるでしょう？　それは，あなたが無価値で劣った存在ということでしょうか？　並外れた名声や社会的評価を得ることのできる人は極めて少数です。そして，もっとも成功をおさめた人でさえ，その過程で多くの失敗を経験することがあります。

　自分の自尊感情を測定し獲得しようとあらゆる努力をつくしてみても，選択した基準に達しないことがあります。そのようなときに，あなたは不安や抑うつに対して脆弱になるかもしれません。「私はしくじってしまった」と考え，状況から学ぶ代わりに，「私は失敗者だ」と考えてしまうからです。

　対照的に，もしあなたが懸命に働き，ある期間にめざましい成功をおさめたとしましょう。あなたはいまや，あなたほど成功していない人々に比べ，より価値がある人間でしょうか？　あなたには，本当にこの優越感が必要ですか？　あなたが本当に自分に正直だとしたら，自分よりも成功していない人に対してどのような言葉をかけますか？「やあ，ジョー，僕は最近とっても成功したから，君よりも優れた人間になったよ。これからは君を見下すことにしよう。だって僕はこんなに偉大だからさ！」とでも言いますか？　もちろん，こう書くとかなりバカバカしく聞こえますが，この種の考え方が行き着く先は，まさにこのとおりなのです。

　もう１つの方法は，自尊感情に条件をつけないことです。あなたは１人の人間ですから，自分自身を愛し尊敬することができます。あるいは，単純にそう自分が決めて良いのです。無条件の自尊感情は，把握するのにより多くの困難がともなうかもしれませんが，あなたにより多くの自由をもたらします。

　247頁にあるメリット・デメリット分析用紙を使って，この考え方があなたにとって正しいかどうかを分析してください。用紙左側のコラムには，無条件の自尊感情をもつことのメリットをリストにして書き出します。「無条件の自尊感情がどのように私の役に立つのか？　そのメリット

は何か？」と自問します。無条件の自尊感情には，おそらく以下のようなメリットがリストに含まれると思います。

- たとえ困難なときも，私はいつも自分が価値ある人間と信じていられる。
- 私は，失敗や拒絶を恐れる必要はなくなる。仕事や個人の生活で，より危険を恐れずに活動ができる。
- ものごとがうまく行かないときは，がっかりすることもあるかもしれない。しかし劣等感をもったり，恥辱を感じることはなくなるだろう。
- 私は，自分が他人よりも優れてもいないし劣りもしない，皆と同等の人間であることを常に感じていられる。そのことによって人間関係がより実りの多いものとなる。
- 自尊感情が危険にさらされることはないので，批判を受けても自己防衛的にならずにすむ。
- 自分がまともかどうか心配することにエネルギーを費やさずにすむので，人生をより多く楽しむことができる。
- 自分の欠点と，より誠実に向き合うことができる。
- 他人を愛し自分を受け入れる，より広い度量をもつことができる。

もちろん，用紙の右側コラムには，無条件の自尊感情によるデメリットも記入します。「無条件の自尊感情は，自分にとってどのような害を及ぼすだろうか？　そのデメリットは？」と自問してください。あなたがあげるそのデメリットには，以下のような項目が含まれるでしょう。

- 私は自己満足にひたるだろう。ベストを尽くすための動機づけが不足するだろう。
- 私は自己中心的になり，他人の困窮や要求に鈍感になるだろう。
- 私は自分への批判に耳を貸さず，学ぼうともしないで，相手を口汚くののしるだろう。

きっとあなたは，無条件の自尊感情をもつことの，さらに多くのメリットとデメリットを考えつくと私は思います。メリットとデメリットのリストが完成したら，下段の○のなかに合計で100になるようにそれぞれを採点します。それがあなたの分析結果です。

　私は，自尊感情を得るまでの過程を，ハシゴを登ることにたとえたいと思います。もし，自分が無価値で劣った人間と感じるのであれば，自尊感情が非常に低いために，あなたは地上から登り始める必要があります。最初のハシゴ段に登った段階で，あなたには条件つきの自尊感情が生まれます。自分の欠点ゆえに自分を嫌いになる代わりに，自分の強さゆえに自分を好きになろうと決めるのです。あなたは自分を支持し，自分を批判する内なる声から自分を守ります。自分が不適格と感じる多くの人にとって，これは非常に重要な，最初のステップとなります。

　条件つき自尊感情が得られたら，あなたは次のハシゴ段を登ります。次の段階では，無条件の自尊感情が生まれます。自尊感情が，すべての人間が生まれながらにして受け取る贈り物であることをあなたは認識します。あなたが有価値であることは，既定の事実であり，それを獲得する必要はありません。人間である以上，あなたは常に価値ある存在ということが，不意に理解できるはずです。あなたが太っていようが痩せていようが，若かろうが年寄りだろうが，愛されていようが拒絶されていようが，成功していようがしているまいが，究極的にはどうでも良いのです。

　無条件の自尊感情は，惜しげなく与えられるものです。ちょうどそれは，動揺し，慰めが必要な子供への抱擁のようなものです。子供は，あなたの愛情を獲得する必要はありません。ステップ10では，無条件の自尊感情が，ユダヤ教およびキリスト教ときわめて調和した概念であることを学びます。

　無条件の自尊感情を手にしたら，もう一段ハシゴ段を登ることもできます。次の段階では，さらに根本的な見解にあなたは到達します。それは，有価値な人間や無価値な人間が存在しないのと同様，自尊感情というものは存在しないという見解です。この考え方は，次の「価値のない人とは？ 価値のある人とは？」と題した練習で取り組みます。価値のあ

態度のメリット・デメリット分析[*]

無条件の自尊感情のメリットとデメリットをリストアップしてください：_____

メリット	デメリット

[*] Copyright © 1984 by David D. Burns, M. D., from *Ten Days to Self-esteem*, copyright © 1993.

る人などは存在しないのですから，そうなろうと努力する必要はないのです！

このレベルでは，あなたは自尊感情という概念を完全に無視し，単純に相手にしなければ良いのです。この問題解決方法は，自尊感情を無益な幻想として排除する，仏教の伝統によるものです。

一度発見した自尊感情を捨て去ることは，否定的考えに思えるかもしれません。それは１つの喪失であり，自分の中で何かが死に絶えるように見えるでしょう。私たちの誰もが，当然のことのように自分は「特別」で「価値がある」と感じることを望んでいます。しかし，そこには再生があります。なぜなら，あなたのプライドとエゴが死ぬことによって，新たな生命とより深遠な洞察力がもたらされるからです。自分が無であることを発見するとき，あなたには失うものがなくなり，世界を受け継ぐのです。

この公式をあなたは，抽象的で，神秘的で，まぎらわしいと思うかもしれません。しかし，それは，非常に実践的なものです。自分に十分な価値が備わっているかどうかを心配する代わりに，学習，人間的成長，他人の援助，生産的活動，楽しいことをして過ごす時間，大切な人と過ごす時間，人間関係の改善などの目的をもって毎日を生きることができるのです。愛情関係，生産性，喜びなどとの予期しない出会いの機会が，あなたの日々の生活に見つかることでしょう。

〈224頁「傲慢に関する質問」の回答〉

私たちは，過剰に自尊感情をもつことがあります。健全な自尊感情をもつ人は，他人にも好意と尊敬の念をもちますが，過剰な自尊感情をもつ人は，傲慢で自己中心的であり，他人に敬意を払いません。過剰な自尊感情の極端な形は，自己愛性人格障害として知られる障害となってあらわれます。この障害の特徴は，誇大性の空想と誇張された自尊感情です。この障害をもつ人々は，他人の欲求や感情に無神経で，自分の目的のために他人を利用する傾向があります。そして他人からの批判や対決

にさらされると，彼らは怒りや恥辱を感じます。彼らには，親密で，互いに信頼でき，平等な人間関係を築くことは困難なのです。

〈225頁「自信に関する質問」の回答〉

　本物の自尊感情は，自信と同じではありません。自信は，過去に同様の活動で成功を収めた以上，今回の活動でも成功するだろうという知識に基づくものです。対照的に，自尊感情は，あなたが勝つときも負けるときも，自分自身を尊敬し，好きでいられる能力なのです。仮に私が，ジミー・コナーズのようなテニスのトッププロと対戦したとします。私は自分がおそらく負けることがわかっているので，勝つ自信をもつことはできないでしょう。実際に，彼がミスでもしない限り，私が得点できる可能性はおそらくありません。しかし，負けても私は自尊感情をもち続けます。自分を軽蔑したり，劣った人間と評価することは決してないからです。

〈228 頁「練習」の回答〉

自尊感情のメリット・デメリット分析*

あなたの自尊感情の基礎は？： *人気があり，人々が自分に好意と尊敬の念をもってくれれば，私は価値のある人間だ。*

これを信じることのメリット	これを信じることのデメリット
1. 他人の尊敬を得るために，私は一生懸命努力するだろう。	*1. 誰かが私を嫌うようなことがあれば，私は落ち込んでしまうだろう。*
2. 人々が私に好意をもってくれることは気分がいいものだ！	*2. すべての人をいつも喜ばせることはできない。*
3. 私は皆と一緒に行動すれば良いから，自分で考えずに済む。	*3. 私が考えることまで，他の人が代わって考えてしまう。*
	4. 私の自尊感情は他の人にコントロールされてしまう。
	5. 私は他の人に簡単に操られてしまうだろう。
35	65

* Copyright © 1984 by David D. Burns, M. D., from *Ten Days to Self-esteem*, copyright © 1993.

〈235頁「練習」の回答〉

無価値あるいは劣った人の定義	反　論
1. 悪いことをする人。	1. 私たちはだれもが少しは悪いことをしているので，皆が価値のない人間ということになる。
2. 失敗したりミスを犯す人。	2. 私たちはだれもが失敗しミスを犯すので，皆が価値のない人間ということになる。
3. 51％の確率で失敗したりミスを犯す人。	3. これは，50％の確率で失敗する人は価値があり，51％の確率で失敗する人は価値がないということだろうか？
4. 他人を傷つける意図をもち，意地悪で不愉快なことを行う人。	4. 自分が傷つけられたと感じたり，怒りを感じたりするとき，私たちはだれもが多少意地悪で不愉快なことをするものだ。自分に対して間違ったことをした相手に仕返しを望む衝動は，美しいものではないが，ほとんど誰にでも共通する人間的特徴だ。それが理由で，私たちは皆無価値な人間になってしまうのだろうか？　意地悪で不愉快な衝動を何回感じれば，無価値な人間になるのか？
5. 怠け者で，自己中心的考えをもち，非生産的で社会的に価値のない人。	5. 私たちはだれもがときには怠け者で非生産的になることがある。ということは全員が無価値ということだろうか？
6. 誰からも好意をもたれない人。	6. アブラハム・リンカーンのような偉大な英雄も数多くの敵をつくった。同じように，サダム・フセイン，ヒトラー，チャールズ・マンソンなどの破壊的な人々にも，崇拝者はたくさんいた。

(次頁へ続く)

無価値あるいは劣った人の定義	反論
7. 愚かで能力のない人。	7. 私たちはだれもが多くの事に知恵が働かず，多くの分野で才能に恵まれてはいない。例えば，筆者のデビッド・バーンズは，物理，ギリシャ語，フランス語（フランス語では本当に劣等生だった）などの学問ではほとんど何も知らない。歌は下手だし，楽器はほとんど何も弾けない。この定義では，皆が無価値な人間になる。
8. 何の能力もない人。価値あるためには，少なくとも1つのことがらに秀でていなければならない。	8. 1つのことに秀でるとは，0から100％でどの程度を言うのか？ 結局，私たちの多くが，いろいろなことに優れた才能をもっている。例えば，歩くこと，話すこと，音楽を聴くこと，料理，素描，計算などだ。
9. 価値あるためには，社会から非常に重要とみなされ，ある分野にとても優れていなければならない。その分野のトップ100人中5位以内でなくてはならない。	9. この定義によると，外科医のトップ100人中6位の外科医は，無価値な人間と考えられてしまう。
10. 自分のことが好きではない人。自分に価値がないと感じる人。	10. うつ状態にある人のほとんどが，自分は無価値と感じ，自分を好きになれないでいる。低い自尊感情はうつ病の1つの症状だ。ということは，うつ状態にある人すべてが価値のない人間ということだろうか？ おまけに，連続殺人鬼の多くは，自分に対する強い好意をもっている。自分が好きということだけで，彼らを価値ある人間とすることができるのだろうか？

（次頁へ続く）

ステップ7　自尊感情とはどんなもの？　どうすれば得られるのだろう？　253

無価値あるいは劣った人の定義	反　論
11. 殺人犯は，意図的に他者を殺害したのだから，無価値な人間である。	11. 他人を殺すことは，通常邪悪で軽蔑すべき行為だ。しかし多くの殺人が恋人や配偶者により，嫉妬や結婚生活上の衝突の結果引き起こされている。有罪判決を受けた殺人犯を，「悪者」や「無価値な人」とレッテル貼りすることは何の役にも立たない。殺人犯は，危険で衝動調節に障害があった人と言うほうが正確だ。
12. その他：アドルフ・ヒトラーのように，誇大性，嫌悪，大規模な暴力などを助長した偏執狂は，悪者あるいは無価値な人間である。	12. この定義は，私たちの知人には当てはまりそうにない。確かにヒトラーは，数多くの恐ろしく邪悪な罪を犯した。しかし，彼とて少なくともいくつかの長所はあったはずだ。例えば，フォルクスワーゲン社を設立したのは彼だ。彼の「良い」性向は，彼を「良い」人間にするだろうか？　私たちは誰かの行為のレッテル貼りから，その人全体のレッテル貼りに飛躍する必要があるのか？　人間を「悪者」や「価値のない人」とレッテル貼りすることのメリットとデメリットは何か？　ひとたびこの種のレッテル貼りをはじめると，問題が複雑になって収拾がつかなくなる。ヒトラーはこのレッテル貼りにとても熱心だった。彼はドイツ人が「優れた」人種であること，ユダヤ人を含む少数民族が「劣った」人種であるという考えでドイツ人を洗脳した。この種のレッテル貼りは，一度始めたら終わりはあるのだろうか？

ステップ7の評価

あなたはステップ7で何を学びましたか？ ステップ7で私たちが議論したもっとも重要な考えのいくつかを，簡単に要約してください。

1. _____
_____

2. _____
_____

3. _____
_____

今日のステップであなたを困らせた内容，または気に障った内容はありましたか？ あなたがグループに参加している場合，リーダーや他の参加者から，何かいらだつことを言われましたか？ 否定的感情をすべて書き出してください。

_____

_____

_____

_____

ステップ7　自尊感情とはどんなもの？　どうすれば得られるのだろう？

今日のステップで役に立った内容，興味深く便利と思った内容について書いてください。リーダーや他の参加者から，セッション中に何か気に入ったことを言われましたか？　あなたが感じたポジティブな反応をすべて書き出してください。

_____

_____

_____

_____

ステップ8のためのセルフヘルプ課題

あなたが「もういちど自分らしさに出会うための10日間」グループに参加している場合，グループリーダーは次のセッションの前に，セルフヘルプ課題を完成させるようあなたに求めることがあります。

課　題	割り当てられた課題に○を入れます	実施済みの課題に○を入れます
1. ステップ7の評価用紙を完成させてください。		
2. 3つの気分測定テストをもう一度完成させてください。3つのテストは，次のステップの冒頭にあります。		
3. 次のステップを読んで，できるだけ多くの筆記練習を行ってください。		
4. 次のセッションには，あなた用に本書をもってきてください。		
5. 自分が幸せで価値あるためには，他人から愛されなければならない（または成功しなければならない）という考えを信じることのメリットとデメリットをリストに書き出してください。		
6. 1日10分，日常気分記録表を使って練習してください（用紙は396頁にあります）。		
7. 満足度予想表を1つ完成させてください。		
8. 次のセッションにはすべての筆記宿題をもってきてください。		
9. 読書療法（読書課題はありましたか？）		
10. ＊		

＊追加の課題があれば以下のスペースに記入してください。

ステップ7　自尊感情とはどんなもの？　どうすれば得られるのだろう？　257

〈ステップ7のための補足読書〉

1. 『いやな気分よ，さようなら』の第11〜13章を読んでください。
2. 『いやな気分よ，さようなら』の第13章「仕事だけがあなたの価値を決めるのではない」の"自尊心を手にいれる四つの方法"を読んでください。
3. "How to Overcome an Inferiority Complex" を読んでください。（巻末の参考資料に記載した「Intimate Connections」の Appendix C です。）

ステップ8

自虐のための完全主義者の脚本

ステップ8の目標

1. あなたは，身体の完全主義，業績の完全主義，自己認識の完全主義，感情の完全主義，恋愛の完全主義，人間関係の完全主義，強迫性疾患など，さまざまな種類の完全主義について学びます。
2. あなたは，完全主義者が支払う代償と，完全主義的考え方の隠れた利点について学びます。
3. あなたは，不健全な完全主義と，優れたものを健全に追求することとの違いについて学びます。
4. あなたは，完全主義を引き起こす非論理的思考パターンの発見方法を学びます。
5. あなたは，メリット・デメリット分析と日常気分記録表を用いて完全主義と闘う方法を学びます。
6. あなたは，恥辱を感じることなく自分自身の欠点を受け入れる考えに基づく，過激な哲学的態度を学びます。

気分の測定

あなたはすでに前のステップの冒頭で，3つの気分測定テストを行いました。あなたの進歩を記録するために，このステップの冒頭でも3つのテストを完成させてください。わからないことがあれば，ステップ1の2〜14頁にある，これらテストの記入方法を参照してください。

バーンズうつ状態チェックリスト*

過去1週間に，各項目に記述した種類の感情がどの程度あなたを悩ませたかについて，もっとも当てはまるレベルのものを右から選び○をつけてください。

	0 全くない	1 少々ある	2 かなりある	3 大いにある
1. 悲しみ：悲しい気持ちになりましたか？ 悲しみのあまり，人生への興味を失ったことはありましたか？				
2. 落胆：将来は絶望的に見えますか？				
3. 低い自尊感情：自分は価値がないと感じましたか？ 自分が失敗者だと考えることはありましたか？				
4. 劣等感：自分がダメだとか，他人よりも劣っていると感じますか？				
5. 罪悪感：自分に批判的になりましたか？ あらゆることは自分のせいだと自分を責めたりしましたか？				
6. 優柔不断：何かについて決意するのに問題がありましたか？				
7. 怒りと欲求不満：期間内の多くの時間にわたって怒りや欲求不満を感じましたか？				
8. 人生への関心の喪失：仕事や趣味，家族，あるいは友人への関心を失いましたか？				

* Copyright © 1984 by David D. Burns, M. D., from *Ten Days to Self-esteem*, copyright © 1993.

バーンズうつ状態チェックリスト（続き）*

	0 全くない	1 少々ある	2 かなりある	3 大いにある
9. やる気の喪失：打ちのめされた気持ちになって，物事を自分から進んで行おうという気持ちになれないと感じますか？				
10. 貧弱な自己イメージ：自分が年老いたと思いますか？ 魅力がないと思いますか？				
11. 食欲の変化：食欲を失いましたか？ あるいは，強迫観念にかられて，食べすぎたり，飲みすぎたりしましたか？				
12. 睡眠の変化：不眠症になったり，夜よく眠れなかったりしますか？ 過度に疲れたり，寝すぎたりしますか？				
13. 性欲の喪失：セックスへの関心を失いましたか？				
14. 心気症：自分の健康についてかなり心配していますか？				
15. 自殺への衝動*：人生は生きるに値しないと考えますか？ 死んだ方がよりましと考えますか？				
1〜15項目の点数を合計して，ここに記録してください　→				

※自殺への衝動がある人はメンタルヘルスの専門家にすぐに相談してください

バーンズ不安調査表*

過去1週間に，各項目に記述した種類の感情がどの程度あなたを悩ませたかについて，もっとも当てはまるレベルのものを右から選び○をつけてください。

カテゴリー1：不安な気持ち	0 全くない	1 少々ある	2 かなりある	3 大いにある
1. 不安，緊張，心配，恐怖				
2. 自分の周りの物事が奇妙に感じる，非現実的に感じる，もやもやした感じがする				
3. 自分の体の全部または一部から遊離したような感じ				
4. 突然の予期しないパニックの感覚				
5. 将来に対する不安や終末が差し迫っているという感覚				
6. 緊張やストレス，いらだちを感じたり，何かいやなことが起こりそうで不安になる感じ				
カテゴリー2：不安な思考	0 全くない	1 少々ある	2 かなりある	3 大いにある
7. 集中することの困難さ				
8. 思考が空回りする，思考が次から次へと飛び移って行く				
9. 恐ろしくなるような幻想，または，白昼夢				

＊ Copyright © 1984 by David D. Burns, M. D., from *Ten Days to Self-esteem*, copyright © 1993.

バーンズ不安調査表 (続き) *

	0 全くない	1 少々ある	2 かなりある	3 大いにある
10. 自分へのコントロールを失いそうになると感じること				
11. 自分が気違いみたいなことをしたり，頭がおかしくなるのではないかという恐怖				
12. 意識を失うことへの恐怖				
13. 身体上の病気になること，心臓発作を起こすこと，死ぬことへの恐怖				
14. 人前で馬鹿みたいに見えること，出来が悪そうに見えることへの心配				
15. 1人になること，孤独になること，見捨てられることへの恐怖				
16. 批判されること，承認されないことへの恐怖				
17. 何かひどいことが起きるのではないかという恐怖				
カテゴリー3：身体的症状	0 全くない	1 少々ある	2 かなりある	3 大いにある
18. 心臓がどきどき鳴る，鼓動が早くなる（しばしば「動悸」と呼ばれる）				
19. 胸が痛む，圧迫される，締めつけられる感じ				

バーンズ不安調査表（続き）*

20. かかとや指がひりひり痛む，しびれる					
21. 胃がきりきり痛む，不快な感じになる					
22. 便秘，下痢					
23. 落ちついていられない，びくびくした感じがする					
24. 筋肉のこわばり，つっぱり					
25. 熱によるものではない汗					
26. のどに圧迫感を感じる					
27. 震え					
28. 足元がふらつく					
29. めまいがする，ふらふらする，バランスがとれなくなる					
30. 息が詰まる，窒息するという感覚，呼吸困難					
31. 頭痛，首や背中の痛み					
32. ほてり，寒気					
33. 疲れる，衰弱する，簡単に疲労するという感じ					
1〜33項目の点数を合計して，ここに記録してください →					

関係満足度評価*

あなたのもっとも親しい関係において感じている満足度について、もっとも当てはまるレベルのものを右から選び○をつけてください。

	0 とても不満足	1 ある程度不満足	2 やや不満足	3 普通	4 やや満足	5 ある程度満足	6 とても満足
1. コミュニケーションと率直さ							
2. 衝突や論争の解決							
3. 愛着と気づかいのレベル							
4. 親密さと親近感							
5. その人との関係における自分の役割に対する満足度							
6. 相手の役割に対する満足度							
7. その人との関係についての全体的満足度							

1〜7項目の点数を合計して、ここに記録してください →

注記：関係満足度評価は、あなたの夫婦関係やもっとも親しい関係の満足度を測定するためのテストですが、友人、家族あるいは同僚との関係の評価にも使うことができます。もし、現時点で親しい関係がない場合、一般的な他者との関係を考えながら、評価点を記入してください。

*Copyright © 1983 by David D. Burns, M. D., from *Ten Days to Self-esteem*, copyright © 1993.

完全主義 VS 優れたものを健全に追求すること

このステップでは，もっとも一般的な自虐的思い込みの1つである完全主義に焦点を当てます。完全主義は，以下のような困難に対する脆弱性を高める可能性があります。

- 仕事や学校でのストレス
- うつや不安などの気分変動
- 孤独感と恋愛関係の構築困難
- 人間関係における過剰な欲求不満，怒り，衝突
- 批判，失敗，ミスなどから学ぶことの障害
- 難しい仕事へのこだわりと先延ばし

あなたはこれ以外に完全主義による否定的な結果を考えられますか？ それはどのようなものですか？ 以下に書き出してください。

_____

_____

_____

ここで，完全主義が，優れたものを健全に追求することと同じではないことを私は強調しておきます。もし，アインシュタイン，エジソン，モーツァルトなどが達成した業績がなければ，世の中はどうなっていたでしょうか？ 私がここで問題にするのは，何かに駆り立てられているように感じ，緊張し，常に自分自身や自分の業績そして人間関係に不満をもつ人々に見られる完全主義です。

267頁の完全主義 VS 優れたものを健全に追求することの表を参照してください。あなたは，この表の記載以外に何か違いを考えつきましたか？ あなたの考えをここに記入してください。

完全主義の種類

完全主義にはさまざまな種類があります。268頁にある表を読み，自分あるいは日常的に顔を合わせる人（家族，友人，仕事の同僚など）が該当すると思う種類の欄に，○をつけてください。

〈完全主義 VS 優れたものを健全に追求すること〉

完全主義	優れたものを健全に追求すること
1. あなたは，ストレスを受け，何かに駆り立てられていると感じ，失敗への恐怖によって動機づけられています。	1. あなたは，創造的な気分を感じ，熱意によって動機づけられています。
2. あなたは，自分の実績に決して満足を感じることはありません。	2. あなたの努力は，あなたに喜びと満足をもたらします。
3. あなたは他人に好意と尊敬の念をもってもらうため，自分の知性と実績で相手を印象づける必要を感じます。	3. あなたは他人を印象づけることで愛情や友情を得たいとは感じません。相手が自分のありのままを受け入れてくれることを，あなたは知っているからです。
4. 重要な目標を達成できなかったり，ミスを犯したりしたとき，あなたは自己批判的になり，自分が欠陥人間であるかのように感じます。	4. あなたは，ミスを犯すことを恐れません。あなたは，失敗を成長と学習の機会ととらえます。
5. あなたは自分が常に強くあらねばならず，感情を抑えられなければならないと考えます。	5. あなたは自分の弱さを他人にさらすことや，感情を他人と共有することを恐れません。

あなたは完全主義者？

完全主義の種類	定　義	自分にあてはまる場合○を記入してください	あなたの知人にあてはまる場合○を記入してください
1. 身体の完全主義	魅力的であるためには，完全な容姿をもたなければならない，とあなたは考えます。		
2. 業績の完全主義	あなたは，ミスを犯すこと，失敗すること，あるいは仕事や学業において個人的目標を達成できないことをひどく嫌います。		
3. 自己認識の完全主義	あなたは，他人の好意と尊敬を得るために，自分の業績，才能，知性などで他人を印象づける必要があると確信しています。もし自分が失敗したり，他人の前でしくじったり，ミスを犯したりしたら，相手は自分を軽蔑すると思い込んでいます。		
4. 感情の完全主義	あなたは，孤独感，憂うつ，怒り，不安，パニックなどの，否定的で脆弱な感情を恥辱と感じます。あなたは自分が常に幸せで，感情をコントロールできなければならないと思い込んでいます。		
5. 自尊感情の完全主義	あなたは，自分よりも知的で，魅力があり，成功をおさめた人に劣等感をもちます。		
6. 人間関係の完全主義	あなたは，互いを大切に思う者同士は，決して喧嘩をしたり言い争ってはならないと思い込んでいます。		

あなたは完全主義者？（続き）

完全主義の種類	定　　義	自分にあてはまる場合○を記入してください	あなたの知人にあてはまる場合○を記入してください
7. 恋愛の完全主義	あなたは，相手に決して満足することがないため，長続きする恋愛関係を築くことはむずかしいと考えています。あなたは相手の欠点にこだわります。		
8. 全能感	あなたは，他人（または世間）が自分の期待どおりでないことに動揺を感じます。あなたは，電車が遅れたり，交通渋滞に巻き込まれたり，他人から失礼な扱いを受けたりすると，過剰な怒りと欲求不満を感じます。		
9. 強迫性傾向	あなたは自分の家やオフィスが常に完全に清潔でなければ気がすみません。そのため，物事の確認，整理整頓などに過剰な時間をかけます。		
10. その他：上記以外の完全主義をあなたは考えつきましたか？			

完全主義の練習　その1

以下の思い込みから1つを選び，273頁の態度のメリット・デメリット分析用紙に書き写してください。

- 私は常に完全を追求しなければならない。
- 私が失敗したり，ミスを犯したりすれば，人々は私を軽蔑する。
- 私が価値ある人間で愛されるためには，他人よりも優秀でなければならない。

次に，この態度のメリットとデメリットをリストに記入します。「この考えを信じることはどんな役に立つのだろうか？　この考え方の利点は？　そして欠点は？　この考え方の代償は？」と自問します。

リストを完成させたら，この完全主義のメリットとデメリットを100点満点で採点し下段の〇の中記入します。もし，この完全主義のメリットが，デメリットに勝るのであれば，左側の〇に60点，右側に40点などと書き入れます。

その態度のデメリットが，メリットよりも大きいと評価した場合は，あなたは代わりにどのような態度を選びますか？　思い込みのメリットをそのまま残し，デメリットを削除して修正はできませんか？　修正後の思い込みをここに記入してください。

―――――――――――――――――――――――――――

―――――――――――――――――――――――――――

―――――――――――――――――――――――――――

282頁に，このメリット・デメリット分析の回答があります。自分で練習を完成させてから，この回答を参照するようにしてください。

完全主義の練習　その2

　完全主義のおもしろいところは，完全主義者はすべてについて常に正しくあろうと努力しますが，しばしば非常に間違った結果に終わり，そのことに自分でも気づかないことすらあることです。その原因は，完全主義者が自分自身に伝える否定的メッセージが，動揺しているときには妥当に見えるものの，しばしば歪んで非論理的である点にあります。

　この点を例証するために，完全主義が問題となった具体的な状況を，あなたに思い出してもらいます。重要な個人的目標を達成できなかったり，失敗したりして，非常に自己批判的になったときのことを覚えていますか？　それは親としての役割を果たしそこなったときでしょうか，それとも夫婦間の問題でしたか？　または仕事上の問題でしょうか？　その状況を簡単に要約し，275頁にある日常気分記録表の，ステップ1に記述してください。

　次に，あなたの否定的感情をステップ2に記入します。あなたが感じたのは，欲求不満でしたか？　卑屈それとも劣等感，あるいは落胆を感じたでしょうか？　それぞれの否定的感情を0％（最小）から100％（最大）の尺度で評価してください。

　ステップ3には，あなたの否定的思考を左側の欄に書き入れます。どんなことを自分に言いましたか？　否定的思考を，1つずつ連続番号をつけて記入して行きます。それぞれの末尾には，あなたがその否定的思考をどの程度強く思い込んでいたかを，0％（まったくない）から100％（完全に）の尺度で評価してください。

　次に，あなたの否定的思考の中にある歪みを，277頁にある歪んだ思考リストを参考に特定します。これによって，これらの思考がどれだけ非現実的かに気づくと思います。

　最後に，135頁の思考の歪みを取り除く15の方法を参考に，代替となる合理的思考を右側の欄に記入してください。

　私が精神科の研修医だった頃，指導医が私の診療方法を批判したことがありました。多くの精神科の研修医がそうであるように，私は完璧で

あろうと懸命に努力していました。十分に努力すれば，すべての患者さんを治癒することができるはずと私は考えていたのです。明らかに，指導医は私の不十分な診療能力に不満でした。私はとても心配になりました。自分が考えていたあるべき姿と現実とは明らか違っていたのです。私は自分が文字どおり無価値な人間と感じました。

その夜，ジョギングしていて，(1)「私は最低の人間だ」，そして(2)「私はへたくそなセラピストだ」という2つの否定的思考が私の心に浮かんできました。私は突然，自分の真の姿を知覚したように感じたのです。私にとって，これら2つの否定的思考の妥当性に疑問の余地はありませんでした。

家に帰り，私はこの2つの否定的思考を，患者さんにいつも言うように，自分で紙に書き出しました。書き出した否定的思考を読んで，私は自分に対していかに不公平で厳しく接していたかを理解したのです。これらの否定的思考の中に，全か無か思考，一般化のしすぎ，心のフィルター，マイナス化思考，拡大解釈，感情的決めつけ，「すべき」思考，責任の押しつけなどの歪みを特定することは簡単でした。

私は精神科医として不完全なばかりでなく，自分の不完全さについての非論理的考え方においても，非常に不完全だったのです！

私は自分の問題について，以下のように考えることにしました。「難しい患者さんとの接し方に誤りを犯すのは自然なことだ。他人がいつも自分を裏切るという思い込みから，患者さんが否定的な反応を引き起こそうとしたのかもしれない。この罠におちて自分を嫌悪する代わりに，このことから，彼の治療をより活力に満ちた有用なものとする方法を学ぼう。事実は，私が最低の人間でもなければ，へたくそなセラピストでもないことだ。私には，長所もあれば短所もある，とても人間的なセラピストだ。私は自分の誤りを恥じる必要はない。そこから何かを学べば良いだけだ。」

私が抱えていた問題に対するこの新しい考え方は，非常に大きな安心感を私に与えてくれました。経験のまだ浅かったその頃の私は，完全な仕事の遂行からは程遠かったからです。実のところ，自分の犯した誤りや無知に気づく毎日でした。しかし，自分が完全である必要はないこと

態度のメリット・デメリット分析*

あなたが変えたい態度は？：＿＿＿＿＿＿＿＿＿＿＿＿＿＿＿＿＿＿＿＿
＿＿＿＿＿＿＿＿＿＿＿＿＿＿＿＿＿＿＿＿＿＿＿＿＿＿＿＿＿＿＿＿

これを信じることのメリット	これを信じることのデメリット

* Copyright © 1984 by David D. Burns, M. D., from *Ten Days to Self-esteem*, copyright © 1993.

を悟ってからは，こうした誤りに脅かされることはなくなりました。現在では，もし私が誤りを犯し，患者さんがそれに腹を立てても，私はその誤りを認め，謝罪します。それについて私たちは話し合い，合意します。通常私たちの関係は，それによってさらに強くなります。私は，これらの治療上の「失敗」が，しばしば治療における最大の成功をもたらすことを発見しました。なぜなら，それが治療に本当の突破口を与えてくれる機会となるからです。こうしたミスは，治療上もっとも役に立つ，やりがいのある仕事の一部なのです。今では，ミスを心待ちにしているほどです！

完全主義の練習　その3

　多くの完全主義者は，卓越することによって愛情と承認が得られるに違いないと思い込んでいます。これに代わる考え方は，私たちを人間的で愛される存在にするものは，成功と強さではなく，脆弱さと欠点であるという哲学です。成功と業績によって，人は賞讃され，嫌われもするでしょうが，愛されることは決してありません。
　相手を大切に思うためには，その人がどのような人間であるのかを知る必要があります。彼や彼女の痛みを知り，欠点を知るだけでなく，ポジティブな資質も知らなければなりません。ミスを犯さない完全な人間を愛することは，きっと難しいことでしょう。私たちにとって，「不完全さ」は人間としての必要条件なのです。失敗や絶望の経験は，時として，成長，親密さ，精神性の自覚，自己受容などの良い機会となります。あなたはこの考え方をどう思いますか？　意味ある考え方だと思いますか？　それとも，ナンセンスだと思いますか？
　認知療法の重要な原則の1つは，すべての人は生まれつき不完全であり，欠点がある，というものです。私たちは，絶え間なくこうした欠点と闘い，自分のあるべき姿に到達しようと努力しています。それにもかかわらず，欠点や失敗などの不完全さは，それと向き合い受け入れることで，強さの源となり得るのです。私たちが欠点を恥として隠してしまうときに限って，それらの欠点が私たちを浸食し，喜びを奪い，孤立感

日常気分記録表*

ステップ1：あなたを動揺させるできごとを簡単に記述してください。

ステップ2：否定的感情を記録してください。そして，それぞれの強さを，0%（最小）から100%（最大）までの点数で表します。悲しい，怒り，不安，罪悪感，寂しい，希望がもてない，欲求不満などの言葉を使います。

感 情	点 数 (0～100%)	感 情	点 数 (0～100%)	感 情	点 数 (0～100%)

ステップ3：3コラム技法

否定的思考	歪 み	合理的思考
あなたを動揺させる思考を記入し，それを信じる度合いを0～100%で評価します	277頁の歪んだ思考リストを参考に書いてください	よりポジティブで現実的な思考に置き換え，それを信じる度合いを0～100%で評価します

* Copyright © 1984 by David D. Burns, M. D., from *Ten Days to Self-esteem*, copyright © 1993.

日常気分記録表（続き）*

否定的思考	歪　み	合理的思考

歪んだ思考リスト*

1. 全か無か思考：黒か白かという絶対的な二分法で物事を見ている。
2. 一般化のしすぎ：1つの否定的なできごとを，決して終わることのない失敗の連続を示すものとして捉えてしまう。
3. 心のフィルター：マイナスのことばかりくよくよと考えて，プラスのことを無視してしまう。
4. マイナス化思考：自分の達成したことやプラスの資質が，大したことはないとかたくなに主張する。
5. 結論の飛躍：明確な証拠が全くないのに物事を否定的にとらえる。
   ①心の読みすぎ：人々が自分に対して否定的に接していると思い込む。
   ②先読みの誤り：物事が悪い方向に向かうと恣意的に予測する。
6. 拡大解釈または過小評価：度を越えて物事を誇張する。あるいはその重要性を不適切に縮小する。
7. 感情的決めつけ：自分の感じ方から推論する。例えば「私は自分がダメ人間だと感じる。だから本当にダメ人間なのだ」と考えてしまう。
8. 「すべき」思考：「すべき」「すべきではない」という言葉で自分や他の人々を批判する。「しなければならない」という言葉を使うときも同様。
9. レッテル貼り：「私は間違ったことをした」と言う代わりに，「私は失敗者だ（バカだ，負け犬だ）」と言う。
10. 責任の押しつけ：自分が完全な責任を負っていないことに対して，自分を責める。あるいは，自分の態度や行動が問題の一因であることを見落として，他の人々を責める。

* Copyright © 1980 by David D. Burns, M. D., from *Ten Days to Self-esteem*, copyright © 1993.

を引き起こします。この考え方は，特別で価値があり，愛される存在であるためには，完全を目指し可能な限り成功することの必要性をとなえる西洋文化的価値観とは大きく異なります。

　私はかつて，ジェリーという患者さんを治療したことがあります。彼は，デトロイトからフィラデルフィアに移り住んできた男性で，プレスビテリアン医療センターにおける私のクリニックでは，外来治療を受けていました。ジェリーは，うつ，内気，人前での緊張，不幸な結婚生活などでいつも悩んでいました。仕事ではかなりの成功を収めていたのに，幸福の追求に成功したことはありませんでした。

　ジェリーは肉体労働者の家庭に生まれました。彼の両親はドイツからの移民で，父親はとてもしつけに厳しい人でした。ジェリーが学校でどんなに良い成績を修めても父親には不十分で，彼の成績が全優であっても，息子を誇りに思うと褒めたことはなく，代わりに，この成績を維持するよう頑張れと言うだけでした。

　ジェリーは，模範的生徒で，良い息子でしたが，常に不適格さと孤独を感じていました。彼が記憶している限り，家でも学校でも，他人と一緒にいるときはいつでも彼は緊張し，居心地の悪さを感じていました。彼はそう感じることを恥ずかしく思い，そのことをひた隠しにしていました。他人の前で自分の弱さを感じたり，恐れたりすることを，彼は誰にも明かしませんでした。それがわかったら，皆が自分を失敗者とみなすと考えたからです。どれほど弱さを感じ，自分を欠陥だらけと考えているか，それが知られたら，自分は軽蔑されると彼は確信していました。

　大学を卒業後，ジェリーは破産寸前の小規模な会社を引き継ぎ，懸命に働いて事業を好転させました。週7日，彼は休まず精力的に働き，じきにその会社は順調に利益を出すようになりました。彼は事業の拡大を計画し，それも成功を収めました。15年後，彼の会社は5千人以上の従業員を擁し，アメリカ株式取引所に登録されるまでになりました。ジェリーは，美しい女性と結婚し，豪邸に住み，経済的に何の不安もない生活を送っていました。

　この成功にもかかわらず，ジェリーは依然として不安を感じていました。彼は常に緊張し続けていたのです。仕事場では，自分がボスである

ことから不安は少なかったものの，仕事を離れた社会的状況では，常にぎこちなさを感じていました。妻や家族と一緒にいることすら，彼にはつらかったのです。自尊感情はほとんどなく，実績に真の満足を感じることは，ほとんどありませんでした。

ジェリーの困難は，彼の思い込みが原因でした。それは，「自分が価値ある人間として人々から尊敬を集めるには，とても大きな成功を収めなければならない。自己に懐疑的で不安定な私の真の姿を人々が知ったら，私は見下され拒絶されるだろう」というものでした。あなたが完全主義者であれば，彼と同じように感じたことでしょう。

私のクリニックのセラピストたちは，ジェリーのために役立つ革新的なアイデアを考え出しました。それは，真の姿を人前にさらせば皆から拒絶されるという，彼の思い込みを確認するための実験でした。私たちは，クリニックのそばを走る地下鉄に，1時間ほどジェリーに乗るよう提案しました。そして，さまざまな年齢や人種の乗客10人の横に座り，会話するのです。自己紹介の後，自分が成功した実業家であるにもかかわらず，あまりにも心配性なことや他人への劣等感のために，自分が成功したとは思えないと相手に伝えるのです。そして，自分が低く見られるのを恐れるあまり，感情をいつも隠さなければならないことも伝えます。そして最後に，今日を限りにその秘密を守ることをやめ，皆に真実を知ってもらうことを決心した，と乗客に伝えるのです。

ジェリーは，この課題にまったく乗り気ではありませんでした。実際に，彼はかたくなにこの提案を拒否しました。そんなことをするなんて問題外だ，見知らぬ人の前で自分を笑いものにすることに何の興味もない，と彼は答えました。自分が不安を感じているのは確かだが，実際には有力な実業家であり，その気になれば威圧的になることもできるのだ，と彼は言いました。

当初は気乗り薄であったにもかかわらず，ジェリーはとうとう実験に同意しました。心理学を学ぶ1人の大学院生を付き添いに，彼は勇敢に地下鉄へと向かったのです。この課題が終了次第，私は彼と結果について話し合うことを約束しました。

ジェリーは地下鉄内で2時間近くを過ごし，10数人の乗客と会話しま

した。2人の女性が，変人か強盗と勘違いして緊張した様子だったものの，その他の人々は，信じがたいほど彼に親切で，好意的だったそうです。彼らは口々に心のこもった勇気づけの言葉を返してくれた，と彼は言いました。彼が自分の不適格さを説明すると，それを責めたりせず，代わりに彼ら自身の感情や問題を話し出したそうです。ほとんどの話し相手が，まるで長いこと会わなかった友達のように接してくれた，とジェリーは言いました。ある年配の黒人男性は，失業中なので，家族を養えるかどうかが心配だと言いました。また，ある若い女性は，自分がアルコール依存症でAAのミーティングに参加していると言いました。彼女は，彼が心を開いて自分の感情について話しをしてくれたことに感謝していると言いました。そのことで彼が傷つきやすい人であることがわかるし，好意がもてると言いました。また，内気な性格をなおす方法をアドバイスする人もいました。

　ジェリーは，人生でこれほど他人に親近感を覚えたことはほとんどないと言いました。彼の緊張は消え，自分自身に正直でいられる解放感と他人との連帯感をもつことができたのです。彼は，人々との絆を結ぶ方法を手に入れたように感じました。

　私たちが非常に重要な新しい考えを発見したときには，それが逆説的であることがしばしばあります。ジェリーの場合の逆説は，生涯ひた隠しにしてきた彼の弱さが，突然最大の資産になったことです。問題は，彼が自分を不適格と感じる点にあるのではなく，自らの不完全さを内側に隠し，それがガン細胞のように彼をむしばみ，活気を奪ってしまった点にありました。問題は，恥辱であって，不完全さではありませんでした。ひとたび自分の弱さをさらけだしてしまえば，それは彼の力強さを生み出す源に変わったのです。

　ジェリーはクリスチャンでした。彼は今回の経験が，聖書の「コリント人への第二の手紙」第12章にある，聖パウロが逃れることのできなかった「肉体に与えられた1つのとげ」を思い起こさせると言いました。聖パウロの苦痛が何であったかは，不明です。聖書学者は，それが彼の吃音，性に関する問題，あるいは躁うつ病やパニック発作などの感情障害の1つではないかと推測しています。

聖パウロは，苦痛を癒し，それを取り去ってくれるよう，繰り返し神に祈りました。しかし，神は彼の祈りに答えませんでした。そして最後に，彼の祈りへの予想しなかった答えが返ってきました。聖パウロはこう書いています。「私は，それを去らせてくれるようにと，三度も主に祈った。ところが，主は言われた。『私の恵みはあなたに対して十分である。私の力は弱いところに完全に現れる…なぜなら，私が弱いときにこそ，私は強いからである』」

ジェリーは，それまでこの一節を教会で何度も耳にしたのに，意味を把握したことはなかった，と言いました。弱さこそが強さであるという，その一節の意味をいま彼は理解したのです。彼に必要なのは，弱さを受け入れることだけでした。

私もキリスト教の教育を受けて育ちましたが，キリスト教あるいは特定の宗教をここで奨励するつもりはありません。同様の文言は，モルモン書や旧約聖書などの他の宗教書にも見られます。私たちは，だれもが人生を導くための深い価値観をもっています。私たちが感情的問題を克服したとき，精神的継承への新たな感謝の念とともに，こうした信仰の新たな意味を発見することがあります。自尊感情と精神性の関係については，ステップ10でいくつかの点を議論します。

あなたが，「もういちど自分らしさに出会うための10日間」のグループに参加している場合，参加者の中から有志を募り，仕事や私生活上での失敗や落胆したできごとの経験談を発表しても良いでしょう。グループリーダーは，批判あるいは拒否された経験，個人的目標を達成できなかった経験，アルコール依存症，過食症，薬物乱用，夫婦や子供との問題など，この議論に適した一般的問題を提案します。グループでこうした否定的経験の肯定的結果と否定的結果について議論することもできます。欠点のない人生を送ったほうが良かったでしょうか？それとも，こうした絶望と自信喪失の経験が，私たちの人生をよりいっそう高めてくれたでしょうか？そうだとすればどのようにして？

〈273頁の練習の回答〉

態度のメリット・デメリット分析*

あなたが変えたい態度は？： 私は常に完全を追求しなければならない。

これを信じることのメリット	これを信じることのデメリット
1. 私は最良の仕事をするだろう。	1. 失敗をしたり，ミスを犯したりすると，私は非常に動揺するだろう。
2. 良い仕事をしたとき，私は良い気分でいられるだろう。	2. 他人から批判されると，私は自己防衛的になるだろう。
3. 私は，中くらいで妥協することはないだろう。	3. 自分のミスから学ぶことは，さらに困難になるだろう。
4. 特別な人しか完全を求めないから，私は特別ということになる。	4. 自分の仕事が十分で完全と思うことはないので，私は満足を感じることはないだろう。
5. 私は非常に勤勉なので人々から尊敬されるだろう。	5. 私は，創造的になることを恐れ，何か新しいことに挑戦することを恐れるだろう。
	6. 人々を印象づけなければならないと私は考えるだろうから，親しい人間関係を築くことが難しくなるだろう。
	7. 私は孤独感をもつだろう。
	8. 自尊感情を得るために，私は常にハツカネズミのように走っていなければならないだろう。
35	65

* Copyright © 1984 by David D. Burns, M. D., from *Ten Days to Self-esteem*, copyright © 1993.

ステップ8　自虐のための完全主義者の脚本　283

ステップ8の評価

　あなたはステップ8で何を学びましたか？ ステップ8で私たちが議論したもっとも重要な考えのいくつかを，簡単に要約してください。

1. ＿＿＿＿＿＿＿＿＿＿＿＿＿＿＿＿＿＿＿＿＿＿＿＿＿＿＿＿
＿＿＿＿＿＿＿＿＿＿＿＿＿＿＿＿＿＿＿＿＿＿＿＿＿＿＿＿＿

2. ＿＿＿＿＿＿＿＿＿＿＿＿＿＿＿＿＿＿＿＿＿＿＿＿＿＿＿＿
＿＿＿＿＿＿＿＿＿＿＿＿＿＿＿＿＿＿＿＿＿＿＿＿＿＿＿＿＿

3. ＿＿＿＿＿＿＿＿＿＿＿＿＿＿＿＿＿＿＿＿＿＿＿＿＿＿＿＿
＿＿＿＿＿＿＿＿＿＿＿＿＿＿＿＿＿＿＿＿＿＿＿＿＿＿＿＿＿

　今日のステップであなたを困らせた内容，または気に障った内容はありましたか？ あなたがグループに参加している場合，リーダーや他の参加者から，何かいらだつことを言われましたか？ 否定的感情をすべて書き出してください。

＿＿＿＿＿＿＿＿＿＿＿＿＿＿＿＿＿＿＿＿＿＿＿＿＿＿＿＿＿
＿＿＿＿＿＿＿＿＿＿＿＿＿＿＿＿＿＿＿＿＿＿＿＿＿＿＿＿＿
＿＿＿＿＿＿＿＿＿＿＿＿＿＿＿＿＿＿＿＿＿＿＿＿＿＿＿＿＿
＿＿＿＿＿＿＿＿＿＿＿＿＿＿＿＿＿＿＿＿＿＿＿＿＿＿＿＿＿

今日のステップで役に立った内容，興味深く便利と思った内容について書いてください。リーダーや他の参加者から，セッション中に何か気に入ったことを言われましたか？ あなたが感じたポジティブな反応をすべて書き出してください。

_____

_____

_____

ステップ9のためのセルフヘルプ課題

あなたが「もういちど自分らしさに出会うための10日間」グループに参加している場合，グループリーダーは次のセッションの前に，セルフヘルプ課題を完成させるようあなたに求めることがあります。

課題	割り当てられた課題に○を入れます	実施済みの課題に○を入れます
1. ステップ8の評価用紙を完成させてください。		
2. 3つの気分測定テストをもう一度完成させてください。3つのテストは，次のステップの冒頭にあります。		
3. 次のステップを読んで，できるだけ多くの筆記練習を行ってください。		
4. 次のセッションには，あなた用に本書をもってきてください。		
5. 1日10分，日常気分記録表を使って練習してください（用紙は396頁にあります）。		
6. 次のセッションにはすべての筆記宿題をもってきてください。		
7. 読書療法（読書課題はありましたか？）		
8. *		
9.		
10.		

＊追加の課題があれば以下のスペースに記入してください。

〈ステップ8のための補足読書〉

1.『いやな気分よ，さようなら』の第14章を読んでください。
2.『フィーリング Good ハンドブック』の第7章を読み返してください。

ステップ9

先延ばしをする人のための処方箋

ステップ9の目標

1. あなたは，先延ばしをする人の10の特徴について学びます。
2. あなたは，先延ばしの隠れたメリットを発見します。
3. あなたは，先延ばしのメリット・デメリット分析と悪魔の代弁者の技法を用いて，先延ばしと闘う方法を学びます。
4. あなたは，より生産的で創造的人間になるための方法を発見します。

気分の測定

　あなたはすでに前のステップの冒頭で，3つの気分測定テストを行いました。あなたの進歩を記録するために，このステップの冒頭でも3つのテストを完成させてください。わからないことがあれば，ステップ1の2～14頁にある，これらテストの記入方法を参照してください。

バーンズうつ状態チェックリスト*

過去1週間に，各項目に記述した種類の感情がどの程度あなたを悩ませたかについて，もっとも当てはまるレベルのものを右から選び○をつけてください。

	0 全くない	1 少々ある	2 かなりある	3 大いにある
1. 悲しみ：悲しい気持ちになりましたか？ 悲しみのあまり，人生への興味を失ったことはありましたか？				
2. 落胆：将来は絶望的に見えますか？				
3. 低い自尊感情：自分は価値がないと感じましたか？ 自分が失敗者だと考えることはありましたか？				
4. 劣等感：自分がダメだとか，他人よりも劣っていると感じますか？				
5. 罪悪感：自分に批判的になりましたか？ あらゆることは自分のせいだと自分を責めたりしましたか？				
6. 優柔不断：何かについて決意するのに問題がありましたか？				
7. 怒りと欲求不満：期間内の多くの時間にわたって怒りや欲求不満を感じましたか？				
8. 人生への関心の喪失：仕事や趣味，家族，あるいは友人への関心を失いましたか？				

＊ Copyright © 1984 by David D. Burns, M. D., from *Ten Days to Self-esteem*, copyright © 1993.

バーンズうつ状態チェックリスト（続き）*

	0 全くない	1 少々ある	2 かなりある	3 大いにある
9. やる気の喪失：打ちのめされた気持ちになって，物事を自分から進んで行おうという気持ちになれないと感じますか？				
10. 貧弱な自己イメージ：自分が年老いたと思いますか？ 魅力がないと思いますか？				
11. 食欲の変化：食欲を失いましたか？ あるいは，強迫観念にかられて，食べすぎたり，飲みすぎたりしましたか？				
12. 睡眠の変化：不眠症になったり，夜よく眠れなかったりしますか？ 過度に疲れたり，寝すぎたりしますか？				
13. 性欲の喪失：セックスへの関心を失いましたか？				
14. 心気症：自分の健康についてかなり心配していますか？				
15. 自殺への衝動*：人生は生きるに値しないと考えますか？ 死んだ方がよりましと考えますか？				
1～15項目の点数を合計して，ここに記録してください →				

※自殺への衝動がある人はメンタルヘルスの専門家にすぐに相談してください

バーンズ不安調査表*

過去1週間に，各項目に記述した種類の感情がどの程度あなたを悩ませたかについて，もっとも当てはまるレベルのものを右から選び○をつけてください。

カテゴリー1：不安な気持ち	0 全くない	1 少々ある	2 かなりある	3 大いにある
1. 不安，緊張，心配，恐怖				
2. 自分の周りの物事が奇妙に感じる，非現実的に感じる，もやもやした感じがする				
3. 自分の体の全部または一部から遊離したような感じ				
4. 突然の予期しないパニックの感覚				
5. 将来に対する不安や終末が差し迫っているという感覚				
6. 緊張やストレス，いらだちを感じたり，何かいやなことが起こりそうで不安になる感じ				
カテゴリー2：不安な思考	0 全くない	1 少々ある	2 かなりある	3 大いにある
7. 集中することの困難さ				
8. 思考が空回りする，思考が次から次へと飛び移って行く				
9. 恐ろしくなるような幻想，または，白昼夢				

＊ Copyright © 1984 by David D. Burns, M. D., from *Ten Days to Self-esteem*, copyright © 1993.

バーンズ不安調査表（続き）*

10. 自分へのコントロールを失いそうになると感じること				
11. 自分が気違いみたいなことをしたり，頭がおかしくなるのではないかという恐怖				
12. 意識を失うことへの恐怖				
13. 身体上の病気になること，心臓発作を起こすこと，死ぬことへの恐怖				
14. 人前で馬鹿みたいに見えること，出来が悪そうに見えることへの心配				
15. 1人になること，孤独になること，見捨てられることへの恐怖				
16. 批判されること，承認されないことへの恐怖				
17. 何かひどいことが起きるのではないかという恐怖				
カテゴリー3：身体的症状	0 全くない	1 少々ある	2 かなりある	3 大いにある
18. 心臓がどきどき鳴る，鼓動が早くなる（しばしば「動悸」と呼ばれる）				
19. 胸が痛む，圧迫される，締めつけられる感じ				

バーンズ不安調査表（続き）*

20. かかとや指がひりひり痛む，しびれる				
21. 胃がきりきり痛む，不快な感じになる				
22. 便秘，下痢				
23. 落ちついていられない，びくびくした感じがする				
24. 筋肉のこわばり，つっぱり				
25. 熱によるものではない汗				
26. のどに圧迫感を感じる				
27. 震え				
28. 足元がふらつく				
29. めまいがする，ふらふらする，バランスがとれなくなる				
30. 息が詰まる，窒息するという感覚，呼吸困難				
31. 頭痛，首や背中の痛み				
32. ほてり，寒気				
33. 疲れる，衰弱する，簡単に疲労するという感じ				
1〜33項目の点数を合計して，ここに記録してください →				

関係満足度評価*

あなたのもっとも親しい関係において感じている満足度について，もっとも当てはまるレベルのものを右から選び○をつけてください。

	0 とても不満足	1 ある程度不満足	2 やや不満足	3 普通	4 やや満足	5 ある程度満足	6 とても満足
1. コミュニケーションと率直さ							
2. 衝突や論争の解決							
3. 愛着と気づかいのレベル							
4. 親密さと親近感							
5. その人との関係における自分の役割に対する満足度							
6. 相手の役割に対する満足度							
7. その人との関係についての全体的満足度							
1～7項目の点数を合計して，ここに記録してください →							

注記：関係満足度評価は，あなたの夫婦関係やもっとも親しい関係の満足度を測定するためのテストですが，友人，家族あるいは同僚との関係の評価にも使うことができます。もし，現時点で親しい関係がない場合，一般的な他者との関係を考えながら，評価点を記入してください。

* Copyright © 1983 by David D. Burns, M. D., from *Ten Days to Self-esteem*, copyright © 1993.

人はなぜ先延ばしをするのか

　先延ばしが，あなたにとって問題となったことはありますか？ 最近あなたは，何かを先延ばしにしていますか？ セッションの合間に，セルフヘルプ課題の実施を先延ばしていますか？ ダイエットを先延ばしにしたり，小切手帳と銀行残高の照合を先延ばしにしていませんか？ 勉強はどうですか？ 職探しは？

　あなたが先延ばしを考えている具体的な事柄を，2つ3つ，ここに書き出してください。現在，先延ばしにしていることがなければ，過去に問題となった先延ばしを思い出してください。自己の例を使うことで，このステップをより興味深く，役立つものにすることができます。

1. _____

_____

2. _____

_____

3. _____

_____

　あなたは，なぜ先延ばしをするのか，その理由を知っていますか？ 多くの人にとって，その原因は謎です。先延ばしをする人は，本当に物置きをかたづけたいと望んでいるにもかかわらず，よくわからない理由から，それに手をつけることができないように思うのです。

　295頁の先延ばしテストが，この謎を解く鍵を与えてくれるかもしれません。今すぐテストを受けてください。

先延ばしテスト

あなたの気持ちをもっとも的確に記述している欄に○をつけてください。

	0 全くない	1 少々ある	2 かなりある	3 大いにある
1. 物事をしたくない，しようという気分にならないために，それを先延ばしすることがしばしばある。				
2. 「あとでその気分になったときに，手をつけることにしよう」と自分に言うことがしばしばある。				
3. 手をつけた作業が予想以上に難しかったりすると，投げ出すことがよくある。				
4. 物事がうまく行かないときに欲求不満になることがよくある。				
5. うまく行きそうにない作業や仕事は，避ける。				
6. 試して失敗するよりは，手をつけないほうが良いと思う。				
7. 自分が完全にやり遂げられないことは，やりたくない。				
8. 自分は本当に優れた仕事をできないのではないかと，しばしば心配になる。				
9. 良い仕事をしていても，しばしば自分のしていることに私は批判的になる。				
10. 通常自分の業績に，私は満足を感じない。				

先延ばしテスト（続き）

あなたの気持ちをもっとも的確に記述している欄に○をつけてください。

	0 全くない	1 少々ある	2 かなりある	3 大いにある
11. 自分がやらねばならないすべてのことを考えて，私はしばしば罪の意識を感じることがある。				
12. 物事を先延ばしにしてから，それをやらないことに罪の意識を感じることがある。				
13. 怒りや動揺を感じる相手とは，普通，私は話したいとは思わない。				
14. しばしば，他人と衝突した際の対応を避けることがある。				
15. 本当はしたくないことにもかかわらずひきうけてしまうことがしばしばある。				
16. 人にいやとは，なかなか言えない。				
17. 誰かに威張ってあれこれ言われるのは，私は好きではない。				
18. 人に何かを要求されると私は譲らない。				
19. 通常，自分がやらなければならないことに，私はあまり熱心ではない。				
20. 自分がやらねばならないことの多くが，私にとってあまりやる気がしないことだ。				

〈先延ばしテストの採点〉

　第1項目と第2項目の得点を足し，点数表右側の「あなたの得点」欄に書き入れます。以下同様に，先延ばしテストの項目番号の合計点を，「あなたの得点」欄に記入して行きます。

〈先延ばしテスト点数表〉

項目番号	特　徴	あなたの得点
1 + 2	本末転倒	
3 + 4	支配モデル	
5 + 6	失敗することへの恐れ	
7 + 8	完全主義	
9 + 10	報酬の欠如	
11 + 12	「すべき」思考	
13 + 14	消極的攻撃性	
15 + 16	自己主張の欠如	
17 + 18	強いられるという感覚	
19 + 20	欲望の欠如	

点数の解釈：それぞれの特徴ごとの得点は0から6点までとなります。低得点（0から2点）ほど良好で，高い得点（3から6点）ほど先延ばしを促します。

先延ばしの練習

今日のステップで，あなたは先延ばしのメリット・デメリット分析と呼ばれる新しい技法を学びます。まず，あなたが先延ばしを考えていること―掃除，本書の筆記セルフヘルプ課題の実行，手紙を書くこと，支払い手続き，ダイエット，デートの申し込み，職探し，退屈な授業の予習など―を1つ選んでください。そして，実際の作業の簡単な内容を，302頁にある先延ばしのメリット・デメリット分析用紙最上段に記述します。

次に，その作業を先延ばしすることのメリットを用紙左側のコラムにリストアップします。この練習では，以下のように明らかなメリットを記入します。

- 先延ばしはラクだ。
- 欲求不満や不安を避けることができる。
- 他のもっと楽しいことに時間が使える。
- 先延ばししても，世界に終わりはこない。
- 心の底では，今それをやりたいとは望んでいないのだから，今それをやる必要はない。
- 遅かれ早かれ，その作業は終わらせる。

また，以下のような，先延ばしの隠されたメリットも書き出してください。

- 自分にプレッシャーをかける人や強く要求する人に対して，仕返しができる。
- 無理してやらなくても，そのうちに諦めて誰かが代わりにやってくれる。
- 自分が目一杯仕事をかかえていることを相手は知っているので，もう強く要求してこないだろう。

● あくせく働かなくても良いし，いやな仕事をやらなくても良いから，王様か女王様のように「特別な」存在でいられる。

　先延ばしの習慣を打破するには，こうしたメリットを認識する必要があります。
　次に，先延ばしのデメリットを，用紙の右側コラムに記入します。先延ばしの代償にはどのようなものがありますか？
　先延ばしのメリットとデメリットをいくつかリストアップした後に，左右のコラムを100点満点で評価します。例えば，もしメリットが多少大きいと評価するのであれば，用紙下段左側の丸に60を書き入れ，右側の丸に40と書き入れます。この評価は，あなたが当面この作業を開始するつもりは，本当にないことを示します。
　メリットとデメリットのリストアップによって，あなたが先延ばしをする理由が明確になるでしょう。問題はさほど不可解なものではありません。ほとんどの人は，先延ばしを実際に望んでいるから，先延ばしをするのです。先延ばしは，あなたが選んだ選択肢であり，あなたは，意識して，意図的にそれを選んだのです。しかし，あなたは，先延ばしの動機を隠しておきたいのです。それは，風邪のような病気にかかったり，骨折したときのように，あたかも自分にはお手上げでどうにもならないと装うためです。「自分ではそうしたいのだけど，どうしても手をつけられないみたいだ」と言うほうが，ずっと受け入れやすいからなのです。
　私たちは皆，何かをする，しないに関して自由である，ということを覚えておいてください。先延ばしの癖を克服する最初のステップは，ときとして意識的に先延ばしを選択することにあります。
　私はかつて，イスラエルからきた若い男性の患者さんを治療したことがあります。彼は，ほとんどすべてのことを先延ばしせずにはいられませんでした。彼の部屋は散らかりっぱなしで，仕事には大幅に遅刻し，散髪には何カ月も行かず，両親と友人から来た6通の手紙を開封することすらできませんでした。
　彼が言うには，心理療法費用の求償に必要な健康保険の書類も，現金が底をつき経済的に困っているにもかかわらず，記入を先延ばししてい

るとのことでした。

　私たちが先延ばしのメリット・デメリット分析を実践してみると，彼は，健康保険の書類完成を1週間先延ばしにすることのメリットを，15項目もリストアップしました。彼にとって，先延ばしには実体のあるメリットや隠れたメリットがたくさんあったのです。その理由の1つが，当時彼が習い始めていたダンスでした。彼は，ダンスレッスンを受けることや，毎晩遅くまでディスコに行くことが大好きでした。おまけに彼は，自分がつらい仕事や単調な仕事はしなくても良い王子様という夢想を抱いていたのです。

　彼は自分が書いた先延ばしのメリットを見て，翌週は健康保険の書類処理は一切やらないことに決めました。私は彼に，7日間その書類に5分間といえども関わらないことを約束させました。彼はその決定で，非常に大きな安心が得られたと言いました。

　それから10日ほど経って，再び治療面接にきた彼は，その後の1週間が経過するにつれ，健康保険の書類に関する不安がどんどん大きくなった，と言いました。実際彼は，書類を完成させることを望んでいたのです。しかし，私との約束のために，書類には一切手を触れませんでした。約束の7日間が終わったとき，彼はすぐに書類の記入にとりかかり，15分ほどでそれを完成させました。それは信じられないほど簡単な作業で，終わったあととても良い気分になったと彼は言いました。

　先延ばしのメリットがデメリットを上回る分析結果が出た場合には，それに従い，作業の着手を意識して先延ばしにすることができます。もし一定期間経過後，先延ばししたことで予期しない否定的結果が生じたときは，再びメリット・デメリット分析を行っても良いでしょう。

　もしあなたの分析が，メリットよりもデメリット優位であれば，その作業に手をつける前に，動機づけを再確認するため，もう1回テストを受けてください。念のために，今日その作業を始めることのデメリットを，303頁にある行動のメリット・デメリット分析用紙の右側コラムに書き出してください。今日それを始めることのデメリットには，以下のようなものが含まれると思います。

- その作業は，むずかしくて退屈だろう。
- その作業は簡単だからいつでもできる。
- そんな作業より，もっとやりがいのあることをやったほうがいい。
- その作業は，とても手には負えないように思える。
- その作業を終わらせる努力は，焼け石に水のようなものだ。

　次に，その作業を今日始めることのメリットを，303頁の行動のメリット・デメリット分析用紙の左側コラムに記入してください。そして最後に，開始することのメリットをデメリットと比較してどちらが大きいか，100点満点で評価します。分析の結果は，下段の丸の中にそれぞれ書き入れます。例えば，メリットが多少大きいと分析したのであれば，左側の丸の中に60と記入し，右側の丸の中には40と記入します。

　最後に行うテストの目的は何でしょうか？原則的に，テストの目的は同じです。基本的に，本当に先延ばししたいとある程度思っているために，あなたは先延ばしにするからです。その作業を今始めることのメリットが，デメリットを上回らない限り，あなたは同じ穴に足をとられたままなのです。これらのテストで書き出したメリットのリストは，先延ばしの隠されたメリットを，あなたに意図的に自覚させることを目的としています。ひとたびあなたが自分の動機づけを理解すれば，変化に向けた，より大きなチャンスが開かれます。先延ばしの隠されたメリットを諦めたいとあなたが思うのであれば，行動を起こす準備は整っていることでしょう。

先延ばしのメリット・デメリット分析*

あなたが先延ばししたいことは？：＿＿＿＿＿＿＿＿＿＿＿＿＿＿＿＿＿

今日それを先延ばしすることのメリット	今日それを先延ばしすることのデメリット

* Copyright © 1984 by David D. Burns, M. D., from *Ten Days to Self-esteem*, copyright © 1993.

行動のメリット・デメリット分析*

あなたが先延ばししたいことは？：＿＿＿

今日それを開始することのメリット	今日それを開始することのデメリット

* Copyright © 1984 by David D. Burns, M. D., from *Ten Days to Self-esteem*, copyright © 1993.

悪魔の代弁者の技法

あなたが「もういちど自分らしさに出会うための10日間」のグループに参加している場合，リーダーは悪魔の代弁者の技法を実演します。実演のあと，参加者は他のメンバーとこの技法を練習することができます。もしあなたがグループに参加していない場合，友人に頼むか，鏡を使って1人で練習してください。

この技法は以下のように行われます。マイケルは，ガレージの掃除を長いこと先延ばしにしてきました。そのため，ガレージの中にはガラクタがうずたかく積まれています。マイケルの妻は，はやく掃除したらどうかと小言を言います。彼はそれに対して，やる気はあるのだが，なぜか手をつけられないでいると答えています。この件は，彼ら夫婦のイライラの原因となっています。彼は，自分でもなぜ手をつけられずにいるのか不思議でなりません。彼にとって，それは1つの謎に満ちた「問題」なのです。

彼が行ったメリット・デメリット分析では，ガレージの掃除をすることのたくさんのメリットと，掃除を先延ばしすることのデメリットがたくさん書き出されました。しかしそこに示されたマイケルの意志に反して，彼は18カ月（連続して約500日！）も掃除を先延ばしにしていたのです。

ガレージの掃除のことを考えるたびに，以下のような否定的思考をマイケルは抱きます。

1. 掃除しなければと心から思うのだが，気分がのらない。
2. もう少しあとでもいいだろう。もっと気分がのるまで待とう。
3. ガレージの中にあるガラクタのことを考えたくない！きっと山のようになっていることだろう。
4. 掃除を始めたら，いつまでたっても終わらないだろう。
5. いま掃除を始めても焼け石に水だ。3日間休める週末がくるまで待とう。

6. いまは他にもっと重要なことをやらなければならない。くつろいでビールを飲みながら、テレビでフットボールの試合を観たい。
7. きっと疲れるだろう。
8. 掃除しても、すぐにまた散らかる。
9. なぜ妻はああガミガミ言うのだろうか？ ガレージがそもそもなぜそんなに大切なのか？ いまのままで十分じゃないか。
10. なぜ私たち夫婦はもっと頻繁にセックスしないのだろう？ セックスしないのなら、ガレージの掃除はやらなくてもいいはずだ！

　あなたは、自分がマイケルの立場にあると想像してください。これから私たちは、悪魔の代弁者の技法を使って、これらの否定的思考を攻撃します。悪魔の代弁者は、ステップ5で学んだ声の外在化に似た技法です。あなたの反論相手にパートナーを選び、ロールプレイングで他人と会話しているような形式を取ります。しかし、相手は、あなた自身の心の延長に過ぎません。

　選ばれたパートナーは、ガレージの掃除をあなたにさせたくない思考の役割を演じます。パートナーは、今日ガレージを掃除すべきではないと悪魔のようにあなたを誘惑します。パートナーの主張は"現状維持"です。

　あなたは、反対に自分が本当にガレージの掃除を今日始めたいと主張し、反論します。その対話はおそらく以下のようになります。

パートナー（悪魔の代弁者として）：ガレージの掃除を始めるには、今日はもう遅すぎる。君は疲れているんだし、明日にしたほうが良い。
あなた（合理的思考として）：いや、もう本当に始めないと。
パートナー：こんなに遅い時間だから、いまから始めても、今日はどのみちたいしたことはできないじゃないか。
あなた：たとえ15分でも掃除すれば、少なくとも手をつけたことになる。そこに意味がある。
パートナー：そんなことをしても焼け石に水だ。おまけに外は寒いし、もう暗い。君は疲れきっているんだから、ビールでも飲んでテレビを観たらどうだい？ おもしろい試合をやっているかもしれない。

3連休の週末まで待てば，全部一気にかたづけができるじゃないか。
あなた：そうなんだ。しかし，妻が掃除しろとうるさく言うし，彼女を
　　　だまらせるためにも掃除を始めないと。
パートナー：そのとおりだが，結局彼女は小言を言うだろうし，君の存
　　　在を感謝しているようには見えないよ。ビールを 2, 3 杯のめば，そ
　　　んなことは気にならなくなるよ。なぜ彼女のために，君がそんなに
　　　あくせくしなきゃならないんだ？
あなた：しかし，これは結婚生活を壊しかねない問題なんだ。彼女は苛
　　　立つし，私たちは，もうずっとセックスしていないんだよ。
パートナー：わかった。しかし，奥さんとセックスしたいためにガレー
　　　ジを掃除するべきではないだろうな。なんといっても，君は週 60 時
　　　間も，オフィスで奴隷のように働いているのだ。それなのに，家に
　　　帰れば奥さんがガミガミ言う。そんな扱いを受ける理由はないはず
　　　だ。ガレージの掃除は，別の日まで待てばいい。

　上記の対話の中で，怠け者の思考で誘惑する役割を演じるパートナー
は，あなたを何もしたくない気持ちにさせるためにベストを尽くさなけ
ればなりません。パートナーは，第二人称（君／あなた）を使い，あな
たが反論するときには，第一人称（私）を用います。誘惑思考に説得力
のある反論を行うことができれば，あなたの先延ばし克服は，より容易
になるでしょう。
　この技法による練習は，感情に訴えるもので，あなたを根本的なレベ
ルで変えることに役立ちます。練習中に悪魔の代弁者からの誘惑に立ち
往生し，対抗する方法を考え出せなくなった場合は，役割を交替して
パートナーに効果的な反論を実演してもらいます。
　次頁の，悪魔の代弁者の技法の要約にあるステップを，よく記憶して
ください。
　1 人でこの技法を練習する場合，鏡の前でこれを行います。あなたは，
1 人で二役こなすことを忘れないでください。悪魔の代弁者を演ずると
きには第二人称を，それに反論するときには第一人称を使います。

悪魔の代弁者の技法

1. 先延ばしする際の否定的思考をリストにします。先延ばしすることの，すべてのメリットを考えます。「いまはその気分になれない」のように，先延ばしする際に自分に言い聞かせる言葉を書き出します。
2. パートナーを選び，互いに向き合います。
3. パートナーに，あなたの否定的思考を1つずつ第二人称（君／あなた）を使って読み上げるよう伝えます。パートナーには，先延ばしをさせることを意識して，あなたを誘惑し説得するよう演じさせます。
4. あなたは，パートナーに第一人称（私）を使って反論します。相手に負けないよう，がんばって反論してください！ 今日すぐにそれを始めることが，自分の利益になることを強調して議論します。
5. 行き詰まってしまったら，役割交替を行います。

TIC–TOC技法

先延ばしするときには，自分を動揺させる否定的メッセージを自分にむけて発している事実に，あなたはすでに気づいたはずです。こうしたメッセージは，TIC（Task-Interfering Cognition―作業を妨害する認知）と呼ばれます。あなたが作業に着手することを，それが妨げるからです。TICというのは，否定的思考の別名でもあります。

309頁のTIC–TOC技法用紙に，あなたのTICを何か書き込んでください。そして，50頁の歪んだ思考リストの表を参考に，TICの中にある歪みを特定してください。最後に，TIC–TOC技法用紙右側のコラムに，TOC（Task-Oriented Cognition―作業志向的な認知）を書き込みます。TOCは，あなたの否定的思考に対する前向きな挑戦です。

ここで1つの例題を練習してみましょう。例えば，難しい試験のための勉強をあなたは先延ばしにしているとします。まず，左側の欄にTICを書き込みます。

TIC	歪み	TOC
1. 勉強しなければならないことがたくさんありすぎる。全部を学ぶことは無理だ。		

次に，中央のコラムに歪みを書き込みます。

TIC	歪み	TOC
1. 勉強しなければならないことがたくさんありすぎる。全部を学ぶことは無理だ。	全か無か思考，心のフィルター，先読みの誤り，拡大解釈，感情的決めつけ，「すべき」思考	

最後に TOC を右側に書き込みます。

TIC	歪み	TOC
1. 勉強しなければならないことがたくさんありすぎる。全部を学ぶことは無理だ。	全か無か思考，心のフィルター，先読みの誤り，拡大解釈，感情的決めつけ，「すべき」思考	1. 全部を習得する必要はない。15分だけ勉強すればスタートとして上出来だろう。15分間勉強するごとに15分ぶんの教材を学習すればいい。

さて，次はあなたの番です。309頁の用紙を使って試してください。

ステップ9　先延ばしをする人のための処方箋　309

TIC‑TOC技法*

TIC	歪み	TOC

* Copyright © 1989 by David D. Burns, M. D., from *Ten Days to Self-esteem*, copyright © 1993.

偉大な仕事のための小さなステップ

　生産性を高める秘訣の1つは，一度に多くの難しい仕事に取り組まないことです。生産性の高い人は，仕事をいくつかの最小構成単位に分け，小さなステップを1つずつこなしていきます。

　1つの仕事を，いくつかの小さなステップに分ける方法には，2通りあります。最初の方法は，比較的短時間，例えば15分程度作業することです。その原理は，15分たてばやめることができると知りつつ何かを行うほうが，比較的簡単だからです。もちろん一度取り掛かってしまえば，気分が乗ってそれ以上の時間を作業することは，しばしばあります。

　この簡単な方法の効果は，とても高いにもかかわらず，先延ばしをする人の多くがこれに頑固に抵抗します。先延ばしにしてきた作業を15分間だけ行うことを，あなたならどんな理由で拒否しますか？ 言い訳を3つ考えて，以下に書き出してください。

1. _____

_____

2. _____

_____

3. _____

_____

　この質問の回答は315頁にあります。自分の答を書いてから，それを参照するようにしてください。正しい答えはありません。あなたの気分が大切なのです。

その理由をよく調べると，実際には，それが前述したTICであることに気づくと思います。あなたは，TIC-TOC技法を用いてそれに対処することができますか？

小さなステップに分ける2番目の方法は，その作業を論理的に順序づけし，連続した最小構成単位に整理することです。312頁にある反先延ばし表を使って，作業を最小構成単位に分割してください。まず，何か先延ばしにしてきたことを考えます。次に，その作業の完成に必要な，分割化されたステップを考えます。その小さなステップを，反先延ばし表の左側コラムにリストアップします。そして，各ステップがどの程度困難で，どの程度満足が行くものかを0%から100%までの尺度で予測評価します。これらの予測値は，2番目と3番目のコラムに記録します。

例えば，マイケルがガレージを清掃することに決めたとします。彼ならば，おそらく以下のようなステップをリストアップするでしょう。

1. ガレージに行き，見回す。
2. ゴミ袋をいくつか買う。あるいは探し出す。
3. ゴミ袋にゴミを詰める。
4. 上記3のステップを数回繰り返す。
5. 捨てないで保管しておくものを，整理整頓する。
6. 床を掃く。

作業の各ステップを終了するごとに，それぞれのステップが実際にどれだけ困難で，満足したものであったかを，0%から100%までの尺度で評価します。その評価点は，用紙の4番目と5番目のコラムに記録してください。

反先延ばし表

活動 作業を小さなステップに分け番号をふります	予測する 難易度 (0%〜100%)	予測する 満足度 (0%〜100%)	実際の 難易度 (0%〜100%)	実際の 満足度 (0%〜100%)

プランを作る

あなたが先延ばしを克服したいのであれば，その具体的プランを作ってください。最初に，何から手をつけますか？ 以下に記述してください。

_____

_____

_____

_____

まず真っ先に手をつけなければならない作業は何ですか？ 最初のステップは，15分以内で完成する程度の小さな活動にしてください。その最初のステップを，以下に記述してください。

_____

_____

_____

_____

その作業は，今日何時に始めるつもりですか？　具体的な時間を以下に記入してください。

_____

_____

その時間に，作業を先延ばしにする原因として予想される問題（気分が乗らない，誰かから電話が入る予定など）から，もっともありそうなものを2つ，以下に記入してください。

1._____

_____

2._____

_____

これら2つの問題の最良の解決策は何ですか（例えば，もし誰かが電話してきたら，15分ほど手が離せないと相手に伝える，など）？　解決策をここに挙げてください。

1._____

_____

2._____

_____

316頁の先延ばし解決法の5つのステップは，ここで検討した先延ばしを克服する方法を表に要約したものです。この表を読んで，あなたにもっとも役立つ技法を研究してください。

〈310頁「練習」の回答〉

先延ばしにしてきた作業を，15分間だけでも行いたくない理由として，あなたが自分に言い聞かせるのは，下記の3つでしょう。

1. 15分なんて，焼け石に水に過ぎない。
2. 全部をいちどきにやって，完全に終わらせるつもりでいる。
3. 作業を始める用意が，まだできていない。

先延ばし解決法*

ステップ1. 本末転倒しない	モチベーションが高まるまで待たずに，まず始めることです。アクションが先で，モチベーションは二の次であることを忘れないでください。
ステップ2. 具体的プランを作る	いつか手をつけることにしよう，と自分に言う代わりに，具体的プランを作ります。もし今日始めるのであれば，何時から始めますか？ 最初に何から始めますか？
ステップ3. 作業は簡単に（偉大な仕事のための小さなステップ）	全部いちどきに片付けてしまうつもり，と自分に言う代わりに，10～15分だけ作業にかかることにします。作業を小さなステップに分け，今日は最初の小さなステップだけやれば良いのだと自分に言い聞かせてください。15分経過後は，安心して作業を終えるか，さらに作業を続けます。
ステップ4. 前向きに考える	あなたを罪悪感と不安で悩ます否定的思考を書き出し，より前向きで現実的な思考で置き換えます。
ステップ5. 自分を褒める	自分の仕事が不十分と卑屈に考えず，あなたが達成したことについて，自分を褒めてあげましょう。

* Copyright © 1989 by David D. Burns, M. D., from *Ten Days to Self-esteem*, copyright © 1993.

ステップ9の評価

あなたはステップ9で何を学びましたか？ ステップ9で私たちが議論したもっとも重要な考えのいくつかを，簡単に要約してください。

1. _____
   _____

2. _____
   _____

3. _____
   _____

今日のステップであなたを困らせた内容，または気に障った内容はありましたか？ あなたがグループに参加している場合，リーダーや他の参加者から，何かいらだつことを言われましたか？ 否定的感情をすべて書き出してください。

_____

_____

_____

_____

今日のステップで役に立った内容，興味深く便利と思った内容について書いてください。リーダーや他の参加者から，セッション中に何か気に入ったことを言われましたか？ あなたが感じたポジティブな反応をすべて書き出してください。

_____

_____

_____

_____

ステップ10のためのセルフヘルプ課題

あなたが「もういちど自分らしさに出会うための10日間」グループに参加している場合，グループリーダーは次のセッションの前に，セルフヘルプ課題を完成させるようあなたに求めることがあります。

課　題	割り当てられた課題に○を入れます	実施済みの課題に○を入れます
1. ステップ9の評価用紙を完成させてください。		
2. 3つの気分測定テストをもう一度完成させてください。3つのテストは，次のステップの冒頭にあります。		
3. 次のステップを読んで，できるだけ多くの筆記練習を行ってください。		
4. 次のセッションには，あなた用に本書をもってきてください。		
5. あなたが先延ばしにしてきた作業の，どんな小さな部分でも構いませんから着手してください。		
6. 1日10分，日常気分記録表を使って練習してください(用紙は396頁にあります)。		
7. 次のセッションにはすべての筆記宿題をもってきてください。		
8. 読書療法（読書課題はありましたか？）		
9. *		
10.		

＊追加の課題があれば以下のスペースに記入してください。

〈ステップ9のための補足読書〉

1. 『フィーリング Good ハンドブック』の第9章と第10章を読んでください。

ステップ 10

練習あるのみ！

ステップ 10 の目標

1. このステップでは，あなたのここまでの進歩を評価します。あなたは目標をいくつか達成しましたか？ どんな勉強がまだ残っているでしょうか。苦痛を伴う気分の変動にうまく対処し，将来高い自尊感情をもつためには，練習を継続することが大切です。
2. あなたは，絶望感に対処し，気分が改善した後の抑うつの再発を克服する方法を学びます。
3. このステップでは，自尊感情とスピリチュアリティ（精神性）の関連について議論します。あなたは，ここまでに学んできたことと，個人的信念の類似点や相違点について検討します。
4. これがシリーズ最後のステップになりますので，あなたが学んだことをここでおさらいします。認知療法の基本的原理は何でしょうか？ 本書の経験を通じて，あなたにとってもっとも役に立ったことは何でしょうか？

気分の測定

あなたはすでに前のステップの冒頭で，3つの気分測定テストを行いました。あなたの進歩を記録するために，このステップの冒頭でも3つのテストを完成させてください。わからないことがあれば，ステップ1の2〜14頁にある，これらテストの記入方法を参照してください。

バーンズうつ状態チェックリスト*

過去1週間に，各項目に記述した種類の感情がどの程度あなたを悩ませたかについて，もっとも当てはまるレベルのものを右から選び○をつけてください。

	0 全くない	1 少々ある	2 かなりある	3 大いにある
1. 悲しみ：悲しい気持ちになりましたか？ 悲しみのあまり，人生への興味を失ったことはありましたか？				
2. 落胆：将来は絶望的に見えますか？				
3. 低い自尊感情：自分は価値がないと感じましたか？ 自分が失敗者だと考えることはありましたか？				
4. 劣等感：自分がダメだとか，他人よりも劣っていると感じますか？				
5. 罪悪感：自分に批判的になりましたか？ あらゆることは自分のせいだと自分を責めたりしましたか？				
6. 優柔不断：何かについて決意するのに問題がありましたか？				
7. 怒りと欲求不満：期間内の多くの時間にわたって怒りや欲求不満を感じましたか？				
8. 人生への関心の喪失：仕事や趣味，家族，あるいは友人への関心を失いましたか？				

* Copyright © 1984 by David D. Burns, M. D., from *Ten Days to Self-esteem*, copyright © 1993.

バーンズうつ状態チェックリスト（続き）*

	0 全くない	1 少々ある	2 かなりある	3 大いにある
9. やる気の喪失：打ちのめされた気持ちになって，物事を自分から進んで行おうという気持ちになれないと感じますか？				
10. 貧弱な自己イメージ：自分が年老いたと思いますか？ 魅力がないと思いますか？				
11. 食欲の変化：食欲を失いましたか？ あるいは，強迫観念にかられて，食べすぎたり，飲みすぎたりしましたか？				
12. 睡眠の変化：不眠症になったり，夜よく眠れなかったりしますか？ 過度に疲れたり，寝すぎたりしますか？				
13. 性欲の喪失：セックスへの関心を失いましたか？				
14. 心気症：自分の健康についてかなり心配していますか？				
15. 自殺への衝動※：人生は生きるに値しないと考えますか？ 死んだ方がよりましと考えますか？				
1〜15項目の点数を合計して，ここに記録してください　→				

※自殺への衝動がある人はメンタルヘルスの専門家にすぐに相談してください

バーンズ不安調査表*

過去1週間に，各項目に記述した種類の感情がどの程度あなたを悩ませたかについて，もっとも当てはまるレベルのものを右から選び○をつけてください。

カテゴリー1：不安な気持ち	0 全くない	1 少々ある	2 かなりある	3 大いにある
1. 不安，緊張，心配，恐怖				
2. 自分の周りの物事が奇妙に感じる，非現実的に感じる，もやもやした感じがする				
3. 自分の体の全部または一部から遊離したような感じ				
4. 突然の予期しないパニックの感覚				
5. 将来に対する不安や終末が差し迫っているという感覚				
6. 緊張やストレス，いらだちを感じたり，何かいやなことが起こりそうで不安になる感じ				
カテゴリー2：不安な思考	0 全くない	1 少々ある	2 かなりある	3 大いにある
7. 集中することの困難さ				
8. 思考が空回りする，思考が次から次へと飛び移って行く				
9. 恐ろしくなるような幻想，または，白昼夢				

* Copyright © 1984 by David D. Burns, M. D., from *Ten Days to Self-esteem*, copyright © 1993.

バーンズ不安調査表（続き）*

10. 自分へのコントロールを失いそうになると感じること				
11. 自分が気違いみたいなことをしたり，頭がおかしくなるのではないかという恐怖				
12. 意識を失うことへの恐怖				
13. 身体上の病気になること，心臓発作を起こすこと，死ぬことへの恐怖				
14. 人前で馬鹿みたいに見えること，出来が悪そうに見えることへの心配				
15. 1人になること，孤独になること，見捨てられることへの恐怖				
16. 批判されること，承認されないことへの恐怖				
17. 何かひどいことが起きるのではないかという恐怖				
カテゴリー3：身体的症状	0 全くない	1 少々ある	2 かなりある	3 大いにある
18. 心臓がどきどき鳴る，鼓動が早くなる（しばしば「動悸」と呼ばれる）				
19. 胸が痛む，圧迫される，締めつけられる感じ				

バーンズ不安調査表 (続き)*

20. かかとや指がひりひり痛む, しびれる				
21. 胃がきりきり痛む, 不快な感じになる				
22. 便秘, 下痢				
23. 落ちついていられない, びくびくした感じがする				
24. 筋肉のこわばり, つっぱり				
25. 熱によるものではない汗				
26. のどに圧迫感を感じる				
27. 震え				
28. 足元がふらつく				
29. めまいがする, ふらふらする, バランスがとれなくなる				
30. 息が詰まる, 窒息するという感覚, 呼吸困難				
31. 頭痛, 首や背中の痛み				
32. ほてり, 寒気				
33. 疲れる, 衰弱する, 簡単に疲労するという感じ				
1〜33項目の点数を合計して, → ここに記録してください				

関係満足度評価*

あなたのもっとも親しい関係において感じている満足度について，もっとも当てはまるレベルのものを右から選び○をつけてください。

	0 とても不満足	1 ある程度不満足	2 やや不満足	3 普通	4 やや満足	5 ある程度満足	6 とても満足
1. コミュニケーションと率直さ							
2. 衝突や論争の解決							
3. 愛着と気づかいのレベル							
4. 親密さと親近感							
5. その人との関係における自分の役割に対する満足度							
6. 相手の役割に対する満足度							
7. その人との関係についての全体的満足度							
1〜7項目の点数を合計して，ここに記録してください →							

注記：関係満足度評価は，あなたの夫婦関係やもっとも親しい関係の満足度を測定するためのテストですが，友人，家族あるいは同僚との関係の評価にも使うことができます。もし，現時点で親しい関係がない場合，一般的な他者との関係を考えながら，評価点を記入してください。

* Copyright © 1983 by David D. Burns, M. D., from *Ten Days to Self-esteem*, copyright © 1993.

あなたの進歩を評価しましょう

あなたは，最終ステップに到達しました。あなたは何を達成し，何をまだやり残しているか，検討してみましょう。あなたの進歩を評価する方法の1つは，今完成させたばかりの3つの気分測定テストの点数を，ステップ1での点数と比較することです。以下の欄に，それぞれの点数を記入してください（ステップ1の点数は，9, 13, そして17頁を参照してください）。

気分測定テスト	ステップ1の点数	ステップ10の点数	最適な点数の範囲
バーンズうつ状態チェックリスト			5以下
バーンズ不安調査表			5以下
関係満足度評価			35以上

うつ状態，不安，人間関係のそれぞれのテストで，あなたの点数は改善しましたか？ 最適範囲におさまった点数はありましたか？ 改善の余地はまだありますか？ バーンズうつ状態チェックリスト（BDC）とバーンズ不安調査表（BAI）における5～10点という結果は，通常ではあるものの元気がない状態を示し，5点以下は通常で幸せな状態を示す点数です。関係満足度評価（RSAT）の35点以上という結果は，非常に良好な状態です。これらテストの点数は，最適な範囲にほとんどの場合（常にとは言いません！）おさまっていることが理想です。

もう1つの方法は，本書の冒頭であなたが設定した目標を見直すことです。ステップ1の18頁を参照してください。

ここまでにどの程度の進歩が達成されたと思いますか？ あなたは，設定した目標のいくつかを達成できましたか？ あなたが達成した目標，そ

してまだ改善の余地があると思う部分について，以下に記述してください。

_____

_____

_____

_____

あなたがまだ目標のすべてを達成していない場合，または上記３つの気分測定テストの結果，いまだにうつ状態にあり，不安が強く，人間関係に不満を抱えていることが示された場合，あなたはそこからどのような結論を導き出しますか？

「まえがき」で私は，改善するスピードが人によって大きく異なることを指摘しました。ある人は急速に回復するのに対し，他の人はより長く，ねばり強い努力が必要なことがあるのです。あなたがまだ不幸な気分でいたとしても，それは異常なことではなく，恥じることでもありません。あなたの状態が絶望的でもなければ，あなたが他の人と異なることを示すものでもないのです。それはただ，本書に記述した考え方や技法を使い，継続して取り組みが必要ということを意味するに過ぎません。あなたには，以下の選択肢があります。

- あなたが１人で本書を読んでいて，筆記練習を飛ばしてしまった場合，もう一度読み直し，筆記課題を練習します。セルフヘルプ課題は，しばしば改善の鍵を握ります。また，各ステップの最終頁の補足読書に提案された本を読むことも有効です。同じ考え方でも多少異なった表現を読むと，突然意味を持ち始めることがあるからです。こうした考え方は，長い期間それを用いて練習するほど，より深くその考え方を理解することができます。

- もし近所に「もういちど自分らしさに出会うための10日間」グループがあれば，それに参加します。あるいは National Depressive and Manic Depressive Association のような組織の地方支部で行っているセルフヘルプ・グループへ参加することもできます。
- すでにあなたが自尊感情トレーニンググループの一員で，最終ステップを終えつつあるのであれば，もう一度グループプログラムを受けます。こうした考え方に繰り返し接し練習することが，とても役に立つと多くの人が考えています。
- メンタルヘルス専門家の診察を受け，個別の心理療法または抗うつ薬による治療が有効がどうかを試します。

予防のための小さな努力

コインの裏側も見てみましょう。もしあなたが改善し，以前よりもずっと気分が良くなったのであれば何をすべきでしょうか？

確かな改善の最初の波が過ぎると，私はすべての患者さんに，近いうち（数日あるいは数週間）に症状が再燃する可能性があり，今がそれに対処するときであることを伝えています。うつに関しては，予防のための小さな努力が，大きな治癒をもたらすことがあるのです！

ここで，あなたが完全にうつから回復したと想像してください。ずっと終わらないのではないかと考えていた精神的苦痛が終わり，あなたは今までの生涯でもっとも大きな幸せを感じ始めています。不意にあなたは，自分の今までの否定的思考と態度が，いかに不合理なものであったかをはっきり理解します。あなたは，再び喜びを感じて，楽観的になります。自尊感情がとても自然に感じられ，自分がなぜあれほど憂うつな気分を抱え，自己批判的であったのか理解できないかもしれません。それは，とても良い気分で，本当とは信じられないほどでしょう。

ある朝，シャボン玉がはじけます。朝起きると，信じられないくらいの憂うつな気分が，再びあなたを襲います。あなたは意気消沈して，怒りを感じます。とても良い気分になりかかっていたところを，また穴の中に落ちてしまったのです！　無力感からあなたは，もう諦めようと思

うかもしれません。しかし，諦める代わりに，日常気分記録表を取り出してください。結局，ここまでに学習した中でもっとも重要なことの1つは，うつ状態にあるあなたの否定的思考を，紙に書くことなのです。たとえ，そのとき役に立たないと感じても，とにかく，試しに否定的思考を書き出してください。

333頁には，書きかけの日常気分記録表があります。まず，あなたを動揺させるできごとを記述します。「目が覚めたら，またひどく憂うつな気分を感じた」とします。日常気分記録表を使うたびに，その最上段には，現在あなたを動揺させる状況を記述することが大切です。また，紙の上に実際に書くことが重要なことも忘れないでください。この作業を頭の中だけで済ませても，効果はありません！

次に，あなたの感じる，絶望感，劣等感，悲哀，欲求不満などの否定的感情を記入し，それぞれの強さを，0％（最小）から100％（最大）までの点数で評価します。

次のステップでは，あなたの否定的思考を左側のコラムに書き，それをどのくらい強く信じるか，0％（全然信じない）から100％（完全に信じる）までの点数で評価してください。

ここであなたに，333頁の日常気分記録表を完成させてもらいます。すでに記入されている否定的思考の歪みを，335頁の歪んだ思考リストを参考に，特定してください。最初は私も手伝いますが，その先はあなた1人で進んでもらいます。

2番目の否定的思考から始めましょう。2番目の否定的思考は，「これらの技法は結局役には立たない」です。この思考の中にある歪みを特定しましょう。歪んだ思考リストを参考にします。特定した歪みを，333頁の日常気分記録表の真ん中のコラムに書き出します。読み進む前に，あなたの答えを書いてください。

2番目の否定的思考の歪みは，全か無か思考の典型例です。こうした技法が全く役に立たなかった，とあなたは思い込んでいるからです。しかし，その技法を使ったときには気分が改善したのですから，少しは役に立っているに違いありません！　全か無か思考を短縮して，「全か無」と中央のコラムに今すぐ記入してください。

絶望感は，つねに全か無か思考の結果生じます。多くの人が，自分は幸せな状態あるいはうつ状態のいずれかにある人間と推論します。うつから回復した後に，これで問題は永久に解決し，残りの生涯を幸せに暮らすことができると自分に言い聞かせます。これは，実際には，全か無か思考の「全」の部分に当たる，ポジティブな歪みなのです。
　この楽観的なメッセージは素晴らしく聞こえますが，おそらく将来再びあなたが不快な気分になることから，大きな落下を仕掛ける罠のようなものです。常に幸せであり続ける人はいません。私たちは，ときに動揺するものなのです。そのときあなたは，自分に「結局私は幸せな人間ではないのだ。このままずっとうつ状態から抜け出せないのだ」と言い聞かせてしまうのです。この考えを紙に書いてみると，それは非常に非論理的に見えますが，実際それは非論理的なのです！しかし，うつ状態にある多くの人々は，実際にこう考えてしまいます。
　人生を考える上で，とくに私たちの気分を考えるとき，全か無か思考は，正確でもなければ生産的でもない考え方です。私たちの気分は，曲がりくねって海に向かう川のように，常に変化します。私たちは，ときには幸せでリラックスした気分になり，ときには落胆し欲求不満を感じます。確かなことは，私たちの気分が常に変化するということです。
　あなたは 2 番目の否定的思考である「これらの技法は結局役には立たない」の中に，何かほかの歪みを発見できましたか？　335 頁の歪んだ思考リストを参考に，先へ進む前にさらにいくつかの歪みを特定し，日常気分記録表の真ん中のコラムに記入してください。

ちょっと待って！ 2 番目の否定的思考の歪みをさらに特定し，追加して書き込みましたか？　先へ読み進む前にこれを済ませてください！

日常気分記録表*

ステップ1：あなたを動揺させるできごとを簡単に記述してください。
目が覚めたら，またひどく憂うつな気分を感じた。

ステップ2：否定的感情を記録してください。そして，それぞれの強さを，0％(最小)から100％(最大)までの点数で表します。悲しい，怒り，不安，罪悪感，寂しい，希望がもてない，欲求不満などの言葉を使います。

感　　情	点　数 (0〜100％)	感　　情	点　数 (0〜100％)	感　　情	点　数 (0〜100％)
1. 絶望感	100％	3. 悲哀	100％	5. 怒り	75％
2. 劣等感	90％	4. 欲求不満	100％	6. 敗北感	100％

ステップ3：3コラム技法

否定的思考 あなたを動揺させる思考を記入し，それを信じる度合いを0〜100％で評価します	歪　み 335頁の歪んだ思考リストを参考に書いてください	合理的思考 よりポジティブで現実的な思考に置きかえ，それを信じる度合いを0〜100％で評価します
1. 今までで最低の気分だ。またゼロ地点に逆戻りした。*100％*		
2. これらの技法は結局役には立たない。*100％*		
3. 私の改善はまぐれだった。自分をだましていたのだ。*100％*		

＊ Copyright © 1984 by David D. Burns, M. D., from *Ten Days to Self-esteem*, copyright © 1993.

日常気分記録表(続き)*

否定的思考	歪 み	合理的思考
4. 今回のことで、結局自分には希望がもてないことがわかった。 100%		
5. 私は決して改善しないだろう。ずっとうつ状態のままだ。 100%		
6. 私は全く価値のない人間だ。 100%		

歪んだ思考リスト*

1. 全か無か思考：黒か白かという絶対的な二分法で物事を見ている。
2. 一般化のしすぎ：1つの否定的なできごとを，決して終わることのない失敗の連続を示すものとして捉えてしまう。
3. 心のフィルター：マイナスのことばかりくよくよと考えて，プラスのことを無視してしまう。
4. マイナス化思考：自分の達成したことやプラスの資質が，大したことはないとかたくなに主張する。
5. 結論の飛躍：明確な証拠が全くないのに物事を否定的にとらえる。
   ①心の読みすぎ：人々が自分に対して否定的に接していると思い込む。
   ②先読みの誤り：物事が悪い方向に向かうと恣意的に予測する。
6. 拡大解釈または過小評価：度を越えて物事を誇張する。あるいはその重要性を不適切に縮小する。
7. 感情的決めつけ：自分の感じ方から推論する。例えば「私は自分がダメ人間だと感じる。だから本当にダメ人間なのだ」と考えてしまう。
8. 「すべき」思考：「すべき」「すべきではない」という言葉で自分や他の人々を批判する。「しなければならない」という言葉を使うときも同様。
9. レッテル貼り：「私は間違ったことをした」と言う代わりに，「私は失敗者だ（バカだ，負け犬だ）」と言う。
10. 責任の押しつけ：自分が完全な責任を負っていないことに対して，自分を責める。あるいは，自分の態度や行動が問題の一因であることを見落として，他の人々を責める。

*Copyright © 1980 by David D. Burns, M. D., from *Ten Days to Self-esteem*, copyright © 1993.

2番目の否定的思考は，心のフィルターも例示しています。現時点でいかに気分が落ち込んでいるかという点だけを考えているからです。真ん中の欄に「フィルター」と省略して書き込んでください。
　また，2番目の否定的思考には，マイナス化思考も入っています。当初の改善を，まるで何事もなかったかのように無視しているからです。「マイナス化」と短縮して書き込んでください。さらに，先読みの誤りも見られます。技法がもう役に立たないと，証拠もなく予測しているからです。真ん中のコラムに，「先読み」と追加してください。その技法が役に立たないと感じるのを理由に，実際に役立たずと結論づけてしまっていることから，感情的決めつけの歪みも含まれています。「感情的」と省略して書き込みましょう。この他にも，あなたは2番目の否定的思考の中に歪みを見つけるでしょう！
　333頁の日常気分記録表にリストしたすべての否定的思考の歪みは，今特定してください。それが済むまでこの先へ読み進んではいけません。
　否定的思考の歪みを特定したら，337頁の思考の歪みを取り除く15の方法に記載した技法を参考に，これらの否定的思考に挑戦してください。そして，否定的思考の代替となる合理的思考を，右側の欄に書き入れます。それぞれの否定的思考に対する合理的思考を書き入れたら，どれだけ強くそれを信じるか，0％〜100％で表します。その次に，否定的思考を現時点ではどれだけ信じるか，0％〜100％で再評価してください。
　以下は，ローザという女性が，証拠を探す技法を用いて2番目の否定的思考に挑戦した例です。

否定的思考	歪　み	合理的思考
2. これらの技法は結局役には立たない。 ~~100%~~ 25%	全か無, 一般化, フィルター, マイナス化, 先読み, 拡大, 感情的, すべき	2. これらの技法は，以前は役に立った。なぜなら私の気分がよくなったからだ。100%

思考の歪みを取り除く 15 の方法*	
技　法	技法の解説
1. 歪みを特定する	それぞれの否定的思考の歪みを，335 頁にある歪んだ思考リストを参考に書きとめます。
2. 直接的アプローチ	よりポジティブで現実的な思考と置き換えます。
3. メリット・デメリット分析	否定的な感情，思考，思い込み，行動の長所と短所をリストに書き出します。
4. 証拠を探す	ある否定的思考が真実であると仮定せず，そう考えることの証拠を探します。
5. 調査技法	あなたの思考や態度が現実的かどうか，確認するための調査を行います。
6. 実験技法	あなたの否定的思考の妥当性を確認するため，実験を行います。
7. 二重の基準技法	動揺した親友に語りかけるのと同じ思いやりをもって，自分に語りかけます。
8. 満足度予想技法	さまざまな活動の満足度を 0%（最小）から 100%（最大）の尺度で予想します。事後に実際の満足度を再評価して記録します。
9. 垂直矢印技法	否定的思考の下に垂直な矢印を描き，それが真実であればなぜ自分はそれによって動揺するのかを自問します。
10. 灰色の部分があると考える	あなたの問題を黒か白かに分けて評価せずに，灰色で評価します。
11. 言葉を定義する	自分を「他人よりも劣っている」あるいは「敗者」とレッテル貼りしがちなときに，こうしたレッテルが何を意味するのかを自問します。

* Copyright © 1992 by David D. Burns, M. D., from *Ten Days to Self-esteem*, copyright © 1993.

思考の歪みを取り除く 15 の方法（続き）＊	
技　法	技法の解説
12. 具体的に考える	現実に関する判断を避け，現実から離れることなく考えます。
13. 言葉を置き換える技法	「すべき思考」や「レッテル貼り」の感情的な言葉を，より客観的で感情的ではない言葉に置き換えます。
14. 責任再配分技法	ある問題の責任を自分だけに帰するのではなく，その原因となったすべての要因について考えます。
15. 受け入れの逆説	自己批判から身を守るのではなく，批判の中に真実を見つけ，受け入れます。

　証拠を探す技法では，あなたは，「私の否定的思考を支持する証拠あるいは否定する証拠は？」と自問します。ローズは，これらの技法が少しは役立ったに違いないことに気づきました。その理由は，技法を実践したときには，劇的に気分が改善したからです。彼女が，このことを合理的思考の欄に記入した後，この思考の説得力を 100％と評価しました。その時点で，否定的思考をもはや以前ほど強く信じていないことから，左側コラムの当初評価 100％を抹消し，その横に 25％と再評価を書き加えました。つまり，その否定的思考を彼女が信じる強さは，以前よりもずっと低くなったのです。

　もしこの技法が効果的ではない場合，ローズは 337 頁の思考の歪みを取り除く 15 の方法の表の中から，他の技法を選ぶこともできました。例えば，二重の基準技法も，使うことができたでしょう。彼女は，「私は，この否定的思考を，うつから回復したばかりの親友に言うだろうか？ そして，言ってしまったことで寝覚めの悪い思いをしないだろうか？ もし言わないとしたら，それはなぜだろう？ 親友にだったら，どんなことを私は言うだろう？ 相手を勇気づけ，協力的な態度で接するのではないだろうか？」と自問してください。

5番目の否定的思考,「私は決して改善しないだろう。ずっとうつ状態のままだ」に実験技法を用いて挑戦してください。実験技法を用いる場合は,この否定的思考が本当かどうか,実際に実験して確認します。あなたは,ずっとうつのまま改善しないという思い込みをどのように確認しますか？　あなたの考えをここに書いてください。回答は364頁にあります。しかし,それを見る前に,あなたの考えを記述するのが先です！

_____

_____

_____

_____

　同じ否定的思考に,灰色の部分があると考える技法を用いて挑戦するとどうなるでしょうか？　この技法は,全か無か思考にきわめて有効です。その理由は,全か無か思考は,記述という点で,あまり正確な方法ではないからです。例えば,完全な賢者あるいは完全な愚か者は存在しません。私たちは皆,この中間的存在なのです。しかし,「私はずっとうつ状態のままだ」という否定的思考には,ひどい気分のまま,まったく何の変化もなく永久にそのまま,という響きがあります。
　あなたが,灰色の部分があると考える技法を用いてこの否定的思考に挑戦するとしたら,あなたの気分とその変化について,どのように自分に言い聞かせるでしょうか？　あなたの考えをここに書いてください。回答は364頁にあります。しかし,それを見る前にあなたの考えを記述してください！

_____

否定的思考の誤りを証明できず，行き詰ってしまったと感じたときには，できるだけ多くの技法を用いることが大切です。ある技法が有効ではない場合，別の技法，さらに別の技法と試していきます。遅かれ早かれ有効な技法が見つかるのですから，粘り強い努力は価値があります。最適な技法が見つかったときには，あなたの気分はずっと良くなるでしょう。

　ここでもう1つの技法，メリット・デメリット分析を試してみましょう。一番最後の否定的思考である，「私はまったく価値のない人間だ」に，あなたならどのようにメリット・デメリット分析を用いますか？　あなたの考えをここに書いてください。回答は364頁にあります。それを見る前にあなたの考えを書いてください！

うつから回復した後の再燃率は，非常に高いことを忘れずにいてください。ほとんどの人が，ときには憂うつな気分を感じます。再燃には，前もって準備することで問題となることを防ぐことができます。何も手を打たずにいて，うつが再び発症したら諦める，というのは大きな間違いです。この態度は，再燃をさらに悪化させます。そこで諦めることなく，学習した技法を用いてこの魔術に対抗すれば，事態を好転させることが可能となるでしょう。

再燃はひどい気分をもたらしますが，実際にはポジティブな経験です。なぜなら，それはいやな気分の克服が可能なことを知る機会となるからです。それによって，最初に経験した改善が，まぐれではなかったことが証明されるでしょう。自尊感情の秘訣は，良い気分になることではなく，より健康になることにあります。より健康になるということは，気分の落ち込みに対して，より効果的な対処方法を学んでいることを意味します。

333頁の日常気分記録表を，注意深く完成させてください。この練習には少なくとも15分をかけてください。これは，再燃に対するもっとも優れた準備方法の1つです。

あなたが今重ねる努力は，後々大きな実を結びます！

回復への鍵

回復の経験は，人によってさまざまです。人によっては，幸せを感じるようになってくると，態度の変化に気づきます。例えば，幸せでやりがいを感じるためには，誰の承認も要らないことを，突然理解します。誰かがあなたに怒っているときに，自己防衛的になり，打ち負かされた感じを抱くのではなく，「そうだ，もしかしたら彼らの批判にも正しい部分があるかもしれない。自分に学ぶことはないか考えてみよう」と自分に言い聞かせるようになります。この新しい考え方は，あなたの自尊感

情を改善し，相手とのより良い人間関係につながる可能性をもたらします。

また，回復する過程で自分の行動が変化することに気づく人もいます。彼らは，いやな気分を打破するために，行動を起こす必要があるのです。例えば，実業家のバートは，10年以上，ずっとうつと不安に悩まされてきました。バートは，自分が本当に幸せでやりがいを感じるには，収入が不十分なことをいつも不満に感じていました。彼はつねに自分よりも大きい車を運転する人や，大きな家に住んでいる人と自分を比較していたのです。彼らこそが，本当の幸せを享受する美しい人々，と彼は自分に言っていました。彼は，自分が本当の意味で決して「出世」した人間ではないという思い込みから，劣等感を抱いていました。

バートは金持ちではないものの，実際には，まずまずの暮らしを営んでいました。美しく献身的な妻と2人の小さな子供とともに，彼はピッツバーグ郊外の裕福な地域に住んでいました。それにもかかわらず，自分はもっと成功できたはずだ，と絶え間なく自分を責め続けたのです。彼は何年も昔の仕事上の誤りを反すうし，判断を間違いさえしなければ，今頃はもっと成功して，人生はすばらしいものになっていたにちがいないと夢想するのでした。

バートと私は，どれだけ稼ぐかを自尊感情の基礎とすることが合理的かどうかについて，何カ月も議論を重ねてきました。私たちの議論は，すばらしくエキサイティングで哲学的なものではありましたが，治療面接はあまり役立たないように見受けられました。また，私はバートにプロザックと呼ばれる抗うつ薬を処方していました。こうした治療が少しは功を奏しているかに見えましたが，バートは依然として彼の人生に満足してはいませんでした。BMWと新しい豪邸を買えるだけの収入をあげるまでは，本当の幸せと満足感は得られないという考えを，どうしてもぬぐいさることができなかったのです。

治療面接では，バートは父親についての話をよくしました。彼の描く父親像は，猜疑心の強い，冷酷な人間というものでした。両親はいつも喧嘩をしていて，家庭内に調和や愛はまったく感じられなかった，と彼は言いました。両親の夫婦喧嘩や父親の怒りの鮮明な思い出を，彼は数

多く忘れずにもっていました。そんな自分の過去を嘆き，家庭での愛情の欠如が自分の悲観主義の原因ではないかと疑っていました。しかし，長い時間をかけた彼の児童期についての議論も，良い結果を生むにはいたりませんでした。

　ある日，バートの本当の問題は非常に単純かもしれないことに，私は不意に気づきました。その問題とは，先延ばしです。バートが自分の不適格さを訴えるときには，いつもまだ対処していない問題が彼を悩ましていたことに，私は気がついたのです。

　例えば，彼は，会社が経営不振を乗り越えるための15％のサラリーカットに，気前良く同意したことがありました。彼の上司は会社のオーナーであり，バートは上司を親友と考えていたので，このことを誇りに思っていました。上司は，会社がもちなおすまで，社の上級社員全員に同じサラリーカットを要請したことを強調しました。

　そして数カ月後，バートは，サラリーカットを求められた上級社員が，彼1人だったことを示す人件費関係の書類を発見したのです。バートは，裏切られ，利用されたと感じました。

　その書類を発見した日から，彼は自分がいかに不適格かについて，くよくよと悩みはじめました。しかし，動揺させるこのできごとと，自尊感情の突然の落ち込みとの因果関係に，彼は気づいていないようでした。というのも，その次の治療面接で彼が議論したがったのは，人生観についてだったからです。私は彼に，仕事上のその問題について，どのように対処するかを話したほうが良いのではないか，と提案しました。例えば，その上司と，率直かつ丁寧に話し合うつもりはないのでしょうか？しかしバートは，その問題を上司と話し合うことは，適切ではないだろうと主張しました。彼の望みは，自分の子供時代がもう少し幸せであったら，あるいは自分の家がもう少し大きかったら，今の自分はどんなに幸せかについて延々と話すことだけだったのです！

　幸いなことに，私はバートに先延ばしをやめ，行動を起こすよう説得することができました。彼は，たとえ居心地が悪くなっても，彼の感情について一両日中に上司と話し合うことを約束しました。バートと上司は，サラリーの問題を友好的で公平なやり方で解決することができ，

バートの気持ちはずっと良くなりました。

　バートには，うつ状態から回復するために，行動を起こすことが必要でした。彼が先延ばしをやめたと同時に，彼の気分はすぐに明るくなりました。

　彼の新たな展望は，将来もずっと維持されるでしょうか？　もうあなたには答えがわかっているでしょう。遅かれ早かれ，ほぼ確実にバートは，心配と自己批判のブラックホールに再び落ちていくことなるのです。ある朝目が覚めて，バートはまたしても劣等感と人生への不満を感じ，自分よりも裕福で大きな家に住む人々を嫉妬している自分に気づきます。

　バートは，どうすべきでしょうか？「私は動揺させているのは誰か？　どの問題を私は避けようとしているのか？」と彼は自分に問いかける必要があるでしょう。ひとたび先延ばしをやめ，問題を解決するための行動をとれば，彼はまた気分を改善させることができるのです。

　あなたには，自尊感情が低いことを感じさせる可能性のある要因を，先延ばしにしていませんか？　それは，単にダイエットの開始，本書の筆記課題の実行，アルコールや薬物依存の断念，あなたを動揺させる家族や友人との話し合い，職探しなどかもしれません。先延ばしをやめて行動をとれば，あなたの気分は改善すると考えますか？

　回復への鍵は，個人によって通常少しずつ異なります。そのため，回復には，時間と努力が必要です。回復にもっとも重要な鍵は何であるか，もうすでにあなたには考えがありますか？

　この鍵を見つけることができれば，それは将来にわたり繰り返し役に立つ可能性が高いでしょう。そうなればあなたは，うつ状態になるたびに長い時間をかけて対策を考える必要はなくなるはずです。

　あなたにとって，回復の鍵となるものは何ですか？　ここまで学んだ9つのステップの中から，あなたの人間的成長に特に有効で重要な考えや技法を，1つあるいは2つ特定することができますか？　ここに，それを記述してください。

_____

_____

_____

_____

自尊感情と精神性

　心理療法と宗教は，20世紀のほとんどを通じて対立する関係にありました。しかし，あなたが本書で学んだ考えや技法は，実際には非常に広範に宗教的または哲学的態度と調和する可能性をもっています。私は，この関連性をあなたにもっとよく知ってもらいたいのです。それは，あなたの信念を強くし，回復をより意義深いものとするでしょう。

　例えば，あなたは旧約聖書からの以下の一節を，10のステップから学んだことに関連づけることができるでしょう。

　　箴言23：7「その人が心の中で考えることは，その人自身である」

　この一節の意味は，ステップ2で学んだもっとも基本的考えに，実際によく似ています。それは何だかわかりますか？　これと思う答えをここに書いてください（この問題の回答は365頁にあります。まず自分の考えを書いてから回答を見るようにしてください）。

_____

_____

自尊感情の欠如は，うつ病におけるもっとも苦痛をともなう症状の1つです。低い自尊感情の原因をつくる中心的思い込みは，「自分は価値ある人間ではない。他人より劣る存在だ」というものです。一般に，この思い込みの根拠は，「恋人にふられたから」，または「他人よりも頭が良くないし出世していないから」，あるいは「自分は社交下手だし，大勢の前では緊張するから」などです。

　あなたが自分を価値のない人間とする根拠は，人間の価値が裕福か裕福でないかという特性で決まるとする仮定です。この問題に対処する方法の1つは，言葉を定義する技法です。この技法では，仮にあなたが自分に価値がないと思い込んでいるのであれば，私はあなたに「価値のない人間の定義とは何か？」と繰り返し問いかけます。あなたがどのような定義を提唱しようとも，私はそれが誰にも適用されない定義か，あるいは世界中のすべての人に適用できる定義であるから，意味がないことを証明します。この議論の目的は，「価値のない」人と「価値のある」人が世の中に存在するという考えを捨て，代わりに生産的な生活に注目するよう，あなたに促すことにあります。

　ある例をとって，この技法を説明しましょう。あなたが，「何も達成できない人間は価値のない人間だ」と定義づけるとします。私はそれに，あなたが達成したことがらをリストにして提示します。歩き方，話し方，書き方，他人との接し方，ピアノの弾き方などの学習をあなたは達成しました。たくさんのことを達成したのですから，あなたは自分の定義づけに従って，価値のない人間ではあり得ません。実際には，この定義によると，価値のない人間は存在しないのです。

　あなたがどのように無価値な人間を定義づけようとも，その定義は成立しないのです。なぜでしょうか？　それは，価値のない人，他人よりも劣る人などは存在しないからです。同様に，価値のある人，そして他人

よりも優れた人も存在しません。すべての人間には，強さと弱さがあります。特定の活動に価値の大小はあるかもしれませんが，人間に価値の大小はありません。人には才能や知性がありますが，その多いか少ないかでその人が優れていたり劣っていたりすることはないのです。

　自分が他人に比べ優れていたり劣ったりすることがあるというこの考え方は，まったくナンセンスであるにもかかわらず，強い影響力をもって広く私たちの間に行き渡っています。あなたがうつ状態にあるとき，おそらく心底から自分は本当に劣っていると思い込むはずです。

　また，同じようにたやすく，自分たちが他の人々よりも優れているという思い込みに人々は誘惑されることがあります。ヒトラーは，この弱点をとてもうまく利用しました。彼は，ゲルマン民族は支配者民族なのだとドイツ国民に思い込ませました。数百万の人々が，この考えに夢中になりました。

　これは，心理学者や神学者にとって，困難で挑戦的な問題であり続けてきました。私たちは，どのようにして人間的価値を決めるのでしょうか？　自尊感情は何に基づくべきでしょうか？

　自尊感情についての私の哲学を，3つに分けてお話します。最初のアプローチは，すべての人間は等しく価値があるとする考え方です。私たちはすべて生まれた瞬間から，何らかの価値をもちます。私たちは，それを増やすことも減らすこともできません。私たちが有価値か無価値かの問いに取りつかれるよりも，本当の問題（職業上の難問または人間関係の難しさなど）の解決に力を注ぐほうが，ずっと生産的です。

　上に述べた公式は，ユダヤ教の教えと一致するものです。エイブラハム J. トゥエルスキは，彼の著書である「*Let Us Make Man: Self-esteem Through Jewishness* （Brooklyn, N.Y.: Traditional Press, 1987)」の中で，すべての人は性別や身分に関係なく神の目には平等であるとして，以下のように述べています。

　　　役割の割り当ての問題は，しばしばチームの協力あるいはオーケストラの1団員の独立性と比較されます。すべての参加者が重要です。野球ではライトもピッチャーも，楽団ではパーカッショニスト

もバイオリニストも等しく重要です。神の目には平等ということが，ユダヤ教の律法では唯一の尺度となります。人間の価値を反映するいかなる層別化も，人為的産物であり，ユダヤ教の律法以外の体系によるものです。確かに，さまざまな割り当てがありますが，私たちはすべて平等に創造されたのです（178頁）。

2つ目のアプローチは，自尊感情を丁寧で愛情のある自分への接し方ととらえ，「私はダメな人間だ」などの過酷で破壊的メッセージで卑屈にならないことです。この自己愛的行動は，生得的な財産のひとつであり，獲得すべき特別な地位ではありません。

このアプローチは，キリスト教の神学体系と一致しています。キリスト教では，すべての人間は，神の目には愛すべき存在であり，善い行いを通じて天国への道を獲得することは不可能であると強調しています。この考えは，新約聖書に明確に述べられています。

> エペソ人への手紙　第2章8〜9節：あなたがたは信仰をとおして恵みにより救われた。それは，あなたがた自身から出たものではなく，神の賜物である。それは決して行いによるものではない。誰もそれを誇ることのないためである。

> ローマ人への手紙　第5章8節：しかし，まだ罪人であった私たちのためにキリストが死んだことによって，神は私たちに対する愛を示された。

神の恵みという概念は，本物の自尊感情は，業績，知性，善行などによって獲得することができないことを示唆しています。本物の自尊感情は，人から愛されることや評判がよいことで得られるものではありません。私たちは，業績によって自分を愛するのではなく，欠点にもかかわらず自分を愛する自尊感情を表明するのです。

信仰の概念は，あなたが基本的に受け入れられ，愛される存在であることを説明したり，証明することができないことを意味します。事実，

ある人間が価値ある存在あるいは無価値な存在であることを，あなたは決して証明することができません。あなたにできることは，自分自身の尊厳が信仰に基づく行為であることを表明することだけです。本物の自尊感情は，獲得することも奪われることもありません。

自尊感情の哲学における3つ目のアプローチは，価値のある人間や価値のない人間というようなものは実際に存在しないという概念に基づくものです。優れた人間や劣った人間も存在しません。

どのようにすれば価値ある人間になるのかと悩む代わりに，あなたは学習すること，楽しい時間を過ごすこと，他人の助けになること，生産的になること，仕事や趣味に創造的にかかわることなどの，具体的な目標を追求することに集中します。愚かで価値のない行動は存在します。しかし，愚かで価値のない人間は存在しません。

自尊感情の妥当性を否定するこの3つ目の公式は，仏教と調和します。仏教は，自尊感情の妥当性を否定するだけでなく，「自己」の人格的同一性の存在そのものも否定します。M. S. J. バーネスは，「*The Buddhist-Christian Dialogue*」と題された記事の中で，仏教は，私たちが皆もつとされる独自性や個性という観念すら否定すると述べています。彼によれば，仏教徒にとってすべては変化の流れなのです。「自己」とは，実際に存在する何かを指すものではありません。自己は想像上の概念なのです。彼はこう書いています。

> 仏教徒にとって，言語形式は厳格に機能的なものです。それは，旅行者を向こう岸に運ぶために用いられる小舟のようなものであり，ひとたび岸へたどり着けば，捨て去ってしまっても構わないのです。
> (*The Way* 30. no.1 (1990) : 58)

仏教徒のこの観点も，あなたが本書で学んできた考えや技法と一致するものです。自尊感情や有価値の概念と同様，同一性や自己の概念は，意味をもたず役に立たない抽象概念にすぎません。言い換えれば，自尊感情を育てる方法を学んだ今，それがもはやあなたには必要ないことを私は提唱しているのです！　これは故意にあなたを混乱させる目的や，

貴重な価値を損なう意図で言っているのではありません。これによって、あなたに失うものは何もないことを私は約束します。

　先日、ジョギングをしながら、私は自分が同一性や自己をもたないことをはっきりと理解しました。それは私に愉快な安心感を与えてくれ、ジョギングのスピードを緩めるものではありませんでした！

　あなたは、同一性や自己を失ってしまったら、自分から何かが失われると感じますか？　あなたが失うものは何だと思いますか？　1日の中でいつ、その何かが失われたと気づくのでしょうか？

　もちろんあなたの「自己」が失われても、文字どおりあなたが失うものは何もありません。なぜなら、失われるものは何も存在しないからです。

　仏教と同じように、認知療法は冷酷なまでに実用的です。最近私の同僚が診察した女性の患者さんは、不安が強く、自分が「アイデンティティ・クライシス（同一性の危機）」にあると思い込んでいました。彼女は高校3年生で、「自分は誰か？」を知りたがっていたのです。

　同僚は、残念ながら自分は医学部で同一性に関する講義に出席できず、同一性というものが何であるかを理解していないと彼女に言いました。その問題に関しては役に立つことができないのは残念です、と謝罪した後、何か具体的な問題で、助けになることはありませんか、と彼は質問しました。家族や友だち、授業に関する問題などで、彼女が悩んでいることはないだろうか、と彼は考えたのです。結果としてわかったことは、彼女は成績がトップクラスの生徒で、「同一性の危機」を発症した週に、大学2校から入学許可通知を受けとっていたことでした。彼女自身はペンシルベニア大学へ進みたかったのですが、母親の出身校でもあるスミス・カレッジを選択することのプレッシャーを彼女は感じていました。この2つの学校のメリットとデメリットを分析した結果、彼女はペンシルベニア大学を選びました。この決定に至るまでの治療面接は、わずか2回でした。彼女は、ずっと気分が良くなったので、もう治療面接は必要ないと言いました。そこで同僚は、「同一性の危機」への対処がまだ残っている点を指摘しました。すると彼女は、「あら、もうそれは終わったの」と答えたのです！

　自尊感情の問題を解決する3つのアプローチは、非常に類似していま

す。それぞれのアプローチは簡単ですが、少しずつ異なって表現されています。実際には、あなたが無価値で他人よりも劣るという思い込みに決して負けてはいけないということです。

　ここまで9つのステップを学んだことで、あなた自身の態度と価値観はどのように変化したか、記述できますか？　人生の意味と目的を、新たな、異なる視点から考え始めるようになりましたか？　あなたの個人哲学に生じた変化を、ここに記述してください。

_____

_____

_____

_____

_____

　本書で学んだ考えのいくつかに、あなたの個人哲学や信仰と両立するものがありましたか？　両立した領域について、ここに記述してください。

_____

_____

_____

_____

_____

あなたの個人的信念や宗教的信念は，ここまでの10のステップを通じて，強化されましたか？ 変化があれば，それをここに記述してください。

_____

_____

_____

_____

本書で学んだ内容で，あなたの個人哲学や精神的信念と対立するものはありましたか？ その対立した内容について記述してください。

_____

_____

_____

_____

その対立を融和させる方法を何か考えつきましたか？ 例えば，一部のキリスト教原理主義者の中には，非宗教的な心理療法に対する不信を感じ，キリストへの信仰のみが，人間の感情的問題を救い得ると考える人もいるかもしれません。しかし，下記の聖書の言葉が，精神的癒しと心理療法は必ずしも対立するものではないことを示唆しています。

ヨハネによる福音書　第1章14節：そして言葉は肉体となり，私たちのうちに宿った…

ヨハネによる福音書　第3章16節：神はそのひとり子を賜ったほどに，この世を愛してくださった。それはみ子を信じるものがひとりも滅びないで，永遠の命を得るためである。

　聖職者と心理療法士は，人々の苦悩を理解しやわらげるという共通の目標をもっています。上記の新約聖書の言葉で，キリストによる救済が，この世における神の業の結果であることを聖ヨハネは説いています。キリストは，生身の人間として私たちとともに生き，働きました。キリスト教徒は，神がこの世を愛し，癒しと救済を与えるために，その子をこの世に遣わしたと信じています。

　同様に，心理的癒しは人間の交流を通して行われます。この癒しは，2人の間の思いやりのある優しい相互関係を背景に生まれる贈り物です。心理療法は，たとえセラピストが無心論者であり，日々の診療の中に祈りや宗教的考えを引用しなくても，精神的献身のあらわれとなりえるのです。

練習あるのみ！

　私は，「まえがき」とステップ1で，うつや不安からの回復にセルフヘルプが非常に重要な鍵となることを示した，数多くの研究について説明しました。セルフヘルプが重要な鍵を握ることは，あなたが1人で回復に取り組む場合も，心理療法の治療をうけている場合も，同じです。あなたが達成した最大限の進歩は，いつでも動揺を感じたときに行う日常気分記録表による練習，練習，そして練習を重ねることによって，将来もそれを維持することが可能となります。

　あなたのバーンズうつ状態チェックリストの点数が5以上の場合，日常気分記録表を毎日15分使って練習することを薦めます。あなたの否定的思考を書いて，その歪みを特定してください。そして，用紙の右側

コラムに，よりポジティブで現実的な代替思考を書き入れます。これは，自分が不幸せと感じたときにはいつでも実行してください。それによって，とても貴重な効果がもたらされます。

次の頁に，ブランクの日常気分記録表を添付しました。今すぐにそれを使って練習してください！ あなたの人生で，動揺を感じたときのことを思い出してください。すでに本書で，希望をもてない状況や再燃の予防を例に練習してきたように，記録表のステップを1つずつ順番に完成させます。

仮に，今あなたが欲求不満を感じて，「どうもよくわからない。もっとよく理解できるはずなのに」と自分に言っているのであれば，日常気分記録表のステップ1に，動揺させるできごととして，「『もういちど自分らしさに出会うための10日間』の353頁を読むこと」と記入します。

そして，ステップ2に，欲求不満，劣等感，落胆などの否定的感情を記録します。

ステップ3では，まず否定的思考を左側コラムに記録します。

1. どうもよくわからない。100%
2. もっとよく理解できるはずだ。 100%

最後に，歪みを特定し，否定的思考に代わる合理的思考を記入して，今，自分はどれだけ気分が改善されたかを評価します。

ブランクの日常気分記録表用紙は，本書の付録にもあります。ブランク用紙は，コピーできるように必ず1枚残しておいてください。

日常気分記録表*

ステップ1：あなたを動揺させるできごとを簡単に記述してください。

ステップ2：否定的感情を記録してください。そして、それぞれの強さを、0％（最小）から100％（最大）までの点数で表します。悲しい，怒り，不安，罪悪感，寂しい，希望がもてない，欲求不満などの言葉を使います。

感　情	点　数 (0〜100％)	感　情	点　数 (0〜100％)	感　情	点　数 (0〜100％)

ステップ3：3コラム技法

否定的思考	歪 み	合理的思考
あなたを動揺させる思考を記入し，それを信じる度合いを0〜100％で評価します	357頁の歪んだ思考リストを参考に書いてください	よりポジティブで現実的な思考に置き換え，それを信じる度合いを0〜100％で評価します

* Copyright © 1984 by David D. Burns, M. D., from *Ten Days to Self-esteem*, copyright © 1993.

日常気分記録表（続き）*

否定的思考	歪　み	合理的思考

歪んだ思考リスト*

1. 全か無か思考：黒か白かという絶対的な二分法で物事を見ている。
2. 一般化のしすぎ：1つの否定的なできごとを，決して終わることのない失敗の連続を示すものとして捉えてしまう。
3. 心のフィルター：マイナスのことばかりくよくよと考えて，プラスのことを無視してしまう。
4. マイナス化思考：自分の達成したことやプラスの資質が，大したことはないとかたくなに主張する。
5. 結論の飛躍：明確な証拠が全くないのに物事を否定的にとらえる。
   ①心の読みすぎ：人々が自分に対して否定的に接していると思い込む。
   ②先読みの誤り：物事が悪い方向に向かうと恣意的に予測する。
6. 拡大解釈または過小評価：度を越えて物事を誇張する。あるいはその重要性を不適切に縮小する。
7. 感情的決めつけ：自分の感じ方から推論する。例えば「私は自分がダメ人間だと感じる。だから本当にダメ人間なのだ」と考えてしまう。
8. 「すべき」思考：「すべき」「すべきではない」という言葉で自分や他の人々を批判する。「しなければならない」という言葉を使うときも同様。
9. レッテル貼り：「私は間違ったことをした」と言う代わりに，「私は失敗者だ（バカだ，負け犬だ）」と言う。
10. 責任の押しつけ：自分が完全な責任を負っていないことに対して，自分を責める。あるいは，自分の態度や行動が問題の一因であることを見落として，他の人々を責める。

＊ Copyright © 1980 by David D. Burns, M. D., from *Ten Days to Self-esteem*, copyright © 1993.

自尊感情への10のステップ　復習

　ここでは，これまでの10のステップで学んだ，もっとも重要な考えのいくつかを取り上げ復習します。認知療法の基本的な原理は何でしょうか？　私が，そのうちの1つをリストアップしました。あなたは残りをいくつまでリストアップできるでしょうか？（この練習の回答は365頁にあります）

1. <u>あなたの考えが，あなたの気分をつくります。あなたが動揺を感じるとき，あなたに起こっているできごとではなく，そのできごとについてのあなたの考え方が，どのように感じるかの原因となります。</u>

2. _____

_____

3. _____

_____

4. _____

_____

5. _____

_____

健全な否定的感情と不健全な否定的感情との違いは何でしょうか？あなたが考える違いを，ここにリストアップしてください（この練習の回答は 366 頁にあります）。

1. _____
   _____

2. _____
   _____

3. _____
   _____

4. _____
   _____

5. _____
   _____

　健全な悲哀や怒りなど，健全な否定的感情を抱いたとき，あなたはどのようにすべきでしょうか？（この練習の回答は 366 頁にあります）

_____
_____

日常気分記録表を完成させるためのステップは，どのようなものでしょうか？（この練習の回答は 91 頁にあります）

1. _____

2. _____

3. _____

自虐的思い込みとはどのようなものでしょうか？ それは，否定的思考とどう違いますか？（この練習の回答は 190 頁にあります）

一般的な自虐的思い込みのいくつかをリストアップしてください（この練習の回答は191頁にあります）。

1. _____

_____

2. _____

_____

3. _____

_____

4. _____

_____

自己弁護技法と受け入れの逆説技法とはどのように違いますか？（この練習の回答は166頁にあります）

_____

_____

_____

_____

_____

「私は完全な失敗者だ」という否定的思考に代わる合理的思考を自己弁護技法を用いて書いてください（この練習の回答は366頁にあります）。

_____
_____
_____
_____
_____

次に，上記と同じ否定的思考の代替となる合理的思考を受け入れの逆説技法を用いて書いてください（この練習の回答は366頁にあります）。

_____
_____
_____
_____
_____
_____

上記の何れの技法があなたにとって，より有効でしたか？
完全主義の種類を，5つリストアップしてください（この練習の回答は268〜269頁にあります）。

1. _____

2. _____

3. _____

4. _____

5. _____

　あなたが「もういちど自分らしさに出会うための10日間」グループに参加している場合，リーダーまたは他のメンバーから，あなたの人生，考え方そして感じ方にポジティブな影響を与えた言葉や行動がありましたか？ それは何でしたか？ この経験における，もっともポジティブな部分は何でしたか？

_____
_____
_____

〈339頁「実験技法の練習」の回答〉

　あなたは次のような実験を行うことができます。このままうつが改善しないという思い込みは持ち続けて結構です。しかし，本書の筆記練習を毎日6週間練習してください。そして，バーンズうつ状態チェックリストとバーンズ不安調査表で毎週あなたの状態をテストし，点数が改善するかを調べます。あなたのバーンズうつ状態チェックリストの点数が，中程度のうつを示す25点だとしましょう。この点数がどのくらい減少したら，あなたにとって改善の始まりが示されたと考えますか？

〈339頁「灰色の部分があると考える技法の練習」の回答〉

　一度に回復しようと努力する代わりに，一歩ずつ前進する部分的改善を考えます。バーンズうつ状態チェックリストの3点の改善は，改善とは考えられませんか？　もちろんそれは改善です！　あなたは，少しずつ改善できるのです。次にまた3点の改善，というふうに重ねて行き，最後に点数が通常の範囲に到達すれば良いのです。

　白か黒かでとらえるよりも，灰色の部分があると考える技法で改善をとらえることは重要です。「改善しても再燃するのであれば，改善は意味がない」と考える人もいるかもしれません。しかし，その改善には意味があるのです！　最初の改善で，心配から開放された幸せな気分を数日間味わうことでしょう。その次の改善では，数週間あるいは数カ月間，良い気分でいられるかもしれません。それはジョギングのようなものです。一晩で，マラソン選手になることは不可能です。しかし，問題と取り組む努力を長く続けるほど，あなたの技能は改善されて行きます。

〈340頁「メリット・デメリット分析の練習」の回答〉

　紙の真ん中に線を引きます。左側の欄には，自分をまったく価値のな

い人間だと考えることのメリットをリストアップします。この考えはあなたにとってどのように役立ちますか？そして，右側の欄には，この態度によるデメリットをリストアップします。この態度がどのように損害をもたらすでしょうか？最後にメリットとデメリットを比較して，100点満点でそれぞれを評価してください。

〈345頁「旧約聖書の練習」の回答〉

　この旧約聖書からの一節は，私たちの思考が考え方や行動の仕方に影響を与える点を示唆しています。ステップ2では，あなたの気分は考え方次第であることを学びました。つまり，私たちの身の上に起こる悪いできごとよりも，否定的思考や否定的態度のほうが，私たちの感情に結果として大きな影響力をもちます。抑うつ，神経症性不安，破壊的怒りなどの不健全な感情は，歪んで非論理的な思考が原因で生じます。しかし，人生から不公平に扱われた犠牲者のように感じる人にとって，この考えは，不本意に聞こえるかもしれません。それでもなお，それは私たちを力づける，楽観的なメッセージなのです。なぜなら，私たちには自分の考え方，感じ方，そして他人との接し方にポジティブで劇的な変化を与える潜在的能力があるからです。

〈358頁「認知療法の練習」の回答〉

2. 否定的感情は否定的思考から生まれます。
3. 否定的感情の中には健全なものと不健全なものがあります。不健全な否定的感情は，ほとんど常に歪んだ非合理的な思考から生まれます。
4. 完全主義や承認への依存などの自虐的態度は，苦痛を伴う気分変動に対してあなたを脆弱にします。
5. 物事をよりポジティブで現実的に考えるとき，あなたは自分の感じ方を変えることができます。

〈359頁「健全な感情 VS 不健全な感情の練習」の回答〉

1. 健全な否定的感情は，現実的思考から生まれるのに対し，不健全な感情は，全か無か思考のような歪みから生じます。
2. 不健全な感情は，動揺させるできごとに対して不釣合いで，唐突に生じることすらあります。
3. 不健全な感情は，しばしば絶望感と同時に自尊感情の欠如を伴います。
4. 不健全な否定的感情は，対人関係や効率的な機能を妨げます。
5. 不健全な否定的感情は，いつまでも持続することがあります。

〈359頁「健全な否定的感情の練習」の回答〉

　健全な否定的感情は，通常の生活の一部として受け入れることができます。あなたは，感じるままを表現し，あなたの感情に基づいて生産的行動を取ります。

〈362頁「自己弁護技法の練習」の回答〉

　あなたは，自分の長所に注目し，いままでに達成してきた業績を強調します。

〈362頁「受け入れの逆説技法の練習」の回答〉

　あなたには，多くの長所があるにもかかわらず，取り組まなければならない多くの弱点や欠点があることを思い出します。あなたの弱点を，完全な誠実さをもって，恥辱や劣等感なしに受け入れます。

ステップ 10 のまとめ

あなたは，ステップ 10 で何を学びましたか？ このステップで議論したもっとも重要な考えのいくつかを簡単に要約してください。

1. _____

2. _____

3. _____

「もういちど自分らしさに出会うための 10 日間」の評価

「もういちど自分らしさに出会うための 10 日間」のグループにあなたが参加している場合，以下の評価用紙を記入し，解散前に提出してください。あなたの評価結果は，グループリーダーにとってあなたの経験がどのようなものであったのかを知るための貴重な情報源となります。リーダーは，次回以降のグループトレーニングをより効果的にするために，この評価を役立てます。

参加者評価用紙

日付：_____   氏名：_____

あなたの評価に該当する点数を右欄から選び○をつけてください。	強く同意する	同意する	どちらとも言えない	同意しない	強く同意しない
1. プログラム全体の目標は達成された。	5	4	3	2	1
2. 自分の個人的な目標は達成できた。	5	4	3	2	1
3. 各セッションは明確で理解しやすく，良く構成されていた。	5	4	3	2	1
4. 指導方法は私にとって役に立つものだった。	5	4	3	2	1
5. 施設は居心地よく快適だった。	5	4	3	2	1
6. このプログラム参加は価値ある学習経験だった。	5	4	3	2	1
7. この経験は，私の生活にとって役に立つものだった。	5	4	3	2	1
	毎日行った	しばしば行った	たまに行った	ほとんど行わなかった	全く行わなかった
8. 各セッションの間に，どのくらいの頻度でセルフヘルプ練習を行いましたか？	5	4	3	2	1
9. 「もういちど自分らしさに出会うための10日間」において，どのくらいの頻度で読書課題を行いましたか？	5	4	3	2	1

参加者評価用紙（続き）

	とても助けになった	助けになった	どちらとも言えない	どちらかといえば助けになった	ほとんど助けにならなかった
10.「もういちど自分らしさに出会うための10日間」のワークブックはどの程度役に立ちましたか？	5	4	3	2	1
11. セッションとセッションの間，セルフヘルプ課題はどの程度役に立ちましたか？	5	4	3	2	1
12. セッション中の議論はどの程度役に立ちましたか？	5	4	3	2	1
13. グループ練習はどの程度役に立ちましたか？	5	4	3	2	1
14. グループリーダーはあなたにとってどの程度支持的で助けになってくれましたか？	5	4	3	2	1
15. 他のグループメンバーはあなたにとってどの程度支持的で助けになってくれましたか？	5	4	3	2	1
16. このプログラムはあなたの気分を理解する上でどの程度役に立ちましたか？	5	4	3	2	1
17. このプログラムはあなたの気分を変える方法を学ぶ上でどの程度役に立ちましたか？	5	4	3	2	1
18. このプログラムはより良い自尊感情を育てる上で，どの程度役に立ちましたか？	5	4	3	2	1
19. このプログラムは全体的に見てどの程度役に立ちましたか？	5	4	3	2	1

参加者評価用紙（続き）

20. 低い評価項目について説明してください：

　

　

21. このプログラムについて，あなたがもっとも気に入らなかったことは何ですか？

　

　

22. このプログラムについて，あなたがもっとも気に入ったことは何ですか？

　

　

23. あなたが学習した中で，もっとも役立つと思うことは何ですか？

　

　

24. 全体的コメントを書いてください：

共感の評価表*

各項目の記述で,あなたがもっとも同意する項目に○をつけてください。

	全く同意しない	いくらか同意する	ほどほどに同意する	大いに同意する
1. セッションを通じてグループリーダーに信頼感をもった。	0	1	2	3
2. リーダーは,私を価値ある一員と感じていた。	0	1	2	3
3. リーダーは,私に親切で暖かく接していた。	0	1	2	3
4. リーダーは,セッションを通じて私の言うことを理解していた。	0	1	2	3
5. リーダーは,私に同情的で,私を気遣っていた。	0	1	2	3
1~5項目の合計点　→				
6. リーダーは,時々誠実ではないと私には思えた。	0	1	2	3
7. リーダーは,私に実際以上に好意をもっているかのように振る舞った。	0	1	2	3
8. リーダーは,必ずしも常に私を気遣ってくれているようには見えなかった。	0	1	2	3
9. リーダーは,必ずしも常に私が感じていることを理解していなかった。	0	1	2	3
10. リーダーは,見下すような態度と話し方で私に接した。	0	1	2	3
6~10項目の合計点　→				

* Copyright © 1993 by David D. Burns, M. D., from *Ten Days to Self-esteem*, copyright © 1993.

付録：セルフヘルプ用紙および表

気分測定テスト	374 頁
日常気分記録表の使い方	395 頁
思考の歪みを取り除く 15 の方法	408 頁
メリット・デメリット分析の使い方	414 頁
満足度予想表	425 頁

注意事項

この付録には，あなたが本書で学んだおもなセルフヘルプ練習の用紙を，3部ずつ用意しました。

各用紙のうち，最低1部はつねに白紙で残しておいてください！ マスターコピーとして，そこには何も書き入れないようにします。このマスターコピーは必要に応じてコピーできるよう，オリジナルとして保管します。

あなたには，気分の問題と取り組むため，これらの用紙を個人的用途で複製する許可が与えられています。これらの用紙はすべて著作権法により保護されています。臨床目的あるいはその他の目的で使う場合，デビッド D. バーンズ医学博士からの書類による許可を必要とします。

気分測定テスト

本書の各ステップの冒頭で，私はあなたにバーンズうつ状態チェックリスト，バーンズ不安調査表，そして関係満足度評価を完成させるようにお願いしました（それぞれのテストの注意事項と点数表は，ステップ1を参照してください）。

あなたがステップ10を終えた後も，頻繁にこれらのテストを実施する場合に備えて，私は上記3つのテストの回答シートを作成しました。この付録にある回答シート付きテストを実施する場合は，テストの回答欄にではなく，回答シートに○をつけるようにしてください。回答がすべて終了したら，シート下段の合計点の欄に得点を，上段に日付を記入してください。

378頁の回答シート記入例を参照してください。この例では，バーンズうつ状態チェックリストを10月19日に実施した女性の合計点は17点で，軽いうつ状態であることを示しています。その1週間後，彼女の合

計点は15点でした。彼女は，いまだに軽いうつ状態にありますが，少し改善したことが示されています。改善した項目は2項目および15項目で，落胆と自殺への衝動の評価であることがわかります。彼女は依然として不幸せですが，より楽観的になり，それによって気分が明るくなりました。

　これ以降テストを実施する場合，この回答シートを使うよう心がけてください。そして，テスト用紙には回答を書き込まないようにします。以前の回答に影響されたくない場合は，すでに書き込まれたテスト用紙の回答欄を隠して行うこともできます。

　付録に，3つのテストそれぞれの回答シートを各3部用意しました。3部のうち最低1部は将来のコピー用にブランクで残しておきます。

バーンズうつ状態チェックリスト*

過去1週間に，以下の15項目に記述した種類の感情がどの程度あなたを悩ませたかについて，もっとも当てはまるレベルを回答シートに記入してください。この頁には何も書き込まないでください。

	0 全くない	1 少々ある	2 かなりある	3 大いにある
1. 悲しみ：悲しい気持ちになりましたか？ 悲しみのあまり，人生への興味を失ったことはありましたか？				
2. 落胆：将来は絶望的に見えますか？				
3. 低い自尊感情：自分は価値がないと感じましたか？ 自分が失敗者だと考えることはありましたか？				
4. 劣等感：自分がダメだとか，他人よりも劣っていると感じますか？				
5. 罪悪感：自分に批判的になりましたか？ あらゆることは自分のせいだと自分を責めたりしましたか？				
6. 優柔不断：何かについて決意するのに問題がありましたか？				
7. 怒りと欲求不満：期間内の多くの時間にわたって怒りや欲求不満を感じましたか？				
8. 人生への関心の喪失：仕事や趣味，家族，あるいは友人への関心を失いましたか？				

* Copyright © 1984 by David D. Burns, M. D., from *Ten Days to Self-esteem*, copyright © 1993.

バーンズうつ状態チェックリスト（続き）*

	0 全くない	1 少々ある	2 かなりある	3 大いにある
9. やる気の喪失：打ちのめされた気持ちになって，物事を自分から進んで行おうという気持ちになれないと感じますか？				
10. 貧弱な自己イメージ：自分が年老いたと思いますか？ 魅力がないと思いますか？				
11. 食欲の変化：食欲を失いましたか？ あるいは，強迫観念にかられて，食べすぎたり，飲みすぎたりしましたか？				
12. 睡眠の変化：不眠症になったり，夜よく眠れなかったりしますか？ 過度に疲れたり，寝すぎたりしますか？				
13. 性欲の喪失：セックスへの関心を失いましたか？				
14. 心気症：自分の健康についてかなり心配していますか？				
15. 自殺への衝動※：人生は生きるに値しないと考えますか？ 死んだ方がよりましと考えますか？				
1〜15項目の点数を合計して，ここに記録してください　→				

※自殺への衝動がある人はメンタルヘルスの専門家にすぐに相談してください

バーンズうつ状態チェックリスト　回答シート（記入例）

注意事項：過去1週間にバーンズうつ状態チェックリストの15項目に記述した種類の感情がどの程度あなたを悩ませたかについて、もっとも当てはまるレベルを各項目の右側へ数字で書き込みます。レベルは：0＝全くない、1＝少々ある、2＝かなりある、3＝大いにある、とします。合計点を最下段に記入します。

今日の日付	10/19	10/26				
1. 1	1. 1	1.	1.	1.	1.
2. 1	2. 0	2.	2.	2.	2.
3. 2	3. 2	3.	3.	3.	3.
4. 2	4. 2	4.	4.	4.	4.
5. 1	5. 1	5.	5.	5.	5.
6. 0	6. 0	6.	6.	6.	6.
7. 2	7. 2	7.	7.	7.	7.
8. 2	8. 2	8.	8.	8.	8.
9. 2	9. 2	9.	9.	9.	9.
10. 2	10. 2	10.	10.	10.	10.
11. 0	11. 0	11.	11.	11.	11.
12. 0	12. 0	12.	12.	12.	12.
13. 1	13. 1	13.	13.	13.	13.
14. 0	14. 0	14.	14.	14.	14.
15. 1	15. 0	15.	15.	15.	15.
合計点	17	15				

バーンズうつ状態チェックリスト　回答シート

　注意事項：過去1週間にバーンズうつ状態チェックリストの15項目に記述した種類の感情がどの程度あなたを悩ませたかについて，もっとも当てはまるレベルを各項目の右側へ数字で書き込みます。レベルは：0＝全くない，1＝少々ある，2＝かなりある，3＝大いにある，とします。合計点を最下段に記入します。

今日の日付						
	1.	1.	1.	1.	1.	1.
	2.	2.	2.	2.	2.	2.
	3.	3.	3.	3.	3.	3.
	4.	4.	4.	4.	4.	4.
	5.	5.	5.	5.	5.	5.
	6.	6.	6.	6.	6.	6.
	7.	7.	7.	7.	7.	7.
	8.	8.	8.	8.	8.	8.
	9.	9.	9.	9.	9.	9.
	10.	10.	10.	10.	10.	10.
	11.	11.	11.	11.	11.	11.
	12.	12.	12.	12.	12.	12.
	13.	13.	13.	13.	13.	13.
	14.	14.	14.	14.	14.	14.
	15.	15.	15.	15.	15.	15.
合計点						

バーンズうつ状態チェックリスト　回答シート

　注意事項：過去1週間にバーンズうつ状態チェックリストの15項目に記述した種類の感情がどの程度あなたを悩ませたかについて，もっとも当てはまるレベルを各項目の右側へ数字で書き込みます。レベルは：0＝全くない，1＝少々ある，2＝かなりある，3＝大いにある，とします。合計点を最下段に記入します。

今日の日付						
	1.	1.	1.	1.	1.	1.
	2.	2.	2.	2.	2.	2.
	3.	3.	3.	3.	3.	3.
	4.	4.	4.	4.	4.	4.
	5.	5.	5.	5.	5.	5.
	6.	6.	6.	6.	6.	6.
	7.	7.	7.	7.	7.	7.
	8.	8.	8.	8.	8.	8.
	9.	9.	9.	9.	9.	9.
	10.	10.	10.	10.	10.	10.
	11.	11.	11.	11.	11.	11.
	12.	12.	12.	12.	12.	12.
	13.	13.	13.	13.	13.	13.
	14.	14.	14.	14.	14.	14.
	15.	15.	15.	15.	15.	15.
合計点						

バーンズうつ状態チェックリスト　回答シート

　注意事項:過去1週間にバーンズうつ状態チェックリストの15項目に記述した種類の感情がどの程度あなたを悩ませたかについて，もっとも当てはまるレベルを各項目の右側へ数字で書き込みます。レベルは：0＝全くない，1＝少々ある，2＝かなりある，3＝大いにある，とします。合計点を最下段に記入します。

今日の日付						
	1.	1.	1.	1.	1.	1.
	2.	2.	2.	2.	2.	2.
	3.	3.	3.	3.	3.	3.
	4.	4.	4.	4.	4.	4.
	5.	5.	5.	5.	5.	5.
	6.	6.	6.	6.	6.	6.
	7.	7.	7.	7.	7.	7.
	8.	8.	8.	8.	8.	8.
	9.	9.	9.	9.	9.	9.
	10.	10.	10.	10.	10.	10.
	11.	11.	11.	11.	11.	11.
	12.	12.	12.	12.	12.	12.
	13.	13.	13.	13.	13.	13.
	14.	14.	14.	14.	14.	14.
	15.	15.	15.	15.	15.	15.
合計点						

バーンズ不安調査表[*]

過去1週間に，以下の33項目に記述した種類の感情がどの程度あなたを悩ませたかについて，もっとも当てはまるレベルを右から選び回答用紙に記入してください。この頁には何も書き込まないでください。

カテゴリー1：不安な気持ち	0 全くない	1 少々ある	2 かなりある	3 大いにある
1. 不安，緊張，心配，恐怖				
2. 自分の周りの物事が奇妙に感じる，非現実的に感じる，もやもやした感じがする				
3. 自分の体の全部または一部から遊離したような感じ				
4. 突然の予期しないパニックの感覚				
5. 将来に対する不安や終末が差し迫っているという感覚				
6. 緊張やストレス，いらだちを感じたり，何かいやなことが起こりそうで不安になる感じ				
カテゴリー2：不安な思考	0 全くない	1 少々ある	2 かなりある	3 大いにある
7. 集中することの困難さ				
8. 思考が空回りする，思考が次から次へと飛び移って行く				
9. 恐ろしくなるような幻想，または，白昼夢				

[*] Copyright © 1984 by David D. Burns, M. D., from *Ten Days to Self-esteem*, copyright © 1993.

バーンズ不安調査表 (続き) *

10. 自分へのコントロールを失いそうになると感じること				
11. 自分が気違いみたいなことをしたり，頭がおかしくなるのではないかという恐怖				
12. 意識を失うことへの恐怖				
13. 身体上の病気になること，心臓発作を起こすこと，死ぬことへの恐怖				
14. 人前で馬鹿みたいに見えること，出来が悪そうに見えることへの心配				
15. 1人になること，孤独になること，見捨てられることへの恐怖				
16. 批判されること，承認されないことへの恐怖				
17. 何かひどいことが起きるのではないかという恐怖				
カテゴリー3：身体的症状	0 全くない	1 少々ある	2 かなりある	3 大いにある
18. 心臓がどきどき鳴る，鼓動が早くなる（しばしば「動悸」と呼ばれる）				
19. 胸が痛む，圧迫される，締めつけられる感じ				

バーンズ不安調査表(続き)*

20. かかとや指がひりひり痛む，しびれる				
21. 胃がきりきり痛む，不快な感じになる				
22. 便秘，下痢				
23. 落ちついていられない，びくびくした感じがする				
24. 筋肉のこわばり，つっぱり				
25. 熱によるものではない汗				
26. のどに圧迫感を感じる				
27. 震え				
28. 足元がふらつく				
29. めまいがする，ふらふらする，バランスがとれなくなる				
30. 息が詰まる，窒息するという感覚，呼吸困難				
31. 頭痛，首や背中の痛み				
32. ほてり，寒気				
33. 疲れる，衰弱する，簡単に疲労するという感じ				
1〜33項目の点数を合計して，ここに記録してください →				

バーンズ不安調査表　回答シート

注意事項：過去1週間に，バーンズ不安調査表の33項目に記述した種類の感情がどの程度あなたを悩ませたかについて，もっとも当てはまるレベルを各項目の右側へ数字で書き込みます。レベルは：0＝全くない，1＝少々ある，2＝かなりある，3＝大いにある，とします。合計点を最下段に記入します。

今日の日付						
	1.	1.	1.	1.	1.	1.
	2.	2.	2.	2.	2.	2.
	3.	3.	3.	3.	3.	3.
	4.	4.	4.	4.	4.	4.
	5.	5.	5.	5.	5.	5.
	6.	6.	6.	6.	6.	6.
	7.	7.	7.	7.	7.	7.
	8.	8.	8.	8.	8.	8.
	9.	9.	9.	9.	9.	9.
	10.	10.	10.	10.	10.	10.
	11.	11.	11.	11.	11.	11.
	12.	12.	12.	12.	12.	12.
	13.	13.	13.	13.	13.	13.
	14.	14.	14.	14.	14.	14.
	15.	15.	15.	15.	15.	15.
	16.	16.	16.	16.	16.	16.
	17.	17.	17.	17.	17.	17.
	18.	18.	18.	18.	18.	18.
	19.	19.	19.	19.	19.	19.
	20.	20.	20.	20.	20.	20.

バーンズ不安調査表　回答シート (続き)

21.	21.	21.	21.	21.	21.	21.
22.	22.	22.	22.	22.	22.	22.
23.	23.	23.	23.	23.	23.	23.
24.	24.	24.	24.	24.	24.	24.
25.	25.	25.	25.	25.	25.	25.
26.	26.	26.	26.	26.	26.	26.
27.	27.	27.	27.	27.	27.	27.
28.	28.	28.	28.	28.	28.	28.
29.	29.	29.	29.	29.	29.	29.
30.	30.	30.	30.	30.	30.	30.
31.	31.	31.	31.	31.	31.	31.
32.	32.	32.	32.	32.	32.	32.
33.	33.	33.	33.	33.	33.	33.
合計点						

バーンズ不安調査表　回答シート

　注意事項:過去1週間に，バーンズ不安調査表の33項目に記述した種類の感情がどの程度あなたを悩ませたかについて，もっとも当てはまるレベルを各項目の右側へ数字で書き込みます。レベルは：0＝全くない，1＝少々ある，2＝かなりある，3＝大いにある，とします。合計点を最下段に記入します。

今日の日付						
	1.	1.	1.	1.	1.	1.
	2.	2.	2.	2.	2.	2.
	3.	3.	3.	3.	3.	3.
	4.	4.	4.	4.	4.	4.
	5.	5.	5.	5.	5.	5.
	6.	6.	6.	6.	6.	6.
	7.	7.	7.	7.	7.	7.
	8.	8.	8.	8.	8.	8.
	9.	9.	9.	9.	9.	9.
	10.	10.	10.	10.	10.	10.
	11.	11.	11.	11.	11.	11.
	12.	12.	12.	12.	12.	12.
	13.	13.	13.	13.	13.	13.
	14.	14.	14.	14.	14.	14.
	15.	15.	15.	15.	15.	15.
	16.	16.	16.	16.	16.	16.
	17.	17.	17.	17.	17.	17.
	18.	18.	18.	18.	18.	18.
	19.	19.	19.	19.	19.	19.
	20.	20.	20.	20.	20.	20.

バーンズ不安調査表　回答シート (続き)

	21.	21.	21.	21.	21.	21.
	22.	22.	22.	22.	22.	22.
	23.	23.	23.	23.	23.	23.
	24.	24.	24.	24.	24.	24.
	25.	25.	25.	25.	25.	25.
	26.	26.	26.	26.	26.	26.
	27.	27.	27.	27.	27.	27.
	28.	28.	28.	28.	28.	28.
	29.	29.	29.	29.	29.	29.
	30.	30.	30.	30.	30.	30.
	31.	31.	31.	31.	31.	31.
	32.	32.	32.	32.	32.	32.
	33.	33.	33.	33.	33.	33.
合計点						

バーンズ不安調査表　回答シート

　注意事項：過去1週間に，バーンズ不安調査表の33項目に記述した種類の感情がどの程度あなたを悩ませたかについて，もっとも当てはまるレベルを各項目の右側へ数字で書き込みます。レベルは：0＝全くない，1＝少々ある，2＝かなりある，3＝大いにある，とします。合計点を最下段に記入します。

今日の日付						
	1.	1.	1.	1.	1.	1.
	2.	2.	2.	2.	2.	2.
	3.	3.	3.	3.	3.	3.
	4.	4.	4.	4.	4.	4.
	5.	5.	5.	5.	5.	5.
	6.	6.	6.	6.	6.	6.
	7.	7.	7.	7.	7.	7.
	8.	8.	8.	8.	8.	8.
	9.	9.	9.	9.	9.	9.
	10.	10.	10.	10.	10.	10.
	11.	11.	11.	11.	11.	11.
	12.	12.	12.	12.	12.	12.
	13.	13.	13.	13.	13.	13.
	14.	14.	14.	14.	14.	14.
	15.	15.	15.	15.	15.	15.
	16.	16.	16.	16.	16.	16.
	17.	17.	17.	17.	17.	17.
	18.	18.	18.	18.	18.	18.
	19.	19.	19.	19.	19.	19.
	20.	20.	20.	20.	20.	20.

バーンズ不安調査表　回答シート (続き)

	21.	21.	21.	21.	21.	21.
	22.	22.	22.	22.	22.	22.
	23.	23.	23.	23.	23.	23.
	24.	24.	24.	24.	24.	24.
	25.	25.	25.	25.	25.	25.
	26.	26.	26.	26.	26.	26.
	27.	27.	27.	27.	27.	27.
	28.	28.	28.	28.	28.	28.
	29.	29.	29.	29.	29.	29.
	30.	30.	30.	30.	30.	30.
	31.	31.	31.	31.	31.	31.
	32.	32.	32.	32.	32.	32.
	33.	33.	33.	33.	33.	33.
合計点						

関係満足度評価*

あなたのもっとも親しい関係において感じている満足度について，もっとも当てはまるレベルのものを右から選び○をつけてください。この頁には何も書き込まないでください。

	0 とても不満足	1 ある程度不満足	2 やや不満足	3 普通	4 やや満足	5 ある程度満足	6 とても満足
1. コミュニケーションと率直さ							
2. 衝突や論争の解決							
3. 愛着と気づかいのレベル							
4. 親密さと親近感							
5. その人との関係における自分の役割に対する満足度							
6. 相手の役割に対する満足度							
7. その人との関係についての全体的満足度							
1～7項目の点数を合計して，ここに記録してください →							

注記：関係満足度評価は，あなたの夫婦関係やもっとも親しい関係の満足度を測定するためのテストですが，友人，家族あるいは同僚との関係の評価にも使うことができます。もし，現時点で親しい関係がない場合，一般的な他者との関係を考えながら，評価してください。

＊ Copyright © 1983 by David D. Burns, M. D., from *Ten Days to Self-esteem*, copyright © 1993.

関係満足度評価　回答シート

注意事項：もっとも親しい関係においてあなたが最近感じている満足度のレベルを，関係の領域を示す各項目ごとに0〜6の数字で書き込みます。レベルは下記を参考にします。0＝とても不満足，1＝ある程度不満足，2＝やや不満足，3＝普通，4＝やや満足，5＝ある程度満足，6＝とても満足，とします。合計点を最下段に記入します。

今日の日付						
	1.	1.	1.	1.	1.	1.
	2.	2.	2.	2.	2.	2.
	3.	3.	3.	3.	3.	3.
	4.	4.	4.	4.	4.	4.
	5.	5.	5.	5.	5.	5.
	6.	6.	6.	6.	6.	6.
	7.	7.	7.	7.	7.	7.
合計点						

関係満足度評価　回答シート

　注意事項：もっとも親しい関係においてあなたが最近感じている満足度のレベルを，関係の領域を示す各項目ごとに0〜6の数字で書き込みます。レベルは下記を参考にします。0＝とても不満足，1＝ある程度不満足，2＝やや不満足，3＝普通，4＝やや満足，5＝ある程度満足，6＝とても満足，とします。合計点を最下段に記入します。

今日の日付						
	1.	1.	1.	1.	1.	1.
	2.	2.	2.	2.	2.	2.
	3.	3.	3.	3.	3.	3.
	4.	4.	4.	4.	4.	4.
	5.	5.	5.	5.	5.	5.
	6.	6.	6.	6.	6.	6.
	7.	7.	7.	7.	7.	7.
合計点						

関係満足度評価　回答シート

注意事項：もっとも親しい関係においてあなたが最近感じている満足度のレベルを，関係の領域を示す各項目ごとに0〜6の数字で書き込みます。レベルは下記を参考にします。0＝とても不満足，1＝ある程度不満足，2＝やや不満足，3＝普通，4＝やや満足，5＝ある程度満足，6＝とても満足，とします。合計点を最下段に記入します。

今日の日付						
	1.	1.	1.	1.	1.	1.
	2.	2.	2.	2.	2.	2.
	3.	3.	3.	3.	3.	3.
	4.	4.	4.	4.	4.	4.
	5.	5.	5.	5.	5.	5.
	6.	6.	6.	6.	6.	6.
	7.	7.	7.	7.	7.	7.
合計点						

日常気分記録表の使い方

日常気分記録表の目的は　孤独感，憂うつ，怒り，恥辱，罪責感，欲求不満，心配，恐怖などの，苦痛を伴う感情の克服に役立てることです。

ステップ１：あなたを動揺させるできごとを記述してください。
用紙の上段に，あなたを悩ましている状況や問題を簡単に記述します。それは，仕事を終えて誰もいない家へ１人帰ることでも，友達と喧嘩したことなどでもかまいません。

ステップ２：否定的感情を記入してください。
あなたの否定的感情を特定し，その強さを0％（最小）から100％（最大）までの点数で評価します。

ステップ３：３コラム技法を用います。
あなたの感情に伴う否定的思考を左側コラムに記録し，連続番号をふります。そして，それぞれの思考を信じる度合いを0％（全く信じない）～100％（完全に信じる）で評価してください。中央のコラムには，これらの否定的思考の中に潜む歪みを日常気分記録表の次の頁にある歪んだ思考リストを参考に特定します。合理的思考のコラムには，否定的思考の代替となるよりポジティブで現実的な思考を記入します。それぞれの合理的思考をどの程度信じるかを0％（全く信じない）～100％（完全に信じる）で評価してください。次に，否定的思考を信じる度合いを0％～100％で再評価し，どれだけ気分が改善したかを示すその％を，もとの評価点を抹消した横に記入します。

日常気分記録表*

ステップ１：あなたを動揺させるできごとを簡単に記述してください。

ステップ２：否定的感情を記録してください。そして，それぞれの強さを，0％（最小）から100％（最大）までの点数で表します。悲しい，怒り，不安,罪悪感,寂しい，希望がもてない，欲求不満などの言葉を使います。

感　情	点　数 (0～100％)	感　情	点　数 (0～100％)	感　情	点　数 (0～100％)

ステップ３：３コラム技法

否定的思考	歪　み	合理的思考
あなたを動揺させる思考を記入し，それを信じる度合いを０～100％で評価します	398頁の歪んだ思考リストを参考に書いてください	よりポジティブで現実的な思考に置き換え，それを信じる度合いを０～100％で評価します

＊ Copyright © 1984 by David D. Burns, M. D., from *Ten Days to Self-esteem*, copyright © 1993.

日常気分記録表（続き）*

否定的思考	歪　み	合理的思考

歪んだ思考リスト*

1. 全か無か思考：黒か白かという絶対的な二分法で物事を見ている。
2. 一般化のしすぎ：1つの否定的なできごとを，決して終わることのない失敗の連続を示すものとして捉えてしまう。
3. 心のフィルター：マイナスのことばかりくよくよと考えて，プラスのことを無視してしまう。
4. マイナス化思考：自分の達成したことやプラスの資質が，大したことはないとかたくなに主張する。
5. 結論の飛躍：明確な証拠が全くないのに物事を否定的にとらえる。
   ①心の読みすぎ：人々が自分に対して否定的に接していると思い込む。
   ②先読みの誤り：物事が悪い方向に向かうと恣意的に予測する。
6. 拡大解釈または過小評価：度を越えて物事を誇張する。あるいはその重要性を不適切に縮小する。
7. 感情的決めつけ：自分の感じ方から推論する。例えば「私は自分がダメ人間だと感じる。だから本当にダメ人間なのだ」と考えてしまう。
8. 「すべき」思考：「すべき」「すべきではない」という言葉で自分や他の人々を批判する。「しなければならない」という言葉を使うときも同様。
9. レッテル貼り：「私は間違ったことをした」と言う代わりに，「私は失敗者だ（バカだ，負け犬だ）」と言う。
10. 責任の押しつけ：自分が完全な責任を負っていないことに対して，自分を責める。あるいは，自分の態度や行動が問題の一因であることを見落として，他の人々を責める。

* Copyright © 1980 by David D. Burns, M. D., from *Ten Days to Self-esteem*, copyright © 1993.

日常気分記録表（追加用紙）

否定的思考	歪　み	合理的思考

日常気分記録表*

ステップ１:あなたを動揺させるできごとを簡単に記述してください。

ステップ２:否定的感情を記録してください。そして，それぞれの強さを，0％(最小)から100％(最大)までの点数で表します。悲しい，怒り，不安，罪悪感，寂しい，希望がもてない，欲求不満などの言葉を使います。

感 情	点 数 (0〜100%)	感 情	点 数 (0〜100%)	感 情	点 数 (0〜100%)

ステップ３:３コラム技法

否定的思考	歪　み	合理的思考
あなたを動揺させる思考を記入し，それを信じる度合いを０〜100％で評価します	402頁の歪んだ思考リストを参考に書いてください	よりポジティブで現実的な思考に置き換え，それを信じる度合いを０〜100％で評価します

＊ Copyright © 1984 by David D. Burns, M. D., from *Ten Days to Self-esteem*, copyright © 1993.

日常気分記録表(続き)*

否定的思考	歪み	合理的思考

歪んだ思考リスト*

1. 全か無か思考：黒か白かという絶対的な二分法で物事を見ている。
2. 一般化のしすぎ：1つの否定的なできごとを，決して終わることのない失敗の連続を示すものとして捉えてしまう。
3. 心のフィルター：マイナスのことばかりくよくよと考えて，プラスのことを無視してしまう。
4. マイナス化思考：自分の達成したことやプラスの資質が，大したことはないとかたくなに主張する。
5. 結論の飛躍：明確な証拠が全くないのに物事を否定的にとらえる。
   ①心の読みすぎ：人々が自分に対して否定的に接していると思い込む。
   ②先読みの誤り：物事が悪い方向に向かうと恣意的に予測する。
6. 拡大解釈または過小評価：度を越えて物事を誇張する。あるいはその重要性を不適切に縮小する。
7. 感情的決めつけ：自分の感じ方から推論する。例えば「私は自分がダメ人間だと感じる。だから本当にダメ人間なのだ」と考えてしまう。
8. 「すべき」思考：「すべき」「すべきではない」という言葉で自分や他の人々を批判する。「しなければならない」という言葉を使うときも同様。
9. レッテル貼り：「私は間違ったことをした」と言う代わりに，「私は失敗者だ（バカだ，負け犬だ）」と言う。
10. 責任の押しつけ：自分が完全な責任を負っていないことに対して，自分を責める。あるいは，自分の態度や行動が問題の一因であることを見落として，他の人々を責める。

* Copyright © 1980 by David D. Burns, M. D., from *Ten Days to Self-esteem*, copyright © 1993.

日常気分記録表（追加用紙）

否定的思考	歪　み	合理的思考

日常気分記録表*

ステップ１：あなたを動揺させるできごとを簡単に記述してください。

ステップ２：否定的感情を記録してください。そして，それぞれの強さを，0％（最小）から100％（最大）までの点数で表します。悲しい，怒り，不安，罪悪感，寂しい，希望がもてない，欲求不満などの言葉を使います。

感　情	点　数 (0～100%)	感　情	点　数 (0～100%)	感　情	点　数 (0～100%)

ステップ３：３コラム技法

否定的思考	歪　み	合理的思考
あなたを動揺させる思考を記入し，それを信じる度合いを０～100％で評価します	406頁の歪んだ思考リストを参考に書いてください	よりポジティブで現実的な思考に置き換え，それを信じる度合いを０～100％で評価します

* Copyright © 1984 by David D. Burns, M. D., from *Ten Days to Self-esteem*, copyright © 1993.

日常気分記録表（続き）

否定的思考	歪 み	合理的思考

歪んだ思考リスト*

1. 全か無か思考：黒か白かという絶対的な二分法で物事を見ている。
2. 一般化のしすぎ：1つの否定的なできごとを，決して終わることのない失敗の連続を示すものとして捉えてしまう。
3. 心のフィルター：マイナスのことばかりくよくよと考えて，プラスのことを無視してしまう。
4. マイナス化思考：自分の達成したことやプラスの資質が，大したことはないとかたくなに主張する。
5. 結論の飛躍：明確な証拠が全くないのに物事を否定的にとらえる。
   ①心の読みすぎ：人々が自分に対して否定的に接していると思い込む。
   ②先読みの誤り：物事が悪い方向に向かうと恣意的に予測する。
6. 拡大解釈または過小評価：度を越えて物事を誇張する。あるいはその重要性を不適切に縮小する。
7. 感情的決めつけ：自分の感じ方から推論する。例えば「私は自分がダメ人間だと感じる。だから本当にダメ人間なのだ」と考えてしまう。
8. 「すべき」思考：「すべき」「すべきではない」という言葉で自分や他の人々を批判する。「しなければならない」という言葉を使うときも同様。
9. レッテル貼り：「私は間違ったことをした」と言う代わりに，「私は失敗者だ（バカだ，負け犬だ）」と言う。
10. 責任の押しつけ：自分が完全な責任を負っていないことに対して，自分を責める。あるいは，自分の態度や行動が問題の一因であることを見落として，他の人々を責める。

* Copyright © 1980 by David D. Burns, M. D., from *Ten Days to Self-esteem*, copyright © 1993.

日常気分記録表（追加用紙）

否定的思考	歪　み	合理的思考

思考の歪みを取り除く15の方法*			
技法	技法の説明	技法の使用法/自分への質問	歪みのタイプ
1. 歪みを特定する	否定的思考を書き出した後，歪んだ思考を使って，否定思考の中にひそむ歪みを特定します。	「この思考の中にある歪みは何だろう？」	すべてが該当
2. 直接的アプローチ	よりポジティブで現実的な思考と置き換えます。	「この否定的思考は本当だろうか？ 私はこの思考を本当に信じているだろうか？ 他にその状況を解釈する方法はないだろうか？」	すべてが該当
3. メリット・デメリット分析	否定的感情（交通渋滞にはまったときの怒り，など），否定的思考（自分は失敗者だ，など），または自虐的思い込み（私は完全を追求しなければならない，など）のメリットとデメリットをリストアップします。	「これを信じること（あるいはこんな感じ方）のメリットとデメリットは何だろう？ この態度が私にとってどのように役立つのか，どのように害を及ぼすのか？」	すべてが該当
4. 二重の基準技法	自分につらく当たる代わりに，動揺した親友に語りかけるのと同じように，自分自身に語りかけます。	「同じような問題を抱える友人に自分は同じことを言うだろうか？ 私は彼や彼女にどんなことを言うだろう」	すべてが該当
5. 証拠を探す	あなたの否定的思考が本物であると仮定せず，その実質的な証拠を探します。	「事実は何か？ データは実際に何を示しているのか？」	結論の飛躍，感情的決めつけ，マイナス化思考

思考の歪みを取り除く 15 の方法（続き）*

技　法	技法の説明	技法の使用法 / 自分への質問	歪みのタイプ
6. 調査技法	あなたの思考や態度が現実的かどうか，調査を行います。例えば，あなたが人前で話すことに不安を感じ，普通ではないと考えるのであれば，何人かの友人に，それに似た不安を感じたことがあるかどうか，聞き取り調査します。	「他の人はこのことについてどのように考え，感じているのだろうか？」	結論の飛躍
7. 実験技法	あなたの否定的思考が，正確かどうかを確認する実験を，科学者が理論を確認するのと同じ方法で行います。例えば，あなたがパニック発作を起こし，心臓発作で死にそうな感じがするのであれば，階段を数段駆け上がります。この実験であなたの心臓は健康で強いことが証明されます。	「この思考が本当に真実かどうかを見分けるためには，どんな実験を行うことができるか？」	結論の飛躍
8. 満足度予想技法	さまざまな活動の満足度を，0％（最小）から100％（最大）の尺度で予想する方法です。それぞれの活動を終えた時点で，結果的にどの程度の満足度であったかを記録します。	この技法は，あなたが無気力でいるときに活力を与えてくれます。「1人でいると，みじめな気分になる」といった自虐的な思い込みをテストするときにも用いられます。	先読みの誤り，感情的決めつけ

思考の歪みを取り除く 15 の方法（続き）*			
技　法	技法の説明	技法の使用法 / 自分への質問	歪みのタイプ
9. 垂直矢印技法	あなたの否定的思考に反論する代わりに，その思考の下に矢印を描き，もしもこれが真実ならば，なぜこれによって自分は動揺するのだろう，と自分に問いかけます。あなたの潜在的な思い込みにつながる，一連の否定的思考を描き出すことができます。	「もしもこれが真実ならば，なぜこれによって自分は動揺するのだろう？ 私にとってどんな意味をもつのだろう？」	すべてが該当
10. 灰色の部分があると考える	あなたを悩ませる問題を，黒か白に分けて評価せず，灰色で評価します。	物事があなたの思いどおりにならないとき，それは部分的な成功と考えます。自分が完全な失敗人間と考えず，犯した誤りをピンポイントで特定するように考えます。	全か無か思考
11. 言葉を定義する	自分に「劣等生」，「愚か者」，「失敗者」などのレッテルを貼る代わりに，こうしたレッテルの定義を自問します。実際に愚か者や失敗者というものは存在しないことを理解すれば気分は改善します。愚かな行為は存在しますが，愚か者は存在しません。	「失敗者という言葉の定義は何か？」「劣った人間という定義は何か」，「私はダメな人間だ，というときに，どんなことを主張したいのだろう？ "ダメな人間"を私はどう定義づけているのだろう？」	レッテル貼り，全か無か思考

思考の歪みを取り除く15の方法（続き）*			
技法	技法の説明	技法の使用法/自分への質問	歪みのタイプ
12. 具体的に考える	事実から離れることなく，事実についての判断を避けます。	自分が完全な欠陥人間と考える代わりに，長所や短所に，具体的に注目します。	拡大解釈，全か無か思考
13. 言葉を置き換える技法	より客観的な，感情的ではない言葉に置き換えます。	「あんな失敗をすべきではなかった」と自分に言う代わりに，「あの失敗は，しないほうが望ましかった」と自分に言います。	レッテル貼り，「すべき」思考
14. 責任再配分技法	問題の責任を自分のみに帰するのではなく，その原因を作った数多くの要因について考えます。自分を責めることや罪悪感にあなたのエネルギーを注ぐ代わりに，問題の解決に集中させます。	「この問題の原因は何だろう？ 私がつくった原因は？ そして他人（または運命）がつくった原因は？ この状況から私は何を学ぶことができるだろう？」	全か無か思考，責任の押しつけ
15. 受け入れの逆説	自分自身の自己批判から身を守るのではなく，あなたはその中に多少の真実を認め，それを完全な平静さをもって受け入れます。これは非常に強力な仏教的考え—あなたが無であれば失うものは何もない—に基づいています。あなたは内面の平和を経験することができます。	「私は自分が不適格と感じているだろうか？ 私には数多くの不適格な点がある。実際，どちらかといえば，かなりの改善が期待できる点は非常に多い！」	すべてが該当

* Copyright © 1992 by David D. Burns, M. D., from *Ten Days to Self-esteem*, copyright © 1993.

通常はセラピストによる指導が必要なその他の技法	
ソクラテス派の技法	セラピストが，否定的思い込みの矛盾点を理解させるため，一連の質問をあなたに行います。例えば，「あなたは自分が人生の失敗者だと言うが，時々何かに失敗するのですか？ それともいつも失敗しているのですか？」などです。
声の外在化	あなたとセラピストは，順番にあなたの否定的思考役と合理的思考役を演じます。否定的思考を演じる人は攻撃し，合理的思考を演じる人は弁護します。弁護している側が圧倒されないように頻繁に役割を交替します。この技法は，本能的レベルで，知的理解を感情的変化に変容させる方法です。
恐れている幻想の技法	あなたとセラピストは，あなたの最も恐れている場面を演じます。例えば，あなたが賢明ではないか，能力不足なために，誰かに拒絶されたような状況です。この技法は，こうした恐れが，あなたが考えているほど恐ろしいものではないことを示すことを目的としています。あなたの最悪の恐れは，本物の怪物のように恐ろしいものではなく，通常は少しの論理，思いやり，そして常識によって割れてしまう風船のようなものです。
治療的共感	あなたには，まだ表に出していないセラピストまたは心理療法に対する否定的感情がありますか？ もし，そうであれば，それは治療努力を損なう可能性があります。なぜなら，意識下であなたは心理療法を失敗させているからです。あなたの欲求不満を表に出して共有することによって，治療を正しい方向に戻すことができます。もちろん，セラピストが自己弁護せずに，あなたの意見に耳をかすことがこの技法を有用なものにするために必要となります！
焦点を変える	あなたを動揺させる何かとの対処の回避を反すう思考していませんか？ あなたを悩ましている本当の問題は何ですか？

通常はセラピストによる指導が必要なその他の技法（続き）	
アジェンダ・セッティング（目標の設定）	あなたの人生で，解決したい具体的問題は何ですか？　その問題への対処のために，どのような措置を講じていますか？　あなたは効率的な対処法を学ぶために，助けが必要ですか？　治療面接の合間に，問題解決と一生懸命取り組む気持ちがありますか？　もし，ないのであれば，なぜですか？

メリット・デメリット分析の使い方

メリット・デメリット分析を行う目的は，自虐的な態度，感情，行動を，そのメリットとデメリットの比較衡量によって変化させることにあります。

1. 態度のメリット・デメリット分析

あなたが変えたいと思う考えを，シートの上段に書き込みます。例えば，

- 私が価値ある人間であるためには，皆の承認が必要だ。
- 私は完全を求めて努力すべきだ。

次にこの態度のメリットとデメリットをリストアップします。「この考えを信じることが私にとってどのようなメリットをもたらすのか？ またどのようなデメリットをもたらすのか？」と自問します。例えば，「私が，幸せな価値ある人間であるためには，愛情が必要だ」という思い込みのメリットは，(1)私は，満足のゆく関係を築くために努力する，(2)自分が愛されていると感じるのはすばらしいものだ，などでしょう。一方のデメリットには，(1) 人によっては，ガツガツしているからと私を避けるだろう，(2) 1人になったり，他人から拒絶されると，自分がみじめに感じる，(3) 他の人が私の自尊感情をコントロールするようになる，などが考えられます。

その思い込みのメリットとデメリットをリストアップしたら，メリットとデメリットを比較し，100点満点で重みづけします。用紙の下にある○の中に，点数を書き入れてください。もし，その態度のメリットがかなり大きいと評価すれば，あなたの点数は70対30となるでしょう。もし，デメリットが少し大きいと評価すれば，40と60を左右の○に記入します。

もし，その態度のデメリットがメリットを上回っている場合は，あなたの態度を，より現実的で自分の役に立つよう改める努力をしてくださ

い。前述の例では，修正した態度は，「愛情あふれた関係をもちたいと思うことは良いことだが，自分が価値ある人間であるために愛情あふれた関係を必要とはしない」となるでしょう。

2. 感情のメリット・デメリット分析

用紙の上段にあなたが変えたいと思う感情を記述します。それは，孤独感，怒り，敵意，悲しさ，憂うつ，罪悪感，恥辱，苦々しさ，心配，恐怖，ねたみ，欲求不満などになるでしょう。次に，そう感じることのメリットとデメリットをリストアップします。例えば，これから受けるテストを心配しているのであれば，そうして心配することがどのようにあなたの役に立つのかと自問します。心配することのメリットの1つは，勉強をしっかりとやるので，成績が良くなることかもしれません。反対に，心配しすぎることで，効果的な勉強ができなくなるかもしれません。

その感情のメリットとデメリットをリストアップしたら，両方を100点満点で比較し，採点します。もし，その感情のデメリットが大きいのであれば，あなたの感情を変えるために日常気分記録表を使ってください。もし，その感情のメリットが大きいのであれば，あなたの感じ方は，健全で適切と思われます。この場合，あなたはその感情を受け入れ，それを効果的に表現する方法を考えます。例えば，あなたがある友人に怒っている場合，その友人とじっくり話し合うことなどが良いでしょう。

3. 行動のメリット・デメリット分析

用紙の上段に，あなたが変えたいと思う行動を書き入れます。例えば，いつも他に断られたあげく電話してくる男性または女性からのデートの申し込みにオーケーすること，自分の部屋の掃除を先延ばしにしていること，いつも食べ過ぎること，寂しいとつい飲みすぎてしまうこと，などが考えられるでしょう。

前述の他の分析と同様，その行動のメリットとデメリットをリストアップしてください。自分に正直になり，主観的感情と客観的事実を重視してください。

態度のメリット・デメリット分析*

あなたが変えたい態度または思い込みは？：＿＿＿＿＿＿＿＿＿＿＿＿＿＿＿

これを信じることのメリット	これを信じることのデメリット

* Copyright © 1984 by David D. Burns, M. D., from *Ten Days to Self-esteem*, copyright © 1993.

態度のメリット・デメリット分析*

あなたが変えたい態度または思い込みは？：＿＿＿＿＿＿＿＿＿＿
＿＿＿＿＿＿＿＿＿＿＿＿＿＿＿＿＿＿＿＿＿＿＿＿＿＿＿＿＿＿

これを信じることのメリット	これを信じることのデメリット

* Copyright © 1984 by David D. Burns, M. D., from *Ten Days to Self-esteem*, copyright © 1993.

態度のメリット・デメリット分析*

あなたが変えたい態度または思い込みは？：＿＿＿＿＿＿＿＿＿＿＿＿＿＿

これを信じることのメリット	これを信じることのデメリット

＊ Copyright © 1984 by David D. Burns, M. D., from *Ten Days to Self-esteem*, copyright © 1993.

感情のメリット・デメリット分析*

あなたが変えたい感情は？：＿＿＿＿＿＿＿＿＿＿＿＿＿＿＿＿＿＿
＿＿＿＿＿＿＿＿＿＿＿＿＿＿＿＿＿＿＿＿＿＿＿＿＿＿＿＿＿＿

そう感じることのメリット	そう感じることのデメリット

* Copyright © 1984 by David D. Burns, M. D., from *Ten Days to Self-esteem*, copyright © 1993.

感情のメリット・デメリット分析*

あなたが変えたい感情は？：_____

_____

そう感じることのメリット	そう感じることのデメリット

* Copyright © 1984 by David D. Burns, M. D., from *Ten Days to Self-esteem*, copyright © 1993.

感情のメリット・デメリット分析[*]

あなたが変えたい感情は？：＿＿＿＿＿＿＿＿＿＿＿＿＿＿＿＿＿＿＿＿
＿＿＿＿＿＿＿＿＿＿＿＿＿＿＿＿＿＿＿＿＿＿＿＿＿＿＿＿＿＿＿＿＿

そう感じることのメリット	そう感じることのデメリット

[*] Copyright © 1984 by David D. Burns, M. D., from *Ten Days to Self-esteem*, copyright © 1993.

行動のメリット・デメリット分析*

あなたが変えたい行動は？：＿＿＿＿＿＿＿＿＿＿＿＿＿＿＿＿＿＿＿＿＿＿＿
＿＿＿＿＿＿＿＿＿＿＿＿＿＿＿＿＿＿＿＿＿＿＿＿＿＿＿＿＿＿＿＿＿＿＿

その行動のメリット	その行動のデメリット

* Copyright © 1984 by David D. Burns, M. D., from *Ten Days to Self-esteem*, copyright © 1993.

行動のメリット・デメリット分析*

あなたが変えたい行動は？：＿＿＿＿＿＿＿＿＿＿＿＿＿＿＿＿＿＿＿＿＿＿
＿＿＿＿＿＿＿＿＿＿＿＿＿＿＿＿＿＿＿＿＿＿＿＿＿＿＿＿＿＿＿＿＿＿＿＿

その行動のメリット	その行動のデメリット

＊ Copyright © 1984 by David D. Burns, M. D., from *Ten Days to Self-esteem*, copyright © 1993.

行動のメリット・デメリット分析*

あなたが変えたい行動は？：＿＿＿＿＿＿＿＿＿＿＿＿＿＿＿＿＿＿＿＿＿＿＿

その行動のメリット	その行動のデメリット

* Copyright © 1984 by David D. Burns, M. D., from *Ten Days to Self-esteem*, copyright © 1993.

満足度予想表*

活動の内容 喜びや人間的成長の可能性がある活動予定を記入してください	一緒に行う人 1人で行うときは「自分と」と記入してください	予想される満足度 それぞれの活動の前に0〜100％で記入してください	実際の満足度 それぞれの活動の前に0〜100％で記入してください

* Copyright © 1984 by David D. Burns, M. D., from *Ten Days to Self-esteem*, copyright © 1993.

満足度予想表*

活動の内容 喜びや人間的成長の可能性がある活動予定を記入してください	一緒に行う人 1人で行うときは「自分と」と記入してください	予想される満足度 それぞれの活動の前に0～100％で記入してください	実際の満足度 それぞれの活動の前に0～100％で記入してください

* Copyright © 1984 by David D. Burns, M. D., from *Ten Days to Self-esteem*, copyright © 1993.

満足度予想表*

活動の内容 喜びや人間的成長の可能性がある活動予定を記入してください	一緒に行う人 1人で行うときは「自分と」と記入してください	予想される満足度 それぞれの活動の前に0〜100％で記入してください	実際の満足度 それぞれの活動の前に0〜100％で記入してください

* Copyright © 1984 by David D. Burns, M. D., from *Ten Days to Self-esteem*, copyright © 1993.

参考資料

〈バーンズ博士の他の著作〉

- *Feeling Good: The New Mood Therapy*（New York: Avon, 1992）．（邦題：いやな気分よさようなら―自宅で学ぶ「抑うつ」克服法，星和書店刊）

    本書で，バーンズ博士は，抑うつ気分と闘う方法，そしてより大きい自尊感情と日常生活の喜びを育てる方法を記述しています。このベストセラーは，今までに世界で300万部以上が購読されています。

- *The Feeling Good Handbook*（New York: Plume, 1990）．（邦題：フィーリング Good ハンドブック―気分を変えてすばらしい人生を手に入れる方法，星和書店刊）

    本書では，抑うつ，欲求不満，パニック，慢性の心配，恐怖症などから，夫婦間の衝突や職場での人間関係の問題にいたるまで，広範囲にわたる気分の問題の克服に，認知療法がどのように適用できるかをバーンズ博士が説明します。

- *Intimate Connections*（New York: Signet, 1985）．

    本書では，バーンズ博士が，女性や男性と仲良くなる方法，あなたを裏切る女性や男性の対処方法，異性（場合によっては同性）をあなたになびかせる方法を指南します。

- *Ten Days to Self-esteem: The Leader's Manual*（New York: Quill, 1993）．（邦題：もういちど自分らしさに出会うための10日間リーダーズマニュアル，星和書店刊）

    バーンズ博士による，もういちど自分らしさに出会うための10日間プログラムを病院，クリニック，学校その他の施設で実施するための，明確でわかりやすい注意事項や具体的方法が記されています。

〈バーンズ博士のワークショップと講演会〉

　バーンズ博士は，メンタルヘルス専門家そして一般参加者のためのワークショップや講演を行っています。詳しい開催場所や日時は，バーンズ博士のウェブサイト www.feelinggood.com. をご覧ください。

〈一般聴衆を対象とした録音テープ〉
- *Feeling Good.*
　バーンズ博士は，抑うつ，不安，欲求不満，怒りにつながる，10の一般的な自虐的思考パターンについて記述しています。また，こうした思考をよりポジティブで現実的な態度に変え，いやな気分を克服し，いつも自尊感情をより高く保つ方法を説明します。
- *The Perfectionist's Script for Self-defeat.*
　バーンズ博士は，完全主義的傾向を特定する方法を説明し，それがどのようにしてあなたに不利に働くのか，その仕組みを説明します。また，非現実的な高い基準をもうけることをやめ，生産性，独創性，自己充足を向上させる方法を示します。

〈メンタルヘルス専門家を対象とした録音テープ〉
- *Feeling Good: Fast & Effective Treatments for Depression, Anxiety and Therapeutic Resistance*. 4 Cassettes-5.25 CE Credits Awarded.
　バーンズ博士は，認知行動療法の基本原理について説明し，うつ病性障害や不安障害の最新治療技法を実演します。また，治療を妨害すると思われる，困難な患者さん，不信感の強い患者さん，動機づけの低い患者さん，怒った患者さんなどの対処法も実演します。
- *Feeling Good Together: Cognitive Interpersonal Therapy*. 4 Cassettes- 5.75 CE Credits Awarded.
　このワークショップでは，親密さを　妨害し，怒りと不信をもたらす態度をどのように変えるかについてバーンズ博士が説明します。配偶者，家族，友人，職場の同僚とうまく付き合えない患者さんの問題

とどう取り組むか,そして,人間関係上の問題で他人を責める患者さんの対処について説明します。

● *Rapid, Cost-Effective Treatments for Anxiety Disorders*. 4 Cassettes-5.5 CE Credits Awarded.

　このワークショップでは,全般性不安障害,広場恐怖を伴う／伴わないパニック障害,恐怖症,社会不安障害,強迫性障害,外傷後ストレス障害(幼児期の性的虐待の犠牲者を含む)など含む不安障害の全スペクトルの治療に,3つの強力なモデルをどのように統合するかについて,バーンズ博士が説明します。

● *Strategies for Therapeutic Success: My Twenty Most Effective Techniques*. 8 Cassettes-12 CE Credits Awarded.

　この2日間の強化ワークショップでは,バーンズ博士は,彼の25年に及ぶ実地医療,教育,研究などの経験から得たもっとも有益な治療法を実演します。

　一般大衆およびメンタルヘルス専門家用の録音テープは,電話(800-810-9011)またはインターネット(www.lima-associates.com.)で注文できます。

〈メンタルヘルス専門化のための治療および評価ツール〉

● *Interactive Toolkit*.

　さまざまなオンライン試験用の評価手法を処理するための革新的ソフトウェアです。「クライアント・アセスメント・モジュール」は評価手法を処理し,患者とセラピスト用にレポートを印刷します。「セラピスト・モジュール」では,新たなテストの追加や作成が可能で,利用可能な手法から個別クライアントに適したテストを選択することができます。データはすべて保存され,統計分析用のプログラムへのインプットも容易に行えます。

● *Therapist's Toolkit 2000*.

　メンタルヘルス専門家のための,最新の評価および治療ツールを記

載した数百頁に及ぶ説明書が付属しています。購入には，臨床使用のための無制限複製許可が含まれます。サイトライセンスも入手できます。

上記ツールキットの詳細な情報の入手と注文は，ウェブサイト www.feelinggood.com. でできます。

グループリーダーの教育訓練

　バーンズ博士はメンタルヘルス専門家のための，さまざまなトピックのワークショップを依頼されています。また，一般大衆を対象とした講演会も行っています。トピック，開催場所，日程，スポンサーなどの詳細は，www.feelinggood.com. を参照ください。

索　引

〈和文索引〉

【あ】

アイデンティティ・クライシス　350
悪魔の代弁者の技法　287, 304, 305, 306, 307
あなたの思考とあなたの感情　45, 47
アルコール依存症　56, 280, 281
アルコホーリクス・アノニマス　56, 174
アレルギー　39
怒り　122, 169
一般化のしすぎ　49, 50, 93, 104, 205, 272, 277, 335, 357
一般的な自虐的思い込み　191
受け入れの逆説　121, 153, 166, 168, 173, 174, 176, 243, 361, 362
恐れている幻想の技法　171, 231, 233

【か】

化学的不均衡　39

鏡の技法　163, 165, 166
拡大解釈　49, 50, 104, 272, 277, 335, 357
過小評価　49, 50, 277, 335, 357
過食症　281
カルバン主義　243
関係満足度評価　1, 2, 14, 17, 37, 75, 117, 159, 189, 221, 265, 293, 327, 328
感情障害　38, 39
感情的決めつけ　49, 50, 104, 272, 277, 335, 357
感情の完全主義　191, 259
感情のメリット・デメリット分析　85, 87, 88, 90
完全主義　266, 270, 271, 274
完全主義者　259, 274
完全主義の種類　267
気分のことば表　38, 40
気分の測定　31, 69, 111, 153, 183, 215, 259, 287, 321
共感の評価表　371
業績依存　202
業績の完全主義　191, 259
強迫性疾患　259
拒絶への恐怖　191

具体的に考える　120
グリーフ・ワーク　84
結論の飛躍　50，277，335，357
健全で建設的な怒り　78
健全な感情　76，81，84，85
健全な恐怖　79
健全な後悔　80
健全な自己受容　177，178
健全な自尊感情　81
抗うつ薬　39
肯定的反応　27
行動課題　23
行動のメリット・デメリット分析
　　　300，303
傲慢　224，248
合理的思考　52，53，54，94，95，
　　　96，99，98，142，161，162，167，
　　　175，176，355
声の外在化　153，160，162，176
心のフィルター　49，50，104，272，
　　　277，335，336，357
心の読みすぎ　104
孤独への恐怖　191
言葉を置き換える技法　121，165
言葉を定義する　120

【さ】

罪悪感　42，80，122，141
先延ばし　287，298，299，300，301，
　　　310，313，344
先延ばし解決法　316
先延ばしテスト　295
先延ばしのメリット・デメリット分析

　　　287，302
作業志向的な認知　307
作業を妨害する認知　307
先読みの誤り　104
参加者評価用紙　368
3コラム技法　61，91，93，134，138，
　　　140，142，355
幸せの値段　19
自虐的思い込み　120，190，192，
　　　202，205，206，266，360
自虐的思い込み尺度　183，195，196
自己愛性人格障害　248
自己イメージ　4
思考の歪み　56，58，118
思考の歪みを取り除く15の方法　118，
　　　135，164，205，271，336，337
自己認識の完全主義　191，259
自己批判　168
自己批判的思考　160，164
自己評価　23
自己弁護　153，166，172，174，243，
　　　361，362
自信　225，249
自尊感情　4，5，14，18，20，23，
　　　27，41，54，56，77，99，121，162，
　　　167，178，191，192，215，222，224，
　　　229，237，240，243，246，248，279，
　　　321，341，342，344，346，347，348
自尊感情のメリット・デメリット分析
　　　227，228，250
実験技法　111，119，128，130，146，
　　　147，339
失敗への恐怖　191
羞恥心　169

12ステップ・グループ　174
条件つきの自尊感情　243, 246
証拠を探す　111, 119, 131, 147, 338
衝突への恐怖　191
身体疾患　39
身体の完全主義　259
心理療法　345
垂直矢印技法　120, 183, 192
スピリチュアリティ　321
「すべき」思考　48, 50, 105, 205, 272, 277, 335, 357
責任再配分技法　121
責任の押しつけ　50, 51, 105, 272, 277, 335, 357
絶望感　178, 331, 332
セルフヘルプ　20
セルフヘルプ課題　20, 22, 24, 54
セルフヘルプ契約書　24, 25
全か無か思考　48, 49, 50, 93, 104, 120, 205, 235, 272, 277, 331, 332, 335, 339, 357
全能感　191, 206
喪失　4

【た】

対人関係課題　23
態度のメリット・デメリット分析　111, 123, 124, 126, 127, 203, 204, 247, 273
TIC-TOC技法　307, 309
調査技法　111, 119, 132, 148
超自我　171

直接的アプローチ　118
同一性の危機　351
読書療法　23
トラブルシューティング・ガイド　99, 102

【な】

二重の基準技法　119, 177
日常気分記録表　49, 52, 56, 59, 91, 92, 93, 94, 95, 98, 99, 101, 133, 134, 136, 138, 139, 140, 141, 142, 160, 275, 331, 333, 341, 355
人間関係の完全主義　259
認知療法　166, 274

【は】

バーンズうつ状態チェックリスト　1, 2, 6, 32, 70, 112, 154, 184, 216, 260, 288, 322, 328
バーンズ不安調査表　1, 2, 10, 11, 34, 72, 114, 156, 186, 218, 262, 290, 324, 328
灰色の部分があると考える　120, 339
反先延ばし表　312
反射性交感神経性ジストロフィー　26
ハンド・セラピー　26
悲哀　331
ビタミン欠乏　39
悲嘆作業　84
筆記課題　23

筆記練習　24, 54
否定的感情　28, 31, 38, 56, 59, 76, 77, 87, 88, 90, 91, 92, 93, 99, 100, 122, 141, 222, 271
否定的感情への恐怖　191
否定的思考　42, 49, 51, 52, 53, 57, 59, 61, 77, 82, 91, 93, 94, 95, 96, 97, 98, 105, 118, 119, 120, 122, 141, 142, 145, 147, 153, 160, 162, 165, 167, 169, 175, 190, 194, 208, 223, 243, 271, 305, 331, 336, 339, 355, 362
否定的思考に向き合う方法　176
否定的反応　27, 28
批判の恐怖　191
不安　122, 141, 169
不健全で破壊的な怒り　78
不健全な感情　76, 81, 84, 85
不健全な完全主義　259
不健全な罪悪感　80
不健全な自己受容　177, 178
不健全な不安　79
平穏の祈り　175
棒線画技法　43, 44
ホルモンの障害　39

【ま】

マイナス化思考　49, 50, 104, 272, 277, 335, 357
満足度予想技法　119
満足度予想表　240, 242
満足度レベル　15
無価値感　178

無関心　169
無条件の自尊感情　243, 244, 245, 246, 247
メリット・デメリット分析　4, 99, 118, 202, 225, 231, 234, 244, 298, 300, 340

【や】

薬物乱用　281
歪み　52, 57, 94, 97, 142, 308, 309, 355
歪みを特定する　118
歪んだ思考リスト　50, 51, 57, 59, 61, 91, 93, 96, 118, 125, 126, 133, 137, 139, 271, 277, 332, 335, 357
欲求不満　141, 169, 331

【ら】

リチウム　39
臨床的うつ状態　3
レッテル貼り　48, 50, 51, 121, 277, 335, 357
劣等感　98, 215, 222, 231, 237, 279, 331, 342, 344
劣等感のメリット・デメリット分析　239
恋愛の完全主義　259
ロールプレイング　160

〈欧文索引〉

AA　　56, 174, 175, 280
BAI　　1, 10, 23, 328
BDC　　1, 2, 3, 10, 23, 328
Burns Anxiety Inventory　　1
Burns Depression Checklist　　1
Daily Mood Log　　49
DML　　49
Relationship Satisfaction Scale　　1
RSAT　　1, 14, 15, 23, 328
Task-Interfering Cognition　　307
Task-Oriented Cognition　　307
TIC　　307, 308, 309
TOC　　307, 308, 309

〈人名索引〉

エピクテトス　　41
オスターマン，A. リー　　26
スカーベン，テリ　　26
トゥエルスキ，エイブラハム，J.　　347
ニーバー，ラインホルド　　175
バーネス，M. S. J.　　349

■監訳・監修者紹介

野村 総一郎（のむら　そういちろう）

1949 年	広島県に生まれる
1974 年	慶應義塾大学医学部卒業，医師資格取得
1977 年	藤田学園保健衛生大学助手
1984 年	同講師
1985-86 年	テキサス大学医学部ヒューストン校神経生物学教室留学
1986-87 年	メイヨ医科大学精神医学教室留学
1988 年	藤田学園保健衛生大学精神医学教室助教授
1993 年	国家公務員等共済組合連合会立川病院神経科部長
1997 年	防衛医科大学校教授（医学博士）
著書	うつ病をなおす（講談社）。こころの医学事典（講談社，共編著）。心の悩み外来（NHK出版）。うつに陥っているあなたへ（講談社，監修）。ぐるぐる思考よさようなら（文春ネスコ）。精神科でできること―脳の医学と心の治療―（講談社）。標準精神医学（医学書院，共編著）。「心の悩み」の精神医学（PHP研究所）。内科医のためのうつ病診療（医学書院）。疲労外来（講談社）。もう「うつ」にはなりたくない（星和書店）。
訳書	いやな気分よ，さようなら（星和書店，共訳）。不安からあなたを解放する10の簡単な方法（星和書店，共訳）。フィーリングGoodハンドブック（星和書店，監訳）。うつ病の再発・再燃を防ぐためのステップガイド（星和書店，監訳）。もういちど自分らしさに出会うための10日間リーダーズマニュアル（星和書店，監訳・監修）。

中島 美鈴（なかしま　みすず）

1978 年	福岡県に生まれる
2001 年	広島大学大学院教育学研究科を修了後，精神科医療にたずさわり，アメリカ人スーパーヴァイザーの指導のもと，集団認知行動療法を始める。
2006 年	2月より佐賀県独立行政法人国立病院機構肥前精神医療センターにて開始した集団認知行動療法プログラムは同年12月には朝日新聞に掲載され，翌年には書籍『うつを生きる』（朝日新聞出版社，2007）にも掲載されるなど注目を浴び始めた。
2007 年	の日本認知療法学会ではこのプログラムの効果研究について報告した。
2009 年	東京大学総合文化研究科助教
2010 年	福岡大学人文学部研究員
2011 年	同非常勤講師
2012 年	独立行政法人国立病院機構肥前精神医療センター非常勤研究員
著書	私らしさよ，こんにちは―5日間の新しい集団認知行動療法ワークブック―（星和書店）ほか。
訳書	もういちど自分らしさに出会うための10日間リーダーズマニュアル（星和書店，監訳・監修）ほか。

■訳者紹介

林 建郎（はやし たけお）

1948年　　　東京に生まれる
1970年　　　上智大学外国語学部英語学科卒業
1970-99年　　一部上場企業の海外駐在員として勤務
現在，科学技術専門翻訳家（英語，仏語）
訳書　抗精神病薬の精神薬理（星和書店，共訳）。抗うつ薬の時代（星和書店，共訳）。うつ病の再発・再燃を防ぐためのステップガイド（星和書店）。もういちど自分らしさに出会うための10日間リーダーズマニュアル（星和書店）。

■著者紹介

デビッド D. バーンズ（David D. Burns）

　デビッド D. バーンズ博士は，アムハースト大学を卒業した後，スタンフォード大学医学部で医学博士号を取得し，ペンシルバニア大学医学部で精神科の専門医学実習生としての過程を修了した。その後，プレスビテリアン／ペンシルバニア大学医療センターの精神科部長代理及びハーバード大学客員研究員を務め，現在はスタンフォード大学医学部精神行動医学診療准教授であり，そこで研究と教育に熱心に取り組んでいる。バーンズ博士は数多くの賞を受賞しており，その中には生物学的精神医学会からのA. E. ベネット賞やメディアを通じた卓越した貢献に対する応用予防心理学協会からの表彰が含まれる。1998年と2000年には，スタンフォード大学の精神科専門医学実習生から最優秀教員に選ばれた。

もういちど自分らしさに出会うための10日間
―自尊感情をとりもどすためのプログラム―

2009年 4月16日　初版第1刷発行
2010年 2月13日　初版第2刷発行
2012年 5月17日　初版第3刷発行

監訳・監修者　野村総一郎・中島美鈴
訳　　　者　　林　　建郎
発　行　者　　石澤雄司
発　行　所　　㈱星和書店
　　　　　　〒168-0074　東京都杉並区上高井戸 1-2-5
　　　　　　電話　03（3329）0031（営業部）／03（3329）0033（編集部）
　　　　　　FAX　03（5374）7186（営業部）／03（5374）7185（編集部）
　　　　　　http://www.seiwa-pb.co.jp

©2009 星和書店　　　Printed in Japan　　　ISBN978-4-7911-0703-2

- 本書に掲載する著作物の複製権・翻訳権・上映権・譲渡権・公衆送信権（送信可能化権を含む）は㈱星和書店が保有します。
- JCOPY　〈(社)出版者著作権管理機構 委託出版物〉
本書の無断複写は著作権法上での例外を除き禁じられています。複写される場合は，そのつど事前に(社)出版者著作権管理機構（電話 03-3513-6969，FAX 03-3513-6979，e-mail: info@jcopy.or.jp）の許諾を得てください。

[増補改訂 第2版]
いやな気分よ、さようなら
自分で学ぶ「抑うつ」克服法

D.D.バーンズ 著
野村総一郎 他訳

B6判
824p
3,680円

うつ病のバイブルといわれている書。

フィーリングGood ハンドブック
気分を変えてすばらしい人生を手に入れる方法

D.D.バーンズ 著
野村総一郎 監訳
関沢洋一 訳

A5判
756p
3,600円

「いやな気分よ、さようなら」の続編。より対象を広く、実践的。

もういちど自分らしさに出会うための10日間 リーダーズマニュアル
自尊感情をとりもどすためのプログラム

D.D.バーンズ 著
野村総一郎、
中島美鈴 監修・監訳
林 建郎 訳

A5判
368p
3,500円

認知行動療法による10日間のプログラムを行ううえでのセラピストのマニュアル。

不安もパニックも、さようなら
不安障害の認知行動療法

D.D.バーンズ 著
野村総一郎、
中島美鈴 監修・監訳
林 建郎 訳

四六判
784p
3,600円

薬を使うことなくあなたの人生を変化させるために

人間関係の悩みさようなら
素晴らしい対人関係を築くために

D.D.バーンズ 著
野村総一郎 監修
中島美鈴 監訳
佐藤美奈子 訳

四六判
496p
2,400円

対人関係の悩みを解決し、毎日を気分よく過ごすために。

発行：星和書店　http://www.seiwa-pb.co.jp　価格は本体(税別)です